Thieme

Die psychiatrische Begutachtung

Eine allgemeine Einführung

Ulrike Hoffmann-Richter

10 Abbildungen

Georg Thieme Verlag
Stuttgart • New York

Bibliographische Information
Der Deutschen Bibliothek

Die Deutsche Bibliothek verzeichnet diese Publikation in der Deutschen Nationalbibliographie; detaillierte bibliographische Daten sind im Internet über http:/dnb.ddb.de abrufbar

Hinweise auf Fehler, Anregungen und Kommentare sind willkommen • Bitte schreiben Sie an:
ulrike.hoffmannrichter@suva.ch

Dr. med. Ulrike Hoffmann-Richter
SUVA
Fluhmattstr. 1
6002 Luzern
SCHWEIZ

Rüdigerstraße 14
D-70469 Stuttgart
Telefon: + 49/0711/ 8931-0
Unsere Homepage: http://www.thieme.de

Printed in Germany

Zeichnungen:
Anna-Regula Hartmann-Allgöwer, Basel
Umschlaggestaltung: Thieme Verlagsgruppe
Umschlaggrafik: Martina Berge, Erbach

Satz: Fotosatz Buck, Kumhausen
Druck: Druckerei Westermann, Zwickau

ISBN 3-13-136331-2 1 2 3 4 5 6

Vorwort

Die Psychiatrie hat sich mit Ausnahme der Forensik[1] in den letzten Jahrzehnten wenig um die Begutachtung gekümmert. Sie war mit Reformen ausgelastet und hatte auf Fragen der Begutachtung eine einfache Antwort: Fachexpertisen basieren auf Diagnostik und Therapie. Das ist psychiatrischer Alltag. Für die wirtschaftlichen und politischen Seiten sind andere zuständig. Gutachten heißt nichts anderes als Diagnostik betreiben, und das gehört zum psychiatrischen Handwerk. Genau hier zeigt sich aber, dass die Aufgabe des Gutachtens Fragen aufwirft, die sich in der Akutsituation des psychiatrischen Alltags beiseite schieben lassen, wenn es um die nächsten Handlungsschritte geht.

Bei den aufgeworfenen Fragen geht es vor allem um jene, die nicht ausschließlich naturwissenschaftlich angehbar sind. Sie werden von der Medizin im Allgemeinen auf das Fachgebiet der Psychiatrie projiziert: Die Frage nach den theoretischen Konzepten, nach dem Bezug zwischen Grundlagenwissenschaften – wie Biologie, Physiologie, Biochemie, aber auch Soziologie, Psychologie, Kulturanthropologie, ... und klinischer Medizin – zwischen epidemiologischen, statistischen, empirischen Ergebnissen und individueller Patientin. Die auszuwertenden Daten rangieren von MRI-Bildern über Laborwerte und Tests bis hin zu Lebensgeschichten, Krankheitsvorstellungen, der Beschreibung von Beschwerden und der Beziehungsgestaltung zwischen relevanten Personen.

Carlo Ginzburg stellt in seinen Reflexionen über die „Suche der Wissenschaft nach sich selbst“ Bezüge zwischen Geschichtswissenschaften, Kriminalistik und Medizin her. Auch in Geertz' ethnologischen „Beiträgen zum Verstehen kultureller Systeme“ finden sich Ähnlichkeiten zwischen Medizin und Ethnologie (Ginzburg 2002). Diese Wissenschaften, die nicht zu den Naturwissenschaften gerechnet werden und gleichwohl zu den Grundlagen der klinischen Medizin gehören, sind in den letzten Jahren aus dem Blickfeld verschwunden. Die Fragen, die in ihren Bereich fallen, sind jedoch nicht gelöst. Dazu gehören Fragen zum Umgang zwischen Ärztin und Patient, zum subjektiven Krankheitsverständnis versus wissenschaftlichem Krankheitskonzept, zur wachsenden Kluft zwischen Krankheitsempfinden und medizinischen Untersuchungsergebnissen sowie zu weiteren Dingen, über die wir meinen nicht nachdenken zu müssen, weil sie sich aus ärztlicher Sicht von selbst verstehen.

Es geht also um Grundfragen der Psychiatrie: Was heißt ‚psychisch krank‘? Was sagt ein Befund aus? Was weiß ich, wenn ich ein Untersuchungsergebnis habe? Was ist eine Diagnose? Wie kommt sie zustande? Was können wir aussagen? Ebenso wichtig ist die Vermittlung in andere Sprechweisen und Denkkonzepte: die Verständigung zwischen Explorandin und Gutachter; zwischen Psychiatrie und Rechtsprechung und der Bezug zwischen medizinischem Fachgebiet und alltäglichem Leben. Diese Fragen und vor allem der Bezug zum alltäglichen Leben werden bei der Begutachtung im Bereich der Sozialversicherungen nicht durch Straftaten, Schuld und Schuldfähigkeit dominiert. Deshalb sind die Beispiele, die zur Erläuterung herangezogen werden, sämtlich aus dem Bereich der Sozialversicherungen und nicht aus dem Bereich des Strafrechts entnommen.

Wenn diese Fragen bisher nicht beantwortet sind, wird es nicht leicht sein, Antworten auf sie zu finden. Aber eine Annäherung und die eine oder andere vorläufige Antwort sind möglich: Die Ethnomethodologie[2] befähigt uns, Interaktions- und Handlungsregeln der Kultur zu untersuchen, in der wir leben. Denn was uns selbstverständlich erscheint, nehmen wir nicht mehr wahr. Erst der aufmerksame, distanzierte Blick eröffnet die Sicht auf eingespielte Abläufe, auf Verhaltensweisen, deren Veränderungen oder Misslingen. Dieses Blickes werde ich mich in dieser Systematik bedienen, um zu beschreiben, was wir tun, wenn wir untersuchen und diagnostizieren. Keine Sorge, die Ankündigung einer systematischen Einführung in die Begutachtung ist kein Etikettenschwindel. Dies ist in der Tat eine Einführung. Aber der Blick auf die Tätigkeit, in die eingeführt wird, ist nicht der übliche. Die Beschreibung erhält einen anderen Rahmen. Vergleichen wir unsere Arbeit mit einem Spiel, werden nicht neuerlich die Spielregeln beschrieben, sondern die Überlegungen und Arbeitsschritte, aus denen die Spielregeln erwachsen sind und die es möglich machen, das Spiel zu beherrschen. Die Spielregeln – die traditionellen Denkwege – werden also noch nicht vorausgesetzt, sondern fortlaufend entwickelt. Die Veränderung gegenüber herkömmlichen Lehrbucheinführungen besteht neben der sorgfältigen Darstellung der gutachterlichen Datenerhebung vor allem in der Öffnung des Blicks auf die Beteiligten: auf die Hintergrundannahmen der Exploranden wie auf die der Untersuchenden, auf ihre Erhebungsmethoden, Erkenntnis- und Interpretationsschritte.

Man kann diese Methodologie als theoretische Einführung in die Systematik psychiatrischer Begutachtung lesen. Ihre Absicht ist jedoch in erster Linie eine praktische: Als Experten sind wir mit der Wirklichkeit von Leben und Leiden konfrontiert. Gutachten heißt nun nicht, die Komplexität von Leben und Leiden auf juristische Normen zurechtzustutzen, sondern ihre Wirklichkeit zu verstehen und ihre vielfältigen Facetten, ihre Konsequenzen und ihre Dynamik für die notwendigen juristischen Entscheidungen begreifbar und übersetzbar zu machen. Dazu will diese Systematik anleiten.

Folgende Regeln für Sprache und Typographie sorgen für Klarheit und erleichtern die Lektüre:

- Im nachfolgenden Text wird von der oder dem Versicherten oder dem Exploranden die Rede sein. Gebräuchlich sind außerdem die Klientin oder der Untersuchte. Die Begriffe sind nicht scharf definiert. Wichtig ist die Unterscheidung zwischen Patienten, die die Untersucherin auch behandelt und Exploranden, die sie begutachtet.
- Der Lesbarkeit wegen werden männliche und weibliche Formen nicht immer miteinander aufgeführt, sondern abwechselnd verwendet. Sofern es nicht um konkrete Personen geht, sind Männer bei der weiblichen, Frauen bei der männlichen Form jeweils mitgemeint.
- Die herangezogenen Beispiele sind nur soweit verändert, dass die betreffenden Personen nicht identifiziert werden können. Die Namen sind geändert.
- Mit ‚Begutachtung' ist der gesamte Prozess, angefangen von der Annahme des Gutachtenauftrags bis zum Versand des Gutachtentextes gemeint. Das entsprechende Verb ‚(jemanden) begutachten' ist transitiv und weckt die Assoziation eines Subjekt-Objekt-Verhältnisses. Deshalb wird zusätzlich das Verb ‚gutachten' als intransitive Beschreibung der Tätigkeit der Expertin herangezogen: Es umschreibt als Verb (oder substantiviertes Verb) die Tätigkeit des Gutachters für den gesamten Prozess der Begutachtung. Die ‚Gutachtenerstellung' bezeichnet lediglich die Arbeitsschritte der Textproduktion. ‚Gutachten' als Substantiv bezeichnet den Gutachtentext.
- In doppelte Anführungszeichen („") sind ausschliesslich Zitate gesetzt.
- Einfache Anführungszeichen (‚') verweisen auf die Bedeutung des Wortes oder der Redewendung, die innerhalb der Anführungszeichen stehen, z. B.: Was heißt ‚psychisch krank'?
- Alle anderen, möglicherweise auch ungewöhnlichen Formulierungen sprechen für sich und werden nicht wie Zitate oder als blosse Bedeutung hervorgehoben.
- Die Beispiele sind kursiv gesetzt. Auch wenn im Text auf sie Bezug genommen wird, erscheinen sie kursiv und nicht in Anführungszeichen, da sie nicht immer wörtlichen Zitaten der Exploranden entsprechen.

Bedanken möchte ich mich bei den Versicherten für ihr Vertrauen, das es uns ermöglicht hat, ins Gespräch zu kommen. Margrit Klaber, Bettina Rosenthal, Rüdiger Campe, Friedemann Pfäfflin, Bertrand Kiener, Gerhard Köpf, Christian Zechert und Hans-Jakob Mosimann waren trotz vielfältiger Aufgaben bereit, sich durch die vorläufigen Fassungen zu arbeiten. Sie haben mir durch ihre Fragen, ihre Anmerkungen und ihre Kritik geholfen,

Fehler zu korrigieren, zu weitreichende Exkurse zu vermeiden, für die Lesbarkeit zu sorgen und mich auf die Systematik zu konzentrieren. Matthias Reiber hat mit seiner freundlichen Beharrlichkeit dafür gesorgt, dass ich nicht aufgegeben habe und bei der Kleinarbeit der Endfassung nicht den Blick für das Ganze verloren habe. Juerg Bleuer danke ich für anregende Gespräche, Hinweise und Korrekturen zum Abschnitt über Häufigkeiten und Wahrscheinlichkeiten. Ohne die Unterstützung durch Hans-Jakob Mosimann, Peter Omlin, Franz Erni, Otmar Niederberger, Werner Brosch, Peter Janoch, Dominique Dressler, Peter Pils, Ferdinand Bohuslavek, Andreas Kaegi und Peter Ruppeiner wäre es nicht möglich gewesen, die rechtlichen Besonderheiten in Deutschland, Österreich und der Schweiz zu berücksichtigen. Marianna Streuli hat mich bei der Endfassung unterstützt und mir die Erstellung des Literaturverzeichnisses abgenommen. Zu danken habe ich ihr vor allem für ihre Nachsicht in den Zeiten übermäßiger Belastung. Christian Ludwig hat mich darin bestärkt, das Vorhaben nicht aufzugeben und trotz aller Alltagsanforderungen einen Platz dafür zu finden. Hans Brenner hat mir einen Lehrauftrag an der Uni Bern zugetraut. Die Teilnehmerinnen und Teilnehmer des Seminars haben mich mit ihren kritischen Fragen zur Präzisierung meiner Gedanken angehalten. Anna Hartmann hat mich durch ihre Skizzen sehr ermuntert. Sie hat die Vieldeutigkeiten, von denen im Text die Rede ist, ins Bild gebracht. Und während die einzelnen Kapitel sich in die Details begeben, helfen ihre Skizzen, das Ganze im Auge zu behalten. Dem Thieme Verlag danke ich für die großzügige Möglichkeit der Publikation. Sehr erleichtert hat mich das aufmerksame und kompetente Lektorat von Michaela Schimmer. Rolf Kaegi musste lange Zeit seine Sonntagmorgenspaziergänge alleine machen. Er musste in Kauf nehmen, dass mich das Manuskript auch dann vereinnahmte, wenn ich nicht daran saß. Ich danke ihm für sein Verständnis und seine Geduld.

Luzern, Juni 2004 *Ulrike Hoffmann-Richter*

Inhalt

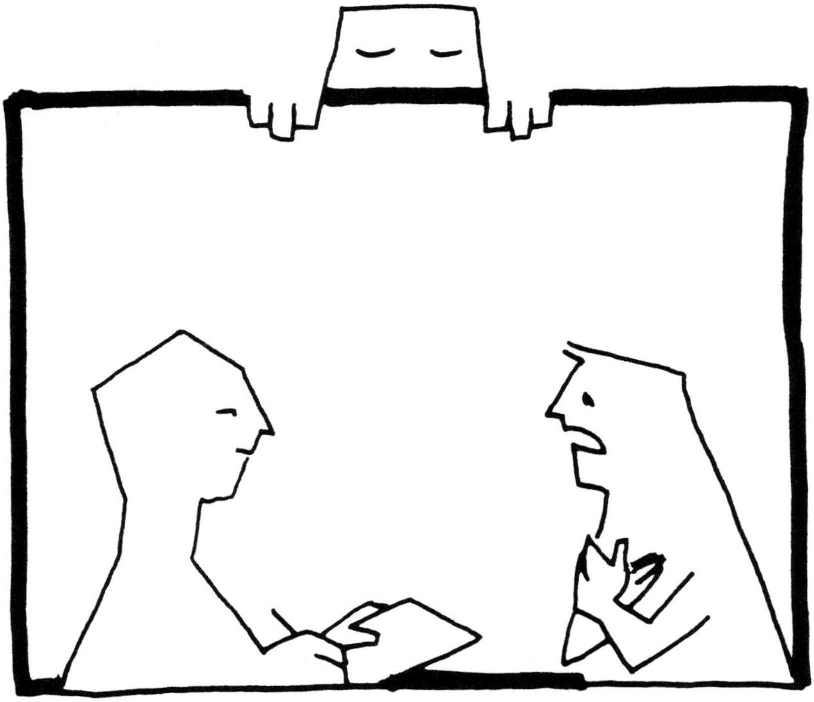

Einleitung

Wir haben allen Grund, in diesem Zusammenhang genau auf die Sprache zu achten ... Wer bestimmt, welches Wort hier im Einzelfall zutrifft, welche Praxis also zu greifen hat? ... dass die sprachliche Definition der Begriffe und damit die soziale Konstruktion der Sachverhalte dem Handeln vorausgeht ... Nie entscheidet die Medizin nur über den Einzelfall; denn die Konstruktion der Kategorien, unter die der Einzelfall in der Sprache wie in der Praxis subsumiert wird, ist ein sozialer, kultureller Prozess ... Vor aller Therapie steht im medizinischen Diskurs die Definition von ‚gesund' und ‚krank', die Abgrenzung von ‚normal' und ‚pathologisch'. Nicht die Heilkunst der Medizin steht hier zur Diskussion, sondern ihre Deutungsmacht, ihre Rhetorik.

(Käser 1998, S. 13–14)

Gutachten ist eine ungeliebte Tätigkeit: Wenn die Patientinnen und Patienten versorgt sind, wenn Seminare absolviert, Arztbriefe geschrieben, Sitzungen beendet und die Nachtdienste durch gestanden sind, warten in Rand-, Abend- und Wochenendstunden die Akten samt den Notizen über die Exploration. Als Teil der Facharztweiterbildung ist die Erstattung von Gutachten Pflichtteil ärztlicher Tätigkeit. Schon die Arztbriefe sind für viele ein mühsames Geschäft. Gutachten wird als notwendiges Übel zum Inbegriff quälender Textproduktion: Wer ist der Adressat? Welche explorierten Gesprächsinhalte des Exploranden oder der Explorandin gehören ins Gutachten? Auf welches Wissen kann das Gutachten Bezug nehmen? Wie muss es aufgebaut werden? Gibt es standardisierte Formen, ritualisierte Formulierungen, eine spezielle Sprache? Wie weit lohnt es, sich in die Materie zu vertiefen?

Unter ärztlicher Tätigkeit wird nach wie vor die Verordnung von Medikamenten, wird das Operieren oder die Psychotherapie, kurz die Behandlung verstanden. Gutachten gilt als zeitraubende, im Grunde nicht ärztliche Tätigkeit. Sie ist aus administrativen Gründen unvermeidlich, wird aber als Alltagsgeschäft abfällig betrachtet. Ausgenommen sind lediglich hoch komplexe Fragestellungen, mit denen Koryphäen beauftragt werden.

Gutachten heißt den eigenen Denkprozess transparent machen

Aber dies ist nicht die einzig mögliche Perspektive: Woher weiß der Behandelnde, was er zu tun hat? Wie kommt es, dass die Klärung dieser Frage wie von selbst gegeben zu sein scheint? Bevor die Behandlung, bevor eben jene als genuin ärztliche Aufgabe verstandene Tätigkeit beginnen kann, muss eine Untersuchung stattfinden. Die Diagnostik sollte zumindest zu einer ersten Beurteilung darüber führen, woran der Patient oder die Patientin leiden. Das bedeutet, dass die klinische Untersuchung – und der kleine oder unendliche Apparat an weiterer Diagnostik – zum nachfolgenden Denkprozess zwingen: Was habe ich gesehen, gehört, gefühlt, herausgefunden? Welche Daten stehen mir zur Verfügung, und welche Schlüsse ziehe ich daraus? Auf welchen klinischen, evidenzbasierten, wissenschaftlichen und theoretischen Grundlagen beruht meine Schlussfolgerung? Die Diagnose ist eine Arbeitshypothese. Sie enthält eine Handlungsanweisung. Dies entspricht dem Verständnis von Medizin als Handlungswissenschaft.[3] Dieser Denkprozess gehört zum Kern ärztlicher Tätigkeit. Er ist unvermeidlich. Und oft ist es die Notwendigkeit der Kommunikation, die zur Ordnung der eigenen Überlegungen zwingt. So lange ich für mich allein ‚weiß' – oder meine zu wissen – worum es geht, betrachte ich den Denkprozess als bereits abgeschlossen. Muss ich jedoch den ‚Fall' präsentieren, brauche ich Beratung aus einem anderen Fachgebiet oder die Supervision eines erfahrenen Kollegen; muss ich meine Gedanken ausformulieren. Schon der Versuch des mündlichen Vortrags zeigt nicht selten, dass die bisherigen Gedanken vorläufig und lückenhaft sind. Noch mehr zeigt sich dies beim Versuch der schriftlichen Fassung. Ein Arztbrief ist in diesem Sinne die schriftliche Fassung der eigenen Überlegungen und der daraus resultierenden Maßnahmen in Form einer Mitteilung an eine Kollegin. Das Gutachten entspricht einem anderen Teil eines Gesprächs. Beim Gutachten muss ein weiterer Schritt vollzogen werden, nämlich Anamnese, Untersuchung, Befund, Diagnose und Beurteilung einem fachfremden Adressaten zu vermitteln. Ein Gutachten zu verfassen heißt deshalb zuerst, sich über den eigenen Denkprozess Rechenschaft abzulegen.

Gutachten ist Übersetzungsarbeit

Übersetzungsarbeit ist in zwei Etappen gefordert. Aus dem Alltagserleben in psychiatrische ‚Daten', die wiederum in juristische Normen übertragen werden müssen. Diese Anforderungen sind schon ohne Dolmetscher mit komplexen Übersetzungsaufgaben vergleichbar. Alltagsbegriffe haben kein natürliches Pendant in Fachausdrücken. Subjektives Erleben, Erzählen von biographischen Zusammenhängen, Unfallereignissen und Krankheitsverläufen sind nicht identisch mit herausgefilterten Symptomen, Syndromen oder gar Diagnosen. Und psychiatrische Diagnosen sind nicht gleichzusetzen mit dem juristischen Begriff der Geisteskrankheit. Ebenso wenig ist ein juristisch festgehaltenes ‚typisches Beschwerdebild' (z. B. bei HWS-Distorsion) identisch mit einem medizinischen Syndrom. Die Annahme der Glaubwürdigkeit ist keine medizinische, sondern eine juristische Aufgabe. Das Feststellen der ‚Glaubhaftigkeit' von Zeugen in der Frage nach ihrer Aussagefähigkeit wird jedoch zuweilen von Psychologen und Psychiatern eingefordert.

Unter ‚Aggravation' wird juristisch schnell ein bewusstes Fehlverhalten verstanden, wenn nicht gar Täuschung, während der Begriff psychiatrisch nicht eindeutig definiert ist: Dabei kann es sich um sekundären Krankheitsgewinn, um Verhalten bei mangelnder sprachlicher Verständigung, um ein Symptom einer Konversionssymptomatik, um das Begleitsymptom bei Querulation, um Versicherungsbetrug oder um noch andere Verhaltensweisen handeln. Gutachten heißt, eine Expertenaussage zu machen. Trotz des häufig geäußerten Plädoyers für Interdisziplinarität sind die Fachgrenzen keineswegs so fließend, wie dies zu erwarten wäre. Weder zwischen den medizinischen Fachgebieten noch zwischen Medizin bzw. Psychiatrie und biologischen wie sozial- und geisteswissenschaftlichen Grundlagenfächern. Jedes Fachgebiet denkt und handelt nach seinen eigenen wissenschaftlichen Grundannahmen. Schon diese sind für Fachfremde nicht ohne weiteres erkennbar. Das Diagnosesystem muss erläutert werden. Eine Fülle ganz unterschiedlicher ‚Daten' wird zusammengetragen und als Gesamtheit interpretiert.

Gutachten ist Teil eines Gesprächs

Die Expertenaussage hat einen Adressaten: Sie ist Teil eines Gesprächs. Der Auftraggeber ist der erste Adressat. Weitere müssen sofort mitgedacht werden. Dazu gehören in erster Linie die Explorandin, aber auch Kollegen anderer Fachrichtungen, die Administration einer zweiten Institution, das Gericht etc. Eine besondere Gesprächsebene betritt der Gutachter mit dem Exploranden in der Untersuchungssituation. Die persönliche Begegnung dieser beiden Beteiligten findet in einer Umbruchssituation im Leben des Versicherten statt. Ob die Begegnung gelingt, entscheidet auch über die Gründlichkeit und Verlässlichkeit, mit der die spätere Beurteilung abgegeben werden kann. Und nicht zuletzt setzt der Prozess der Begutachtung bei den Beteiligten etwas in Bewegung, das zum ursprünglichen Anlass der Begutachtung hinzugedacht werden muss. Alles, was in der Begegnung zwischen Menschen geschieht, verändert die Ausgangssituation. Voraussetzung ist, dass sich die Beteiligten verständigen können.

Gutachten entspricht einer komplexen Handlung an der Nahtstelle zwischen Medizin, Gesellschaft, Kultur und Politik

Mit der Begutachtung wird von psychiatrischer Seite festgestellt, ob eine psychische Erkrankung vorliegt und welchen Ursachen sie gegebenenfalls zugeordnet werden muss. Sprechen – wie die Verfassung des Gutachtentextes – ist nicht auf die geäußerten Worte reduzierbar. Dies hat schon die Begriffsklärung zur Aggravation gezeigt. Das Gutachten ist die fachliche Grundlage für die rechtliche Entscheidung darüber, ob eine bestimmte Versicherung Leistungen zu erbringen hat. Aus Beschwerden, aus Unglück und Leid wird – über die Definition eines krankhaften Zustands – ein entschädigungspflichtiger Tatbestand. Heißt dies, Leiden zu pathologisieren, zu ‚medikalisieren'? Ist es möglich, diese Prozesse zu trennen? Unterschieden wird klassischer Weise zwischen Befindlichkeitsstörungen und Beschwerden ‚von Krankheitswert', zwischen ‚Life Events' oder Traumata (früher ‚Schicksal' genannt) und Krankheit. Aber spätestens seit der Entschädigung der Spätfolgen einer Haft in Konzentrationslagern ist klar, dass es keine scharfe Grenze zwischen der Erfahrung von Traumata und Krankheit geben kann (vgl. u. a. Fischer-Homberger 1975; Paul u. Herberg 1967; von Bayer u. a. 1964; Herberg 1971; Matussek 1971; Niederland 1980; Young 1995, Plog 1998; Süss 1998). Bisher schwanken die Beurteilungen zwischen Ignorieren oder ‚Wegerklären', von Beschwerden einerseits und Pathologisieren von Missbefindlichkeit mit der Unterstützung regressiver Bedürfnisse andererseits. Langfristig wirkt die gutachterliche Beurteilung auf das Verständnis von Krankheit und Gesundheit im Alltag zurück. Das bedeutet, dass der Akt der Begutachtung nicht im abgeschlossenen Bereich des Gesundheitswesens stattfindet oder auch, dass das Sozial- und Gesundheitswesen kein isoliertes Dasein führt. Die Folgen von Krankheitsverständnis und rechtlichem Rahmen und die Rückwirkungen der Begutachtung auf Gesundheits- und Krankheitsvorstellungen, wie auf die Erwartungen an die Lebensgestaltung in unserer Gesellschaft, können in diesem Rahmen nur kurz angedeutet werden[4].

Kann Leid nur anerkannt werden, wenn es als Krankheit verstanden wird? Darf Leiden die Arbeitsfähigkeit beeinträchtigen? Die umfangreiche Literatur zu den Folgen von Arbeitslosigkeit steht in krassem Gegensatz zur Annahme, dass mit Entschädigung und Berentung den Betroffenen in jedem Fall Gutes geschehe. Ist es eine natürliche Folge konjunktureller Schwankungen oder gar der Tendenz, dass der Arbeitsgesellschaft die Arbeit ausgeht, dass Renten großzügiger zugesprochen werden, wie dies in den letzten Jahren geschehen ist? Ist individuelle Krankheit eine Lösung für die Krise der Erwerbsgesellschaft? Steht das Prinzip Behandlung und Rehabilitation vor Entschädigung und Rente zur Disposition? Oder ist dies ein ungewollter Trend, der bedacht und diskutiert sein will? Ist es eine natürliche, zwingende Folge der Anerkennung psychischer Erkrankungen, dass mehr Menschen berentet werden? Heißt das wirklich, dass die Gesellschaft kränker geworden ist, wie so gerne geklagt wird? Soll die Krise des Arbeitsmarktes in der Industriegesellschaft durch Medikalisierung, durch Krankschreibung, Behandlung, Verordnung von Medikamenten und weiteren Therapeutika mit entsprechendem Aufschwung sämtlicher Industrie- und Dienstleistungszweige bewältigt werden?

Was ist Gutachten?

Solche weitreichenden Fragen drängen sich bei der Tätigkeit des Gutachtens früher oder später auf. Sie verführen dazu, Tendenzen zu befördern oder ihnen Einhalt gebieten zu wollen. Aber Privatmeinungen und Privatentscheidungen sind ebenso wenig tauglich für Gutachten, wie intuitive Äußerungen oder politische Stellungnahmen. Gutachten heißt, eine Einzelfallentscheidung treffen zu müssen. Das ist von medizinischer Seite ebenso unstrittig wie von juristischer Seite. Im Einzelfall der psychiatrischen Begutachtung geht es darum, ob Beschwerden Krankheitswert haben, ob aufgrund der aktuellen fachärztlichen Erkenntnis eine Erkrankung oder Störung vorliegt, was über ihre Kausalität gesagt werden kann und welche Konsequenzen dies für die weitere Entwicklung und für die Arbeitsfähigkeit hat etc. Gutachten heißt nicht, einer administrativen oder juristischen Entscheidung vorzugreifen. Soziale oder menschliche Erwägungen dürfen angemerkt werden. Sie entheben aber nicht von der vorgängigen wissenschaftlichen und klinischen Beurteilung. Dass ein Sachverhalt medizinisch-psychiatrisch geklärt werden muss, heißt noch nicht, dass sich in diesem Kontext keine juristische Frage stellt. Probleme von Krankheit und Gesundheit basieren nicht auf rein medizinischen Wahrheiten. Rudolf Käser hat Recht: Es geht nicht nur um die Heilkunst. Zweifellos hat die Begutachtung Rückwirkungen auf Gesundheits- und Krankheitsvorstellungen. Aber die Deutungsmacht der Medizin ist begrenzter als es von außen erscheinen mag. Sie wird eingerahmt durch gesellschaftliche, wirtschaftliche und politische Interessen und Entwicklungen. Es mag sein, dass solche Interessen von einzelnen Gutachtern verfolgt werden. Die Seriosität des Gutachtens wird dadurch in Mitleidenschaft gezogen, und die Kompetenzen des Gutachters werden überschritten. Weil Gutachten ebenso sehr eine Expertenaussage ist wie eine komplexe Handlung an einer Nahtstelle des Gesundheitswesens, ist zuallererst das seriöse Handwerk gefragt. Dazu will diese Systematik eine praktische und zugleich kritisch reflektierende Anleitung geben.

Was macht nun dieses Handwerk aus? Die Frage verbietet, auf Intuition zu verweisen. Das ist auch ihre Absicht. Intuition gehört nicht zum Handwerk, sondern zur Kunst. Sie kann sich aus dem Handwerk entwickeln, aber sie taugt nicht zum Handwerkszeug. Das Handwerkszeug besteht im systematisch-methodischen Vorgehen auf drei Ebenen: Auf der ersten Ebene werden die Daten erhoben und methodenkritisch ausgewertet. Auf der zweiten Ebene wird durch hypothetisches Schlussfolgern eine Diagnose gestellt. Daraus werden Folgerungen abgeleitet. Auf der dritten Ebene werden die medizinischen Erkenntnisse in juristische Begriffe übersetzt.

Die Ansprüche an dieses Vorgehen unterscheiden sich nicht von denen an wissenschaftliche Tätigkeit. Gutachten ist nun aber nicht mit einer wissenschaftlichen Untersuchung gleichzusetzen. Insbesondere entspricht die Ausgangssituation nicht der bei einem Experiment. Während in einer Experimentalsituation einzelne Variablen untersucht werden können, indem alle Variablen außer der zu untersuchenden ausgeschlossen oder konstant gehalten werden, trifft der Gutachter auf eine vorgegebene Situation in einem Moment, vor dem schon vieles geschehen ist. Seine Aufgabe besteht darin, alle beteiligten Variablen zu erkennen und ihren Einflussmöglichkeiten nachzugehen. Dafür muss er eine Fülle von Daten auswerten und weitere selbst erheben. Die dazu notwendigen Untersuchungsmethoden muss er ebenso kennen wie ihren Aussagewert und ihre Fehlermöglichkeiten. Diagnose und Beurteilung, die daraus erwachsen, muss er als Antwort auf die Frage verstehen, ob bei der untersuchten Person ‚ein Fall von …', vorliegt. Das bedeutet, dass der Gutachter die Kluft zwischen wissenschaftlicher Erkenntnis einerseits und den Untersuchungsergebnissen im speziellen Fall andererseits bewusst und systematisch überbrückt: Dafür muss er sich der herangezogenen theoretischen Konzepte bewusst sein und jeden Denkschritt mitvollziehen. Methodisch entspricht dies dem hypothetischen Schlussfolgern bei einem Forschungsprojekt, jedoch in umgekehrter Richtung. Theoretisch entspricht die Diagnosestellung und Beurteilung einer positiven Singuläraussage bzw. einer praktischen Hypothese. Sie sind die Grundlage für die Übersetzungsarbeit in juristische Begriffe.

Schließlich müssen alle vollzogenen Schritte zusammengetragen und dargestellt werden. Dies ist kaum anders als in Textform möglich. Das heißt, die Dinge werden in einen Textzusammenhang gebracht, der den komplexen Vorgang nachvollziehbar macht, sodass er in einen Gesprächsaustausch eingebracht werden kann. Diese Schritte der Texterstellung und Rezeption werden bisher kaum als eigene Arbeitsschritte erkannt. Deshalb sind der Textproduktion wie dem Akt des (Gutachten-)Lesens eigene Kapitel gewidmet.

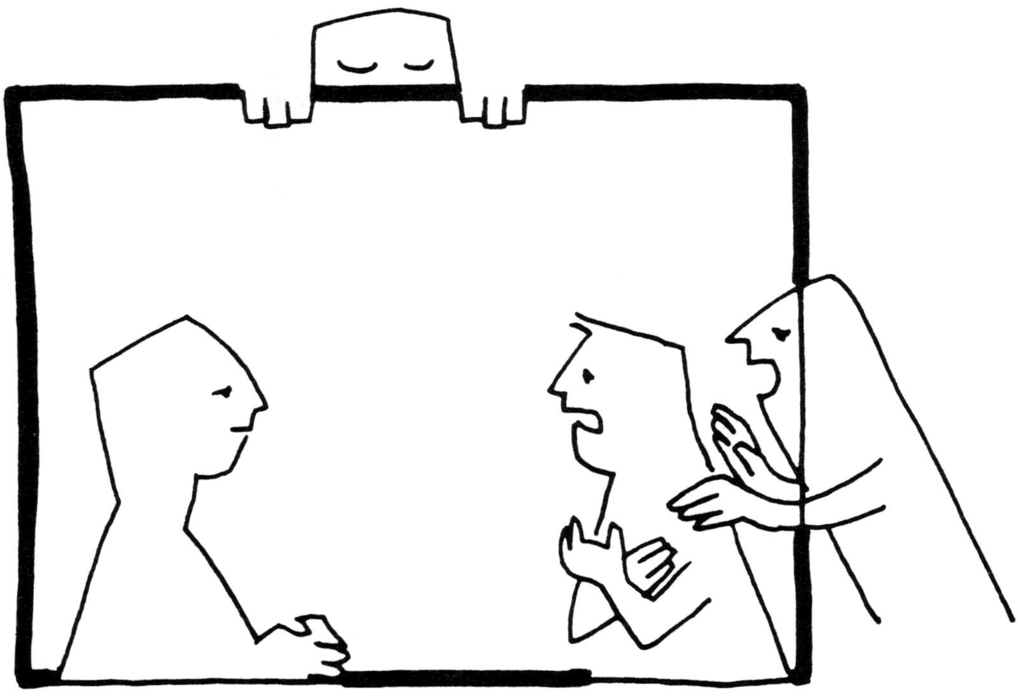

1 Beteiligte Personen

Ich meine, ... dass der Mensch ein Wesen ist, das in selbstgesponnene Bedeutungsgewebe verstrickt ist, wobei ich Kultur als dieses Gewebe ansehe. Ihre Untersuchung ist daher keine experimentelle Wissenschaft, die nach Gesetzen sucht, sondern eine interpretierende, die nach Bedeutungen sucht ...

Mich hat das Argument, dass man – da vollständige Objektivität in diesen Dingen ohnehin unmöglich sei ... – genauso gut seinen Gefühlen freien Lauf lassen könne, nie überzeugt. ... man (könnte) dann mit gleichem Recht sagen, dass man – da eine völlig keimfreie Umgebung nicht möglich sei – Operationen auch in der Kloake vornehmen könne. Ebensowenig haben mich andererseits Behauptungen überzeugt, wonach es uns die strukturale Linguistik, die Computertechnik oder irgendeine andere fortgeschrittene Form von Denken möglich macht, Menschen zu verstehen, ohne sie zu kennen ...

(Geertz 1995, S. 41–43)

Wir könnten uns auf den Standpunkt stellen, dass die Ausführung des Gutachtenauftrags schlicht darin besteht, die gestellten Fragen zu beantworten. Antworten setzen jedoch die entsprechende Datengrundlage voraus. Und ohne die beteiligten Personen lassen sich keine Daten erheben. Sie sind weder ohne die betreffende Person noch ohne ihre Erfahrungen, ihre Sicht der Dinge oder ihre Interessen zu haben. Wir tun deshalb gut daran, uns nicht nur oberflächlich mit ihnen zu beschäftigen.

1.1 Auftraggeber

Mit dem Fragenkatalog beginnen bereits die Probleme: Stammt dieser von einem Auftraggeber? Gibt es mehrere Kataloge? Welche Adressaten (beteiligte Dritte) müssen zusätzlich zum Auftraggeber mitgedacht werden? Im deutschen Rechtssystem sind die Auftraggeber die Gerichte und nur selten Sozialversicherungen, Gesundheitsämter, Berufsgenossenschaften etc. Beauftragte Experten gelten als neutrale Fachinstanz[5]. Im schweizerischen Rechtssystem sind die Sozialversicherungen die häufigsten Auftraggeber und nur im Ausnahmefall die Gerichte. Sehr viel seltener sind andere Auftraggeber wie Spitäler, kantonale Departemente oder Bundesämter. Der Gutachter gilt als unabhängiger Experte, wenngleich von Seiten der Anwälte der Versicherten die Tendenz besteht, Gutachter als parteilich (in versicherungsfreundlich und patientenfreundlich) zu gruppieren. Im österreichischen Rechtssystem sind ebenfalls die Sozialversicherungen die häufigsten Auftraggeber und nur im Streitfall die Gerichte[6]. In allen Rechtssystemen gelten Gutachten im Auftrag von Rechtsvertretern der Versicherten als Privatgutachten[7].

1.1.1 Gerichte

Gerichte sind qua definitionem neutrale Instanzen. Ihre Aufgabe besteht darin, für Rechtsgleichheit zu sorgen. Insofern sind diese die unkompliziertesten Auftraggeber. In den Fragen, um die gestritten wird, hat das Gericht keine eigenen Interessen. Gutachten werden eingeholt, um Sachfragen von den Experten klären zu lassen. Schwierig wird es, wenn die Sachaussagen die gestellten Fragen nicht beantworten können. So gibt es eine Reihe von Diagnosen, die nicht aus medizinischen Daten erwachsen und deshalb auch nicht medizinisch begründbar sind. Dazu gehören die HWS-Distorsion oder das Schleudertrauma, das Chronic-Fatigue-Syndrom, die Fibromyalgie, aber auch das Borderline-Syndrom. Die Begriffe sind streng genommen keine Diagnosen, sondern Bezeichnungen für Beschwerden und Verhaltensweisen, die verschiedene Ursachen haben können. Nun gibt es in der Medizin nach wie vor Krankheiten, deren Ursachen ungeklärt sind. Daneben gibt es Diagnosen für Beschwerden und Verhaltenweisen, die nichts anderes besagen, als dass dieser Zustand medizinisch unerklärlich ist. Beide Gruppen von Diagnosen sind nicht miteinander identisch (s. Kap. 4.3 S. 78–82). Trotz Hinzuziehen von Experten bleiben hier widersprüchliche Aussagen bestehen. Den Gerichten ist es nicht möglich, diese Situation zu ändern. Sie sprechen davon, um Rechtsfrieden bemüht zu sein, wo Rechtsgleichheit nicht möglich ist. Dafür bedarf es der Orientierung. Sie bietet sich in Referenzen auf den gesunden Menschenverstand an, auf religiöse, ideologische oder politische Überzeugungen. Je weiter ein Rechtsstreit vorangeschritten ist, wenn beispielsweise die zweite oder dritte Instanz nach einer Reihe von Gutachten ein Obergutachten eingeholt hat, desto mehr ist auch der Gutachter versucht, sich nicht auf Sachaussagen und die Grenzen der Aussagemöglichkeiten zu beschränken, sondern seine Erfahrung und seinen gesunden Menschenverstand sprechen zu lassen. Dies ist insofern berechtigt, als sich mit der Dauer des Verfahrens Interessen der Beteiligten verselbständigen und den Heilungs- und Rehabilitationsverlauf beeinflussen. Dies ist jedoch nicht gerechtfertigt, wenn der gesunde Menschenverstand oder die klinische Erfahrung als wissenschaftliche Erkenntnis deklariert werden (s. Kap. 5.4 S. 93 ff.). In jedem Fall ist das Gutachten, auch das medizinische Gutachten, ein Beweismittel (s. Kap. 2.1 S. 20). Mehr nicht.

1.1.2 Sozialversicherungen

In ***Deutschland*** haben die Behörden der Sozialverwaltung, ebenso wie die Gerichte, die Aufgabe, den Sachverhalt in eigener Zuständigkeit von Amts wegen aufzuklären (§ 103 SGG, § 20 SGB X). Deshalb müssen sie von sich aus alle Möglichkeiten zur Klärung entscheidungserheblicher Tatsachen ausschöpfen. Sie sind auch nicht auf bestimmte Beweismittel beschränkt, sondern sind zur Ermittlung jeder Art befugt. Der Versicherungsträger hat sich der Beweismittel zu bedienen, die er nach seinem pflichtgemäßen Ermessen für erforderlich hält. Der Sozialversicherungsträger hat nicht nur die Möglichkeit, sondern auch die Rechtspflicht, „Sachverständige zu vernehmen" oder „die schriftliche Äußerung von Sachverständigen einzuholen" (§21 Abs.1 SGB X) (Schneider 2003).

In der ***Schweiz*** sind die Sozialversicherungen die häufigsten Auftraggeber. Gutachtenaufträge gehen an Spitäler, frei praktizierende Kollegen oder an die Medizinischen Abklärungsstellen (MEDAS), an denen Ärztinnen und Ärzte unterschiedlicher Fachgebiete tätig sind. Die Schweizerische Unfallversicherungsanstalt (Suva) verfügt über eine eigene Abteilung Versicherungsmedizin mit umfangreicher Gutachtenerfahrung. Die Invalidenversicherung (IV) baut momentan entsprechende regionalärztliche Dienste auf. Den dort tätigen Fachärzten wird von Anwälten Parteilichkeit vorgeworfen. Die Gerichte teilen diese Haltung nicht (s. Kap. 2.1 S. 20 ff.; s. auch Anm. 5). Sie messen jedoch auch den durch die Anwälte veranlassten Gutachten mehr Gewicht bei, als dies in Deutschland der Fall ist. Erste Einspracheinstanz ist die Sozialversicherung selbst. Die juristischen Auseinandersetzungen können sich über Jahre hinziehen. Es werde nirgends so erbittert gekämpft, so Rasch, als wenn es ums Geld gehe (Rasch 1999). Ein natürliches Ende dieses Streits gibt es nur im Ausnahmefall. Mit dem Lauf der Jahre schieben sich sekundäre Faktoren und Entwicklungen in den Vordergrund. Sekundäre Veränderungen führen zu weiteren Folgen von Behandlungen, veränderten sozialen Gegebenheiten, Familienstrukturen oder Arbeitsunfähigkeit. Das Prinzip der Eingliederung vor Rente mit dem Ziel der Wiedereingliederung schränkt sich mit zunehmender Dauer selbst ein: Die Entwicklung wird selbst zum Faktum. Iatrogene Störungen können sich breit machen und die wirtschaftliche Situation wird vorherrschend, obwohl sie keine Rolle spielen soll.

In ***Österreich*** beauftragen die Sozialversicherungen einen Sachverständigen ihrer Wahl (Vertrauensarzt) mit der Begutachtung des Antragstellers, wenn die örtliche und sachliche Zuständigkeit geklärt ist und die Wartezeit für einen Anspruch auf Leistungen erfüllt ist. Ist die Wartezeit nicht erfüllt, aus medizinischen Gründen aber der Anspruch auf bestimmte Leistungen gegeben, ist das magistratische Bezirksamt oder die Bezirkshauptmannschaft zuständig. Sie beauftragt den Amtsarzt mit der Begutachtung[8].

1.2 Explorand/Explorandin

Streng genommen kommunizieren beim Gutachtenauftrag und seiner Ausführung der Auftraggeber und die Gutachterin. Sie begegnen sich jedoch in aller Regel nicht. Vielmehr handelt es sich von vorn herein um ein Dreieck mit dem Exploranden als Drittem. Die Begegnung, die im Mittelpunkt der Begutachtung steht, ist die zwischen Explorandin und Gutachter. Im Zentrum der Begutachtung steht zumeist die Exploration und Untersuchung einer Erkrankten oder Verunfallten, für die die Regeln der Beziehung zwischen Arzt und Patient ihre Gültigkeit haben. Der Auftraggeber – sowie die weiteren Dritten – sind im Hintergrund an der Situation beteiligt, in der sie auch ohne persönliche Anwesenheit die Konstellation der Gegebenheiten mit beeinflussen. Sie bilden quasi den Rahmen, in dem sich die beteiligten Personen begegnen (s. Kap. 2 S. 19 ff.).

Zur Begutachtung kommt es in der Regel, wenn Probleme aufgetreten sind, z. B.
- der Krankheitsverlauf hat sich verzögert,
- die Operation hat nicht das gewünschte Ergebnis gezeigt,
- die Rehabilitation ist gescheitert,
- der Wiedereinstieg in die Ausbildung oder die Rückkehr an den Arbeitsplatz ist misslungen oder
- die Versicherte kann die an sie gestellten Anforderungen nicht mehr erfüllen.

Das heißt, die Dinge haben nicht den erwarteten Verlauf genommen. Die Situation ist unerwünscht und die Betroffenen befinden sich im Umbruch oder in einer anderen Ausnahmesituation ihres Lebens. Unter diesen Voraussetzungen erreicht die Betroffenen die Einladung zur Untersuchung. Das gilt auch dann, wenn sie die Begutachtung selbst angestrengt haben. Bis es zur Begutachtung kommt, ist also schon einiges geschehen. Die Krankengeschichte hat ihren Lauf genommen. Der Unfall hat eine Reihe weiterer Schwierigkeiten nach sich gezogen.

Herr Huber musste an einem Augusttag im Jahr 1998 auf dem Weg zum Mittagessen nach Hause über einen Baustellenabschnitt fahren. Er war mit einem Lieferwagen seiner Firma unterwegs. Zu spät realisierte er, dass ein weiteres Lichtsignal kam und die vor ihm fahrende Arbeitsmaschine und der Lastzug zum Stehen gekommen waren. Sein Lieferwagen fuhr auf die Arbeitsmaschine auf und schob sie in den Lastzug hinein. Seine Windschutzscheibe zersplitterte. Im Rückspiegel sah er die Prellmarke auf seiner Stirn und kleine Schnittwunden im Gesicht. Stunden später verspürte er Kopfschmerzen, Schwindel und Übelkeit. Sein Knie schmerzte. Das musste er auch angeschlagen haben. Die Arbeit nahm er etappenweise wieder auf. Ab November war er zu 100 % tätig. Eineinhalb Jahre später – im November 2000 – war er wieder 100 % arbeitsunfähig. Weitere Symptome hatten sich eingestellt: Schlafstörungen, Tagesmüdigkeit, Konzentrations- und Gedächtnisstörungen; Schweißausbrüche, Herzrasen, Bluthusten. Die Kopfschmerzen hatten in der Zwischenzeit nicht ab-, sondern zugenommen. Sein Chef machte zunehmend Druck. Er wagte nicht mehr, ins Auto zu sitzen. Ängste breiteten sich aus. Er wurde depressiv. Zusätzlich musste er sich um seine kranke Frau kümmern. Seine Außendiensttätigkeit konnte er nicht fortsetzen. Im Innendienst hatte der Betrieb keine Verwendung für ihn. Jetzt wurde auch das Geld knapp. Er begann vermehrt zu trinken und dachte an Suizid. Sein Hausarzt verordnete ihm Antidepressiva und schickte ihn zu einer Psychologin. Die Invalidenversicherung leitete eine Berufsabklärung in die Wege. An sämtlichen Arbeitsplätzen war er als Mitarbeiter sehr geschätzt. Er blieb aber in seiner Leistungsfähigkeit so eingeschränkt, dass man ihn für die freie Wirtschaft als nicht vermittelbar beurteilte. Im Februar 2002 fand eine Abschlussuntersuchung wegen der Unfallfolgen statt. Der zuständige Chirurg hielt fest, dass die psychischen Beschwerden im Vordergrund stünden. Herr Huber müsse psychiatrisch begutachtet werden.

Aber damit beginnt nicht die Geschichte der Versicherten. Ihr geht der größte oder zumindest ein gehöriger Teil des Lebens voraus. Prägend sind die wichtigsten Bezugspersonen, erfreuliche wie dramatische Ereignisse und nicht zuletzt der Alltag: die banalen, wiederkehrenden Interaktionen, Verrichtungen, Pflichten, Gewohnheiten. Sie sind schwer beschreibbar und treten schnell in den Schatten der Aufmerksamkeit heischenden Erkrankung, des Unfalls, des Überfalls oder eines anderen relevanten Ereignisses, das schließlich zur Begutachtung geführt hat. In aller Regel spielt die Situation, in der sich Relevantes ereignet, für die Diagnose, Therapie und Prognose eine entscheidende Rolle. Es genügt also nicht, zwischen Biographie, unter Umständen Krankengeschichte und relevantem Ereignis zu unterscheiden. Mit etwas Geduld lassen sich neben der (biographischen, sozialen Krankheits-) Vorgeschichte die Situation zum Zeitpunkt des Ereignisses, das Ereignis selbst und die Entwicklung danach herausarbeiten. Sie bilden die Koordinaten, in die die Einzelheiten, die Grundlinien, Kontinuitäten und Brüche eingetragen werden können:

1.2.1 Aktuelle Situation und Befinden

Während der Exploration klagte Herr Huber über Kopfschmerzen, Müdigkeit, rasche Erschöpfbarkeit, Konzentrationsstörungen, Schlafstörungen und depressive Verstimmung. Die depressiven Zustände hätten in der Zeit vor der Exploration deutlich zugenommen. Der Gedanke, nicht mehr leben zu wollen, sei sehr nahe gerückt. Er wisse nicht, ob er noch alles bewältigen könne.

1.2.2 Entwicklung bis zur Begutachtung

Bei Herrn Huber entspricht die Entwicklung bis zur Begutachtung der oben dargestellten Skizze. Die Einzelelemente dieser Skizze werden erst nachvollziehbar, wenn man seine Unfallgeschichte von seiner übrigen Krankengeschichte, seiner Lebenssituation zum Zeitpunkt des Unfallereignisses und von seiner Biographie zu trennen versucht.

1.2.3 Unfall-/Ereignisgeschichte oder/und Krankengeschichte

Zum Zeitpunkt der Exploration hatte Herr Huber nicht nur eine Unfallgeschichte durchgemacht, sondern auch bereits eine lange Krankengeschichte hinter sich:

Im Polizeibericht war festgehalten worden, dass niemand verletzt worden sei. Es habe nur Sachschaden gegeben. Herr Huber hatte zu Protokoll gegeben, dass er nicht mehr sagen könne, ob er einen Moment lang von der Sonne geblendet gewesen sei oder etwas studiert habe. Auf jeden Fall habe er nicht gemerkt, dass die beiden vor ihm Fahrenden anhielten. Er habe noch versucht zu bremsen, da habe es schon gekracht. Nach dem Unfall ging Herr Huber zu Fuß nach Hause. In der zweiten Tageshälfte meldete er sich wegen der beginnenden Schmerzen bei seinem Hausarzt. Der schickte ihn zu Überwachung ins Spital. Später sprach er von einem Blackout. Im Spital wurde er 24 h überwacht. Im Austrittsbericht ging man von einer „Synkope unklarer Ätiologie" als Ursache für den Zusammenstoß aus, von einer Gehirnerschütterung, einer gering gradigen HWS-Distorsion und einer Kniekontusion. Er habe keine weiteren Verletzungen gezeigt und sei während der Überwachung immer bei Bewusstsein gewesen. Im Zusammenhang mit der Rückfallmeldung im August 2000 wurde Herr Huber in eine Rehabilitationsklinik eingewiesen. Dort nahm man an, dass die Beschwerden Folge einer milden traumatischen Hirnverletzung seien. Schon im Vorfeld waren umfangreiche Untersuchungen in die Wege geleitet worden, die klären sollten, warum Herr Huber eine „10 s dauernde Amnesie" erlitten habe. Das Herz wurde eingehend untersucht, Hinweisen auf eine Bronchitis nachgegangen; eine Hypoglykämie vermutet. Im CT fand sich zwar keine Hirnverletzung, aber ein Knoten am Hinterkopf, der entfernt wurde. Die neuropsychologische Testuntersuchung zeigte „ausgeprägte Beeinträchtigungen". Herr Huber wurde depressiv.

Seine Krankengeschichte hatte schon viele Jahre vorher begonnen:

Bereits als junger Mann war Herr Huber an einer Colitis ulcerosa erkrankt. Das hinderte ihn aber nicht daran, seine Lehre zu absolvieren und während der 12-jährigen Tätigkeit im selben Betrieb sich zum Produktions- und Betriebsleiter hochzuarbeiten. In einer Zeit wachsender beruflicher und zusätzlich familiärer Belastungen machte er sich als Einzelhändler selbständig. In dieser Zeit konnte er sich aber keine Mitarbeiter leisten und entwickelte massive Kniebeschwerden, die schließlich zur Arbeitsunfähigkeit und einer vorübergehenden Phase mit Invalidenrente führten, in erster Linie wegen der Kniebeschwerden bei zusätzlicher Darmerkrankung. Er bestand die geförderte Umschulung und begann sich im Außendienst eine Firma zu betätigen. Er wurde voll arbeitsfähig, und die Rente wurde eingestellt.

1.2.4 Situation zum Zeitpunkt des Unfallereignisses

Nachdem er festgestellt hatte, dass in der Firma, die ihn in den Außendienst übernommen hatte, Betrug an der Tagesordnung war und ein schlechtes Klima herrschte, hatte Herr Huber die Firma gewechselt. Bis er in der letzten Firma seinen Traumjob gefunden hatte, war viel geschehen, u. a. ein Rechtsstreit vor dem Arbeitsgericht, den er gewonnen hatte. Seine Frau litt und leidet unter den Beeinträchtigungen eines Geburtsfehlers. Die Kinder sind zwar körperlich gesund, der Sohn aber psychisch krank, und die Folgen belasten ihn und seine Frau seit etwa 1998. Die Tochter hatte nach abgebrochener Lehre keine Stelle gefunden. Sie musste sich neu orientieren, worunter sie sehr litt und er mit ihr.

1.2.5 Vorgeschichte – eigene Anamnese und Biographie

Herr Huber war mit einem alkoholkranken Vater aufgewachsen und hatte miterleben müssen, wie dieser die Mutter schlug. Die Familie hatte kein Geld. Herr Huber fühlte sich als ältester Sohn schon früh verantwortlich. Nach Abschluss der Lehre fand er eine gute Stelle in einem Betrieb, wohnte aber in unmittelbarer Nachbarschaft zu den Eltern und fühlte sich für sie verantwortlich. Erst spät, so berichtete er, habe er begriffen, dass der Vater alkoholkrank sei. Er habe miterleben müssen, wie der Vater unkontrolliert trank und seinen Betrieb zugrunde richtete. Während einiger Jahre ging er tagsüber seiner eigenen Tätigkeit nach und versuchte nachts den Betrieb des Vaters zu retten, bis seine Colitis so akut wurde, dass sein Hausarzt ihm ins Gewissen redete. Das war der Zeitpunkt, zu dem er sich selbständig machte. Aber sein Betrieb trug keinen Mitarbeiter; die körperliche Arbeit überforderte ihn. Er musste aufgeben. Die Umschulung in eine Bürotätigkeit war nur vordergründig eine Lösung, weil er es im Büro nicht aushielt. Er entdeckte die Außendiensttätigkeit für sich, war auch erfolgreich, musste nun aber feststellen, dass der Betrieb, in dem er tätig war, nicht nur die Kunden, sondern auch ihn übers Ohr haute. Seine Frau war schon krank, als er sie kennenlernte, und die psychische Krankheit des Sohnes wurde in dem Jahr unübersehbar, in dem er überzeugt war, seinen Traumjob gefunden zu haben. Als dann noch der Unfall kam, gelang es ihm nicht mehr, sich wieder aufzurappeln.

1.2.6 Befindlichkeit versus Krankheit

Die so entstandene Skizze ist nicht unbedingt mit dem Bild oder der Vorstellung identisch, die sich der Versicherte gemacht hat. Hinweise auf die subjektiven Vorstellungen, die Krankheitstheorie, kausale Zusammenhänge werden in der Regel angedeutet. Sie müssen gehört, aufgegriffen und ergänzt werden. Manchmal ist es nötig, die Vorstellungen direkt und aktiv zu erfragen. Wir können getrost davon ausgehen, dass die Menschen, bei denen es zur Begutachtung kommt, eigene Krankheitsvorstellungen haben. Sie sind nur nicht ohne weiteres explizit vorhanden. Implizites Wissen aber kann nicht direkt erfragt werden. Es ergibt sich aus dem Kontext. Zur Aufgabe der Gutachterin gehört es, die Bezüge zu erkennen und gemeinsam mit dem Exploranden herauszuarbeiten. Explizite Krankheitsvorstellungen werden nicht selten sorgsam gehütet. Je weiter die Vorstellungen von den geläufigen biomedizinischen entfernt sind, desto eher haben die Betreffenden die Erfahrung gemacht, dass sie von Voruntersuchenden und Behandelnden abgewiesen oder gar belächelt wurden. Sie möchten nicht noch einmal zurückgewiesen werden. Voraussetzung eines Gesprächs über die Krankheitsvorstellungen ist eine vertrauensvolle Atmosphäre und das überzeugende Interesse des Fragenden.

1.2.7 Subjektive Krankheitsvorstellungen

Subjektive Krankheitsvorstellungen[9] sind in mehrfacher Hinsicht bedeutungsvoll, sie

- prägen die Schilderungen der Beschwerden, der Krankheitsentwicklung und unter Umständen auch des Lebensverlaufs seit dem Ereignis,
- haben einen entscheidenden Einfluss auf den Krankheitsverlauf,
- sind der Schlüssel für Veränderungen der Symptomatik,
- beeinflussen deshalb auch die Hoffnung auf Besserung oder Heilung und die Motivation zur Mitarbeit in der Rehabilitation und Reintegration,
- sie sind ein wichtiger prognostischer Parameter.

Die subjektive Krankheitsvorstellung ist die Brille, durch die die Erkrankten oder Verunfallten ihre Geschichte sehen. Sie ist der Filter, durch den Beschwerden, Symptome wahrgenommen und Veränderungen beschrieben werden. Sie ist die Struktur, die die Erzählerin ihrer Geschichte zugrunde legt. Deshalb führt der Weg zur subjektiven Krankheitstheorie über die Struktur der erzählten Geschichte (s. Kap. 7 S. 107 ff.).

Herr Huber erzählte folgendes:

Wo soll ich anfangen? Mit der Kolitis im Alter von 18 Jahren? Nein, angefangen hat es schon früher, mit der Alkoholabhängigkeit meines Vaters. Als Kind hätte ich das nicht sagen können. Ich war schon erwachsen, als ich das begriffen habe. Es war einfach so. Wir waren vier Kinder, und ich habe es nie anders gekannt. Wir haben alle etwas lernen können. Meine Mutter war krank, und mit 53 Jahren ist sie gestorben. Ich habe meine Lehre absolviert, war für einige Zeit im Ausland und bin zurückgekommen, als mein Lehrmeister jemanden gesucht hat. Ich bin Produktionschef eines Zweigbetriebs geworden, hatte 25 Mitarbeiter und ein super Verhältnis zu meinem Chef. Das war die Zeit, in der ich begriff, dass mein Vater Alkoholiker war. Er hat nur noch getrunken, war seinen Aufgaben nicht gewachsen. Dann ist auch noch meine Mutter gestorben, und ich hab den Job meines Vaters mit übernommen. Meine eigenen Kinder hab ich nur noch gesehen, wenn meine Frau sie vorbei gebracht hat, damit ich ihnen gute Nacht sagen konnte.

Wenn wir uns die Brille ausleihen; wenn wir uns des Filters ihrer Wahrnehmung bedienen, können wir zumindest ansatzweise verstehen, was die Patienten erlebt haben. Die Erzählung zu unterbrechen hat zur Folge, dass wir Fragmente erhalten, Puzzleteile, die sich nur mit größtem Aufwand wieder zusammensetzen lassen. Es mag sein, dass die Zerlegung in Puzzleteile schneller zur medizinischen Krankheitstheorie führt. Wo sie sich nicht mit biologischen Daten untermauern lässt, bleibt sie aber bloße Theorie, die der subjektiven Krankheitsvorstellung des Versicherten gegenübergestellt wird. Wir wissen längst, dass die biologischen Daten nicht die einzigen relevanten sind. In der Psychiatrie können sie alles entscheidend sein, gleichsam die Hintergrundmusik abgeben, den tragenden Basso continuo, oder von allenfalls peripherem Interesse[10]. Die schnellere Erhebung geht aber nicht zuletzt auf Kosten der Verständigung. Mit etwas Übung wird es möglich, der Erzählung zu folgen und ihre Struktur zu suchen und gleichzeitig die Einzelheiten auf die Möglichkeit eines anderen Kontextes, einer anderen Interpretation zu überprüfen.

In der Zeit, als ich den eigenen Betrieb nicht mehr aufrechterhalten konnte wegen der Kniebeschwerden, ist das mit den Spitalbesuchen losgegangen. Ich hatte kein Geld für Investitionen. Ich konnte keinen Sport mehr treiben. Dann ist die Kolitis wieder losgegangen. Schließlich musste ich mich bei der Invalidenversicherung anmelden und die Umschulung beginnen. Dabei hab ich bis dahin gesagt, ihr bringt mich nie in ein Büro rein. Als der Unfall passiert ist, hatte ich endlich meinen Traumjob gefunden. Mein Chef war wie ein Vater zu mir. Ich hatte nach dem Unfall die schlimmen Kopfschmerzen, den Schwindel usw. aber ich wollte wieder arbeiten. Trotzdem hab ich den Eindruck gehabt, dass da was nicht stimmt. Ich habe begonnen Blut zu spucken. Ich wurde geröntgt. Aber niemand hat was gemacht, und ich hab nicht gewusst, ob das vom Unfall kommt. Ich hab nicht mehr schlafen können. Dort hat sich alles verändert. Dass ich ins Spital kam, hat mich entlastet, aber mit der Stimmung bin ich noch mehr in den Keller gerutscht. Ich habe gedacht, du machst Selbstmord. Dann kam der Psychologe. Der hat mich nehmen können. Und die Frau Doktor hat gesagt, das kommt vom Unfall. In dieser Zeit hat mein Chef gewechselt. Der neue kam und wollte nur eine Bestätigung von mir, dass ich die Arbeit nicht mehr tun kann. Da ist es mit mir noch schlechter gegangen. Wieder hab ich mich bei der Invalidenversicherung angemeldet und sollte eine Umschulung machen. Der PC war für mich ein Horror. Meine Frau war chronisch krank; meine Tochter hat ihre Lehre wegen eines Ekzems abbrechen müssen, war zu Hause und wusste nicht mehr weiter. Das Geld wurde knapp. Und mein Sohn hat uns damals nur noch Kummer gemacht. Er hat schon 1998 angefangen zu spielen und zu rauchen, bis ich schließlich seine Finanzen regeln musste. Immer wieder geht mir im Kopf rum, dass ich damals beim Unfall einen Blackout gehabt habe. Ich bin auch immer so müde gewesen. Eine Woche vorher hab ich aufgehört zu rauchen. Ich hab' grosses Glück gehabt. Aber vielleicht wäre es besser gewesen, wenn ich nicht mit dem Leben davongekommen wäre.

1.2.8 Unterschiedliche Rollen

Kompliziert wird die Suche nach dem Filter der Krankheitsvorstellung dadurch, dass er nicht der Einzige ist, der die Beschwerden und ihre Schilderung prägt. Spätestens mit dem Prozess der Begutachtung geht es ums Geld (um Behandlungskosten, Rehabilitation, Taggeld, Entschädigung, Rente). Es geht um Recht, um die Anerkennung des Schadens und/oder die Einbusse an Lebensqualität, um Gesundheit und um Unversehrtheit.

Herr Huber wollte wissen, wie es jetzt weitergeht. Er war an seinem geschützten Arbeitsplatz sehr gern gesehen und geschätzt, berichtete aber auch von menschlichen Schwierigkeiten, die ihn bedrückten, und sobald etwas Neues komme, habe er schlaflose Nächte.

Zu diesem Zeitpunkt sind längst Vorerwartungen gewachsen oder negative Erfahrungen sorgen dafür, dass die zu Begutachtenden gleichsam gepanzert und gerüstet zum Gespräch erscheinen. Je dicker die Akten, desto leichter geschieht es, dass sich niemand mehr einen Überblick über die Geschehnisse, Beschwerden, Untersuchungen und Behandlungsversuche macht. Oft finden sich viele und wiederholte Einzeluntersuchungen, aber keine systematische Auswertung der Akten und keine interdisziplinäre Gesamtwürdigung. Und nicht selten hat keine ausführliche Exploration stattgefunden.

Herr Huber ließ keinen Zweifel daran, dass er sich den Anforderungen auf dem freien Markt nicht mehr gewachsen fühlte und dass ihn die Krankheiten in der Familie, nicht zuletzt die eingegrenzte, aber unbewältigte Spielsucht seines Sohnes bedrückte. Er hatte dessen Schulden beglichen und fühlte sich weiter für ihn verantwortlich.

Eine der Grundfragen in dieser Situation ist, ob es im Wesentlichen (noch) um die Erkrankung, die Beschwerden, die Behinderung, also um Fragen von Krankheit und Gesundheit geht oder um finanzielle und/oder soziale Belange[11]. Der Unterschied zur Patientenrolle besteht gerade in der Tatsache, dass nicht allein Krankheit oder Unfallfolgen relevant sind, sondern soziale, nicht zuletzt finanzielle und rechtliche Faktoren mit in Betracht gezogen werden müssen. Dass sie überhaupt eine Rolle spielen, ist keine Wahl und schon gar kein Verschulden der Versicherten. Sie sind vorgegeben. Die Wahl oder der Gestaltungsraum der Versicherten besteht lediglich darin, ob sie sich Möglichkeiten, die die Sozialversicherungen bieten aktiv und direkt zunutze machen und sich nicht auf den Umgang mit der Krankheit beschränken; ob sie sich den Strukturen ausliefern oder ausgeliefert fühlen oder sie gar manipulieren (s. Kap. 5.2 S. 85–86 und Anm. 149).

Herr Huber war trotz allem, was er erzählt hatte überzeugt, dass der Unfall dafür verantwortlich war, dass er in seinem Leben den Halt verloren hatte.

1.3 Gutachterin/Gutachter

Die Begutachtung ist ein fokussierter Klärungsprozess. Hauptaufgaben sind Untersuchungen, Diagnosestellung und Beurteilung. Ebenso wenig wie die Explorandin mit einer Patientin gleichsetzbar ist, ist der Gutachter/Experte/Sachverständige[12] ein Therapeut. Das heißt nicht, dass er aus diagnostischen Gründen keine Rücksicht auf mögliche schädigende Folgen seiner Untersuchung nehmen müsste. Auch weitere Grundsätze sind entscheidende Voraussetzungen für eine seriöse Begutachtung.

1.3.1 Zum Selbstverständnis

Gutachtende sind zuallererst Ärztinnen und Ärzte: Auch bei gutachterlicher Tätigkeit gilt das erste Prinzip des Nil nocere, d. h. keinen Schaden anzurichten. Die Hauptaufgabe der gründlichen Diagnostik steht im Dienst des Helfens. Zweitmeinungen und Verlaufsbeobachtungen wie Weichenstellungen für das weitere therapeutische Vorgehen dienen der best möglichen Heilung, Rehabilitation und Verbesserung der Lebensqualität. Wie in jeder anderen Beziehung zwischen Ärzten und Patient, ist die persönliche Begegnung mit dem Patienten anzustreben. Empathie spielt eine entscheidende Rolle. Der Schwerpunkt der Tätigkeit ist jedoch gegenüber der praktischen ärztlichen Aufgabe verschoben.

Weil das Selbstverständnis ärztlicher Tätigkeit auch unter Fachkollegen auf die Behandlung abzielt, wurden gutachterliche Aufgaben lange Zeit abschätzig betrachtet. Die Entwertung durch Fachkollegen mag zum Teil aus der mangelnden Reflexion, aber auch aus der mangelnden Information über die Tätigkeit erwachsen. Zum Dritten dürfte sie auf die Abwehr der Kompetenzen der gutachtenden Ärztin zurückzuführen sein: Sie entscheidet über therapeutische Maßnahmen. Sie ist darüber informiert, wer als Spezialist für besondere Operationen und weitere Behandlungsmaßnahmen anerkannt ist. Und worüber meist nur sehr zurückhaltend gesprochen wird: Indem die Gutachterin Patienten untersucht und Patientinnen in ihrer Rehabilitation begleitet, kontrolliert sie indirekt die Qualität der Behandlung durch die Kollegen. Im Zweifelsfalle muss sie zur Frage Stellung nehmen, ob ein Behandlungsfehler vorliegt. Das bedeutet, dass ihre Position sowohl für die Versicherten wie für die Kolleginnen und Kollegen keineswegs unwichtig oder einflusslos wäre. Die Veränderungen im Gesundheitswesen sorgen zusätzlich für Unruhe. In der Landschaft von stationärer und ambulanter Behandlung, von Autonomie bzw. Eingebundenheit in ein institutionelles Netz wie von Kostenexplosion und Kostenerstattung ist Vieles noch nicht absehbar. Aller Voraussicht nach jedoch werden Funktionen wie die Gutachtender nicht abgeschafft, sondern bedeutsamer und einflussreicher werden.

Nicht nur wegen der Verlagerung der Tätigkeit auf die Diagnostik ist die Reflexion des Selbstverständnisses notwendig: Die gutachterliche Tätigkeit in Institutionen des öffentlichen Rechts – oder in ihrem Auftrag wie im Auftrag von Gerichten – fordert, sich im Erwachsenenalter neuerlich einem Sozialisationsprozess zu unterziehen. Es geht nicht einfach darum, von einer Klinik in die andere, von einer Praxis in die andere, von einer Institution in eine analoge zu wechseln, sondern sich in einer gänzlich anderen Institution, in einer anderen Funktion, neu zu positionieren und in Zusammenarbeit mit anderen, fast ausschließlich nicht medizinischen Berufsgruppen seine Arbeit zu tun.

1.3.2 Funktion und Aufgaben

Die Funktion der Gutachtenden ist die fachärztlich gutachterliche Untersuchung und Beurteilung (im Dienst des Helfens) auf der einen Seite, die Expertise (mit Übersetzung in die juristisch normativen Begriffe) auf der anderen. Das bedeutet, dass die Aufgaben gegenüber Auftraggebern und Versicherten nicht identisch sind. Dadurch, dass der Behandlungsauftrag fehlt, ist eine größere Distanz zum Patienten, bzw. Versicherten entstanden. Dafür rückt das Bewusstsein, Teil des Gesundheitswesens zu sein, näher. Zu den Aufgaben des gutachtenden Arztes gehört es, Weichen zu stellen. Das betrifft die Behandlung insgesamt, in manchen Fällen die Frühintervention, in manchen den Langzeitverlauf. Das betrifft aber auch die Arbeitsfähigkeit, Zumutbarkeit und den Integritätsschaden bzw. den Grad der Behinderung (s. Kap. 5.3 S. 86 ff.). Auch wenn bis auf die Behandlung die Ärztin nicht wirklich die Entscheidung fällt, liefert sie dafür doch wichtige Grundlagen.

Aufgabe des medizinischen Sachverständigen ist es, nicht nur seinen Befund zu erheben und eine Diagnose zu stellen sowie eine Gesamtwürdigung vorzunehmen, sondern diese Erkenntnisse in juristisch normative Begriffe zu übersetzen. Die Übersetzungsarbeit liegt auf Seiten des Arztes oder der Ärztin. Diese müssen sich damit auseinandersetzen, wie sich medizinisches von juristischem Denken unterscheidet. Das heißt auch zu wissen, wie sich der medizinische vom juristischen Krankheitsbegriff unterscheidet. Beide sind keineswegs identisch. Denn die Medizin ist eine humanistische oder auch Erfahrungswissenschaft, die nur an wenigen Stellen auf naturwissenschaftliche Grundlagen zurückgreifen kann, während die Jurisprudenz eine normative Wissenschaft ist (vgl. Kap. 5.3 S. 86 ff.).

1.3.3 Voraussetzungen

Die Arzt-Patienten-Beziehung ist idealerweise geprägt von Vertrauen. Die Ärztin engagiert sich für ihren Patienten. Sie tut dies in Empathie für ihn. Ihre Persönlichkeit spielt beim Verlauf der Behandlung und im Behandlungserfolg eine große Rolle. Michael Balint sprach in diesem Zusammenhang von der „Droge Arzt". Enid Balint bezeichnete die selbst in einer kurzen Sprechstundenzeit möglichen persönlichen Begegnungen, in denen Veränderungen angestoßen werden können als „Flash" (Balint 1977). Häufig wird von dieser Beziehung eingefordert, dass sie symmetrisch sein müsse. Das ist sie nicht und kann sie nicht sein. Entscheidend ist jedoch, in welcher Form die Asymmetrie in Betracht gezogen wird, beispielsweise indem der Arzt der Patientin Raum zum Reden lässt, ihr zuhört und ihr die Möglichkeit bietet, eigene Fragen und Anliegen anzusprechen. Auch das, was den Gutachtenden in Verbindung zum Versicherten bringt, ist eine Beziehung. Sie könnte als Gutachter-Versicherten- bzw. Gutachter-Klienten-Beziehung bezeichnet werden. Empathie, ein Minimalmaß an Vertrauen, ist hier ebenso Voraussetzung. Die Persönlichkeit des Arztes oder der Ärztin spielt keine geringere Rolle. Die Asymmetrie dürfte hier verstärkt sein. Entscheidend ist, dass die Beziehung wenig Zeit hat sich zu entwickeln und Wirkung zu zeigen. Das Ziel der Begegnung ist ein anderes: das der eingehenden Diagnostik, gegebenenfalls der Weichenstellung für die Behandlung oder für versicherungstechnische Entscheidungen, nicht jedoch die Behandlung selbst.

Voraussetzung für die seriöse Begutachtung sind
- fundiertes medizinisches Allgemein- und Fachwissen,
- umfangreiche klinische Erfahrung,
- laufende Fortbildung und die
- Fähigkeit, zwischen Wissenszuwachs und notwendigem dauerhaftem Üben bestimmter Fähigkeiten zu unterscheiden.

So kann die Bereitschaft zuzuhören, sich dem Gegenüber zu öffnen, nicht ein für allemal gelernt werden. Zweitens müssen Vorerwartungen und Projektionen des Versicherten, Vorerwartungen anderer Beteiligter, die sich in den Unterlagen niedergeschlagen haben, und eigene Vorerwartungen wahrgenommen und in ihren Auswirkungen erkannt und bedacht werden. In der klassischen Psychoanalyse spricht man von Übertragung und Gegenübertragung[13].

Nicht nur die subjektive Krankheitstheorie der Exploranden spielt eine Rolle, sondern auch das Krankheitskonzept, die (wissenschaftliche) Repräsentation der Krankheiten bzw. Störungen, um die es geht (vgl. Beispiele in Kap. 2 und Kap. 5). Beide, die Krankheitsvorstellung der Versicherten wie die des Gutachtenden, haben Auswirkungen auf ihre Begegnung; auf die Atmosphäre, die Vertrauenssituation und die Interpretation der diagnostischen Ergebnisse. Schließlich haben sie auch Einfluss auf die Übersetzung in die juristischen Eingangsbegriffe[14].

Zusätzlich will der Umgang im und mit dem Spannungsfeld gelernt sein, das sich zwischen der ärztlichen Haltung in der Gutachtensituation auf der einen Seite und der Expertenfunktion auf der anderen Seite auftut[15].

1.3.4 Grenzen

Das Bewusstsein der Mitverantwortung für die Geldtöpfe im Gesundheitswesen begleitet die

Alltagsarbeit. Dieses ist auch, was Versicherte im Einzelnen wie die Öffentlichkeit im Allgemeinen, den Gutachtenden zum Vorwurf macht: Sie seien restriktiv, abweisend, nicht mehr wirkliche Ärzte, sondern medizinische Bürokraten. Entsprechend kommt es mitunter zu bedrohlichen Situationen während der Untersuchung, zu Anzeigen durch die Anwälte und zu Beschimpfungen in den Medien. In der Soziologie spricht man von einem gefahrengeneigten Beruf. Das bedeutet, dass Drohungen wie Anzeigen zum Berufsrisiko gehören. Wichtige Voraussetzung ist deshalb, dass die sekundäre Sozialisation bzw. der situative Rollenwechsel gelingt: Das Bewusstsein um die Funktion und die Aufgaben gegenüber Versicherten wie Auftraggebender Institution bzw. Gericht darf in den Mühen des Alltags nicht zusätzlich zur Disposition stehen. Gelingt der Rollenwechsel nicht, wird die Gutachtenssituation zum Schlachtfeld von Rechtfertigungen, Projektionen und Missverständnissen[16].

Die gutachtende Ärztin kann dem Versicherten nicht allein als Person gegenübertreten. Sie muss den Hintergrund nicht widerspruchsfreier Anforderungen mitdenken und ihr komplexes Selbstverständnis. Sie muss eines ‚gerüttelten Maßes' an Misstrauen, Angst und negativen sozialen Repräsentationen durch den Versicherten gewärtig sein. Die Übertragungs- und Gegenübertragungsprozesse sind gegenüber der therapeutischen Situation nicht einfacher, sondern anders gelagert. Die erste Aufgabe besteht deshalb darin, die nötige Vertrauensbasis für eine eingehende Untersuchung herzustellen.

Angesichts des Spannungsfeldes liegt es nahe, sich durch Parteinahme zu entlasten: Die gutachtende Ärztin sieht sich in dieser Beziehung zum Versicherten zwischen der Gefahr, ‚Erfüllungsgehilfin der Versicherung' zu werden oder sich quasi ‚gegen' die Versicherung mit dem Patienten zu verbünden und die Interessenkollisionen des Versicherten außer Acht zu lassen. Parteinahme aber verhindert die kompetente Erfüllung der gestellten Aufgaben (vgl. Kap. 5.4.2 S. 94).

1.4 Beteiligte Dritte

Wie wichtig die beteiligten Dritten für die Begegnung von Versicherten und Gutachtenden sind, wird nicht nur in den Abschnitten dieses Buches Thema, die ihnen gewidmet sind, sondern auch in den Kapiteln zur Situation, der Aktenanalyse, der Verlaufsgeschichte und der Beurteilung. Die weiteren Beteiligten fungieren nicht als Auftraggeber, beeinflussen aber Befinden und Verhalten der Exploranden entscheidend. Sie tun dies primär im Interesse der Betroffenen; sekundär in unterschiedlichen eigenen Interessen. Dazu gehören Angehörige, Anwälte der Exploranden und die Behandelnden.

1.4.1 Rechtsvertreter

Mit Hilfe eines Anwalts oder einer Anwältin ist es für alle Exploranden möglich, ihr Recht mit kompetenter Unterstützung einzufordern. Um der Macht staatlicher Institutionen und privater Versicherungen gegenüberzutreten, ist die juristische Vertretung zweifellos notwendig. Schwierig wird die Situation dadurch, dass mit steigender Anzahl frei praktizierender Juristen deren eigenes Interesse keine vernachlässigbare Größe mehr ist. So entwickelt sich nicht nur aus dem ursprünglichen Rechtsstreit, sondern auch aus sekundären karriere- und oder materiellen Interessen eine Dynamik, in der es nicht mehr um die bloße Genesung, Rehabilitation oder Entschädigung des Versicherten geht, sondern darum, dass der Rechtsvertreter den Streit gewinnt[17].

1.4.2 Angehörige

Die Angehörigen der Exploranden sind in erster Linie Mitbetroffene. Wenn Angehörige leiden, ist das eigene Wohlbefinden beeinträchtigt. Hilfe für Familienmitglieder oder gute Freunde fordern dem Alltag zusätzliche Energien ab. Ziehen sich die Beschwerden und Behinderungen hin, müssen auch die helfenden Familienmitglieder ihr Leben umstellen. Die Familie bildet nach wie vor das verlässlichste und stabilste Netz. Angehörige sind Begleiter, wichtige Informanten und Fürsprecher der Erkrankten. Aber es kommt auch vor, dass der Unfall oder die Erkrankung mit ihren Folgen die Familie oder einzelne Mitglieder destabilisiert. Es kann dazu kommen, dass die Entwicklung sekundäre Interessen der unterstützenden Familienmitglieder fördert, oder dass die Behinderung direkt oder indirekt das Familiengefüge stabilisiert. In den letzten beiden Fällen ist die Rehabilitation unerwünscht. Die entscheidende Hilfe wird zum Stützpfeiler der Chronifizierung. Dies kann auch ohne soziales oder finanzielles Interesse der Familienmitglieder geschehen, insbesondere wenn kulturelle Prägungen oder Familientraditionen bestimmte Verhaltensweisen vorschreiben. Die Regression der Erkrankten ist die natürliche Folge.

Herr Dyba hatte auf der Familienrückreise vom Heimatort in die Schweiz nicht verhindern können, dass er mit einem entgegenkommenden Wagen kollidierte, der riskant überholt hatte. Seine Frau brach sich den rechten Unterarm und war kurz bewusstlos. Er selbst erlitt eine schwerere Gehirnerschütterung, eine Thoraxprellung, eine Beckenringfraktur und eine Sprunggelenkfraktur rechts. Sein jüngster Sohn war sofort tot. Seine Frau musste sich um die Familie kümmern und schlug sich mit Kopf- und Armschmerzen schlecht und recht durch. Herr Dyba aber erholte sich nach den Operationen nicht. Er lag nur noch im Bett, verstummte, klagte über Schmerzen und verhielt sich merkwürdig. Besonders beschämend erlebte seine Frau, dass er anfing, Stofftiere mit sich herumzutragen. Sie hatte einige verschwinden lassen, was zu lang anhaltenden Wutausbrüchen von Herrn Dyba geführt hatte. Die behandelnde Psychiaterin ging von einem organischen Psychosyndrom aus. Zur psychiatrischen und neurologischen Begutachtung erschien Herr Dyba mit einem ca. 40 cm großen Stoffesel, den er sich an einem Geschenkband über die Schulter gehängt hatte. Das veranlasste MRI des Gehirns zeigte keinerlei Verletzungsfolgen. Frau Dyba erzählte auf beharrliches Nachfragen zögerlich, dass die Stofftiere zum Spielzeug des verstorbenen Sohnes gehört hatten. Ihr Mann könne den Sohn wohl nicht vergessen. Herr Dyba selbst sprach fast nichts. Auf das Stofftier angesprochen erklärte er aber, dass es zu ihm gehöre: Er komme über den Tod seines Sohnes nicht hinweg. Er könne nicht mehr mit seiner Frau leben, aber auch nicht ohne sie. Frau Dyba weigerte sich strikt, über den Tod des Sohnes zu sprechen. Sie habe genug damit, dass sie sich ausser den beiden lebenden Söhnen um ihren Mann kümmern müsse, als sei er ihr drittes Kind.

1.4.3 Behandelnde

Der Hausarzt wird als Anwalt des Patienten bezeichnet. Er stellt sich vor ihn, setzt sich für ihn ein. Er weiß um die Bedeutung sozialer Veränderungen wie eines Stellenverlusts, schwelender Familienkonflikte, eines kranken Kindes. Folgerichtig wird er Beschwerden, die nicht aus eigener Erkrankung oder Unfallfolgen, sondern aus dieser Situation resultieren, formal als Krankheits- oder Unfallfolge mittragen. Was für die Behandlung sinnvoll sein kann, ist es nicht zwingend auch für Rehabilitations- und Wiedereingliederungsfragen. Und auch der medizinische Anwalt kann eigene finanzielle, ideologische oder therapeutische Interessen entwickeln, den Zustand der Krankheit aufrecht zu erhalten. Selten ist diese Entwicklung bewusst geplant oder gesteuert. Zu Beginn steht möglicherweise das Engagement für eine Patientin, das Eintreten für ihre Glaubwürdigkeit angesichts von Zweifeln seitens der Versicherung oder des Gerichts. Daraus kann sich mit der Zeit eine gemeinsame Haltung, ein Mitagieren entwickeln. Die Tendenz dazu besteht vor allem dort, wo Patient und Hausarzt Vorbehalte gegenüber Institutionen oder insbesondere die betreffende Versicherung teilen. Spitzt sich die Lage zu, kann aus dem Bündnis gegen die Versicherung ein Kampf gegen die Institutionen werden, in dem die Fachfragen oder die Besserung der Beschwerden längst keine Rolle mehr spielen. Fehlentwicklungen aus wohlmeinender Absicht sind hartnäckiger und können sich mindestens so negativ auswirken wie geduldete Abläufe oder geplantes Vorgehen.

Weniger offensichtlich, aber umso häufiger entwickelt sich eine unbewusste gegenseitige Abhängigkeit zwischen Patientin und dem Behandelnden über das Krankheitskonzept beider oder dem Therapeuten, dem sich die Patientin angeschlossen hat: Die anfängliche impressionistische Arbeitsdiagnose hat sich verselbständigt. Sie darf nicht mehr in Frage gestellt oder überprüft werden, sonst steht die Glaubwürdigkeit eines der Beteiligten oder beider auf dem Spiel.

Für alle Beteiligten gilt, dass sich ihre Rollen mit der Dauer des Verfahrens verändern. Sie werden mehrdeutig, ambivalent – sekundäre und tertiäre Ziele werden gar dominant – bis im günstigen Fall das Interesse am Abschluss des Verfahrens eine erneute Annäherung möglich macht und die streitenden Parteien zusammenführt. Zu diesem Zeitpunkt sind längst andere Bedingungen eingetreten als nach der ursprünglichen Verletzung oder Erkrankung. Diese Veränderungen sind aus den Verhandlungen nicht mehr wegzudenken.

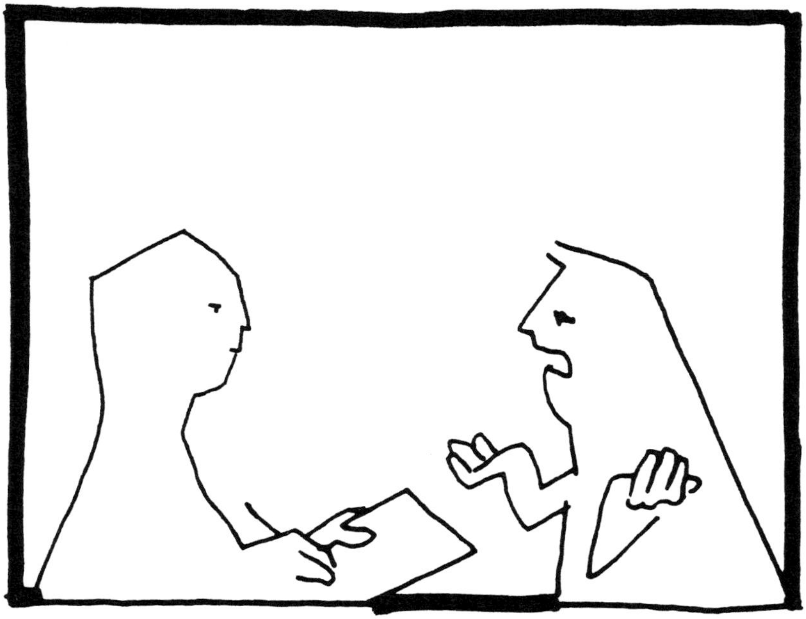

2 Situation

In dieser bewusst inszenierten Außeralltäglichkeit liegt freilich eine besondere Wahrheitschance beschlossen. Hierin gleicht das (psychiatrisch gutachterliche)[18] Interview einem Gespräch, das man mit irgendjemandem auf der Parkbank oder im Zugabteil führt. Es ist diese Punktualität und Flüchtigkeit der Begegnung, die den Befragten das Risiko eingehen lässt, das Ganze seiner Existenz ins Gespräch zu bringen.

(Bude 1995, S. 8)

Angesichts der verschiedenen Perspektiven, der vielerlei Interessen, die sich im Verlauf der Krankheitsentwicklung noch vervielfältigen; angesichts der unterschiedlichen Erzähl- und Hörweisen, die Kapitel 1 gezeigt hat, könnte sich Resignation breit machen: Gibt es überhaupt eine Möglichkeit, die Dinge nüchtern zu betrachten? Gibt es eine Möglichkeit zu verstehen, was geschehen ist? Gibt es eine Möglichkeit sich zu verständigen? Clifford Geertz hat erklärt, dass ihn das Argument nicht überzeugt, dass man seinen Gefühlen gleich freien Lauf lassen könne, wenn vollständige Objektivität unmöglich sei. Es lohnt sich, erklärt er, bei Jedem und Jeder in allen Punkten genau hinzusehen und hinzuhören. Die Problematik wird dadurch konstelliert, dass die Situation mit zu vielen Erwartungen und befrachtet mit Vorurteilen angetreten wird. Aber sie birgt auch eine besondere Chance, die der Außeralltäglichkeit und das Angebot von Zeit[19].

2.1 Indikation und Ziel der Begutachtung

Im Bereich der Sozialversicherungen geht es überwiegend um die Frage, wer zuständig ist, d. h. wer bezahlen muss. Das Gefälle zwischen unterschiedlichen Behandlungen, Rehabilitationsmaßnahmen und Entschädigungen und die Kaskade von Abhängigkeiten zwischen Kranken- und Unfallversicherung, Haftpflicht-, Arbeitslosenversicherung, Sozialhilfe, Opferentschädigung bietet mancherlei Anlass zum Streit. Auch Jahre nach den relevanten Ereignissen stellen sich noch Fragen an weitere therapeutische Möglichkeiten; Erfolg versprechende und zumutbare Behandlungen und Fragen zur Prognose. Ist es zum Streitfall vor Gericht gekommen, stellt sich meist nur noch die Frage nach Behandlungsfehlern, Entschädigungen, Rentenberechtigungen und Fragen nach der Dauerhaftigkeit des Zustands.

Exakt definierte ***Indikationen***, wann im Bereich der Sozialversicherungen ein Gutachten durchgeführt werden muss, gibt es nicht[20]. Die Bundesgerichte haben sich dazu folgendermaßen geäußert:

- In ***Deutschland*** sind die Gerichte verpflichtet, einen Sachverständigen zu befragen, wenn Tatsachen festzustellen oder Fragen zu beurteilen sind, für die das Gericht selbst nicht die erforderliche Sachkenntnis besitzt[21].
- Im ***Schweizerischen Sozialversicherungsrecht*** gibt es keine formalisierten Beweisvorschriften in dem Sinne, dass unter bestimmten Voraussetzungen immer ein medizinisches Gutachten einzuholen sei. Art. 46 ATSG hält jedoch den Untersuchungsgrundsatz fest. Er gebietet dem Versicherungsträger oder dem Gericht, alle erforderlichen Abklärungen von Amtes wegen einzuholen, wenn medizinischer Sachverstand gefragt ist, um eine Rechtsfrage (Leistungspflicht) positiv oder negativ beantworten zu können[22]. Den Bundesgerichtsentscheid 125 V 352 f. Erw. 3b/aa könnte man ebenfalls in diesem Sinne verstehen. Dort heißt es, dass der Richter bei Gerichtsgutachten nicht ohne zwingende Gründe von der Einschätzung des medizinischen Experten abweicht, „dessen Aufgabe es ist, seine Fachkenntnisse der Gerichtsbarkeit zur Verfügung zu stellen, um einen bestimmten Sachverhalt medizinisch zu erfassen“[23].
- In ***Österreich*** setzt jede Gewährung von Leistungen eine Begutachtung durch einen Sachverständigen voraus. Im Ausnahmefall kann eine öffentlich-rechtliche Urkunde ein Gutachten hinfällig machen, wenn das Dokument alle entscheidungsrelevanten Informationen enthält[24]

Das fachärztliche Gutachten ist ein ***Beweismittel*** für die Klärung der juristischen Fragen. Der Auftraggeber erwartet vom Gutachter, dass er den medizinischen Sachverhalt auf seinem Fachgebiet klärt und ihm diesen verständlich und nachvollziehbar erläutert.

- In ***Deutschland*** ist der Sachverständige wie der Zeuge und der sachverständige Zeuge nach den Prozessordnungen Beweismittel (§§ 373 ff., 402 ff. und 414 ZPO, § 118 SGG, § 98 VwGO, § 21 SGB X, § 46 Abs. 2 und § 64 Abs. 6 Satz 1 ArbGG, § 72ff. StPO). Der Unterschied zwischen Zeugen und Sachverständigen besteht darin, dass der Sachverständige zusätzlich zu seinem Wissen aufgrund seiner besonderen Qualifikation und der Nutzung seines Wissens, seinen Erfahrungen und der Fachliteratur die vorliegenden Tatsachen bewertet. Der Richter darf dem Sachverständigen nicht die Entscheidung überlassen. Er muss selbst prüfen, ob die gutachterlich getroffene Äußerung überzeugend ist. Dennoch darf sich der Richter nicht ohne eigene genügende Sachkenntnis über das Gutachten hinwegsetzen. Hat er ernsthafte Zweifel an der Bewertung eines Sachverständigen, muss er gegebenenfalls einen weiteren Sachverständigen zur gleichen Frage bestellen (Schneider, 2003).

- In der ***Schweiz*** gilt das Expertengutachten ebenfalls als Beweismittel. Ob ein einzelnes Gutachten auch Beweiswert hat hängt davon ab, ob es folgenden Eigenschaften genügt: „... ist entscheidend, ob der Bericht für die streitigen Belange umfassend ist, auf allseitigen Untersuchungen beruht, auch die geklagten Beschwerden berücksichtigt, in Kenntnis der Vorakten (Anamnese) abgegeben worden ist, in der Darlegung der medizinischen Zusammenhänge und in der Beurteilung der medizinischen Situation einleuchtet und ob die Schlussfolgerungen in der Expertise begründet sind" (BGE 125 V 352 Erw. 3a, 122 V 160 Erw. 1c)[25].
- In ***Österreich*** hat das Gutachten Beweiskraft. Aufgabe des Gerichts ist es, die Beweise zu gewichten. Erfahrungsgemäß hat das Gutachten, das vom Gericht in Auftrag gegeben wurde, das größte Gewicht[26].

Die ***Verantwortung für die Klärung des Sachverhalts*** überträgt der Auftraggeber dem Gutachter[27] Er erwartet jedoch auch, dass der Gutachter um seine eigenen Grenzen weiß und diese benennt, wenn er nicht ausreichend kompetent ist.

Die Beweisführungslast hält fest, wer den Beweis für einen bestimmten Sachverhalt erbringen muss. Dadurch ist implizit mitgeregelt, zu wessen Lasten der Zustand der Beweislosigkeit geht (***Beweislast***).

- In ***Deutschland*** wird das Bestehen eines ursächlichen Zusammenhangs „zwischen der versicherten oder sonstigen geschützten Tätigkeit und dem Schädigungsereignis (Haftungsbegründende Kausalität) sowie zwischen dem Schädigungsereignis und dem streitigen Gesundheitsschaden (Haftungsausfüllende Kausalität)" als anspruchsbegründende Tatsachen bezeichnet. Die Kausalität muss mit Wahrscheinlichkeit gegeben sein. Wenn „nach Feststellung, Prüfung und Abwägung aller bedeutsamen Umstände des Einzelfalls insgesamt mehr für als gegen das Vorliegen der streitigen Tatsache spricht", wird die Wahrscheinlichkeit als gegeben angenommen (§ 1 Abs. 3 Satz 1 BVG). Die Folgen der „objektiven Beweislosigkeit oder Nichtfeststellbarkeit einer Tatsache" hat der Beteiligte zu tragen, „der aus dieser Tatsache Rechte herleiten könnte". Das heißt, der Versicherte bzw. Versorgungsberechtigte oder Hinterbliebene muss nachweisen, dass ein schädigendes Ereignis vorliegt bzw. ein Kausalzusammenhang gegeben ist. Der Sozialleistungsträger muss nachweisen, dass andere Ereignisse oder Faktoren die gegebene Situation herbeigeführt haben.[28]
- In der ***Schweiz*** setzt die Leistungspflicht der Unfallversicherers voraus, dass zwischen dem Unfallereignis und dem eingetretenen Schaden mit überwiegender Wahrscheinlichkeit ein natürlicher Kausalzusammenhang besteht[29]. Stellt sich die Frage, ob bestimmte Gesundheitsschäden nicht mehr unfallkausal sind, muss der Unfallversicherer belegen, dass der natürliche Kausalzusammenhang zwischen dem versicherten Ereignis und dem Gesundheitsschaden mit überwiegender Wahrscheinlichkeit nicht mehr besteht. Bei Rückfällen und Spätfolgen ist die Beweislastverteilung wie im Grundfall dieselbe[30]. Auch in der Schweiz gilt die Regel, dass im Falle der Beweislosigkeit die Seite den Kürzeren zieht, die aus dem unbewiesen gebliebenen Umstand Rechte ableiten wollte. In der Invalidenversicherung als finaler Versicherung ist dieser Aspekt weniger gewichtig. Sie ist leistungspflichtig, wenn ein – irgendwie entstandener – Gesundheitsschaden einer rechtserheblichen Erwerbseinbusse zur Folge hat. Die Krankenversicherung ist grundsätzlich für alles leistungspflichtig, was die dafür zuständigen Personen (i. d. R. Ärztinnen und Ärzte) verordnen, vorausgesetzt, die Kriterien der Wirksamkeit, Zweckmäßigkeit und Wirtschaftlichkeit sind erfüllt[31].
- In ***Österreich*** ist im Sozialrecht die Beweislast grundsätzlich umgekehrt: Versicherte sollen in der Auseinandersetzung mit der Sozialversicherung nicht benachteiligt sein. Von der Sozialversicherung wird gefordert, dass sie klärt, ob bei Unfall oder Krankheit Haftungsbegründung oder -ausfüllung vorliegen. Bei der Beweislosigkeit beider Parteien wird die Klage abgewiesen (Thomandl 2003).

Die ***Verantwortung für die rechtliche Entscheidung*** trägt der Auftraggeber. Diese Aufteilung der Verantwortung klingt banal, kann aber im Einzelfall dazu führen, dass beide Seiten die Verantwortung beanspruchen oder auch von sich weisen[32].

Von den ***Voraussetzungen für die kompetente Erstattung*** des Gutachtens werden einige lebhaft diskutiert, andere wenig beachtet: Heftig diskutiert ist die Frage, wie objektiv – wie Gutachterunabhängig – die Gutachten erstattet werden. In der Forensik wird vom Schulenstreit (vgl. Konrad 2000) gesprochen. Weniger explizit wird dieselbe Debatte auch im zivil- und sozialrechtlichen Bereich geführt. Der Vorwurf lautet, dass die psychiatrische Schule, ihre theoretische Ausrichtung (biologisch orientiert, psychodynamisch oder sozialpsychiatrisch) und die politische Haltung der Gutachter entscheidend sind, nicht jedoch ihr fachliches Können und Wissen. Die zweite Frage gilt der gutachterlichen Kompetenz. Hier wird von der Sachkunde gesprochen (s. Kap. 3.5 S. 53 ff.). Weder die Art und Aussagekraft der Datengrundlage noch die Auswertung von Befunden sind ein Thema. Auch die Beziehung zwischen Versichertem und Gutachterin wird in der Fachliteratur immer noch verhalten genannt. In der Rechtsprechung ist sie kein Thema[33].

2.2 Prozess der Begutachtung

Der Prozess der Begutachtung beginnt mit dem Gutachtenauftrag. Das heißt, er knüpft dort an, woher die Beteiligten kommen, bis der Gutachtenauftrag erteilt wurde. Die Zeit bis zur Einladung für die Untersuchung wurde in Kapitel 2 aus der Perspektive der beteiligten Personen skizziert. Aber auch die Begutachtung selbst nimmt geraume Zeit in Anspruch. Und in ihr geschehen viele Dinge: Die Akten werden gelesen, ein Interview wird geführt, ergänzende Untersuchungen werden veranlasst. Dritte werden konsultiert. Der Hausarzt wird nochmals zum Stand der Dinge befragt. Die Erwartungshaltung steigt. Das Interview bzw. die Exploration von ein bis mehreren Stunden ist darin eine Momentaufnahme. Bei Explorationszeiten von drei bis sechs Stunden in mehreren Sitzungen werden die Eindrücke vielfältiger; auch dann aber finden die Gespräche in Abständen von Tagen oder ein bis zwei Wochen statt und können keinen längeren Zeitraum erfassen. So wichtig die Begegnung für die Beurteilung ist, so sehr muss die Einschränkung auf die Momentaufnahme im Bewusstsein bleiben. Der Verlauf ist über die Akten verfolgbar, auch wenn es sich dabei um anders geartete Daten handelt. Das Interview darf zwar nicht unterschätzt, es sollte aber auch nicht überbewertet werden. Durch die Lektüre der Akten, die Begegnung, Fremdauskünfte etc. setzen sich Eindrücke zu einem Bild, einer Gestalt[34] zusammen. Wird das relevante Ereignis selbst Thema, werden in der Regel intensive Erinnerungen geweckt und einzelne Eindrücke oder Erlebnisse aktualisiert. Wenn in diesem Moment „das Ganze der Existenz ins Gespräch gebracht“ (s. Eingangszitat Kap. 2) wird, geschieht dies mit zwei wesentlichen Bezügen – mit dem Rückblick auf die thematisierten Ereignisse und in Bezug auf die Situation der Begutachtung. Diese Situation lässt manche Dinge und Ereignisse hervortreten und andere blass erscheinen. Bisherige Erklärungen können dadurch umso klarer und überzeugter vorgetragen werden. Unter Umständen können sie auch in Bewegung geraten und sich neu zusammensetzen. Wenn der Versicherte später den Gutachtentext liest, kann dies zu weiteren Reaktionen führen. Der Prozess mag damit abgeschlossen sein. Nicht selten aber werden weitere Entwicklungen angestoßen. Das dynamische Geschehen setzt sich also auch über das Gutachten hinaus fort.

2.3 Gutachter-Klienten-Beziehung

Bereits bei der Aktenlektüre macht sich die Gutachterin erste Vorstellungen vom Versicherten. Sie können hilfreich sein. Sie können die Überlegungen aber auch in eine falsche Richtung lenken oder gar die Wahrnehmung in der Untersuchungssituation versperren. Wichtig ist deshalb die bewusste Auseinandersetzung mit den entstandenen Vorstellungen und Erwartungen an das Gespräch.

Im Dossier von Herrn Huber waren die Berichte seines Hausarztes und die Spitalberichte gesammelt worden. Davon getrennt waren die Unterlagen aus dem IV-Dossier über die früheren Rentenjahre, die damaligen Arztzeugnisse und die Berufsabklärung nach dem Unfallereignis vorhanden. Im Zusammenhang mit dem interessierenden Unfall war weder von der früheren Knieverletzung noch von der Colitis die Rede, an der Herr Huber seit seinem 19. Lebensjahr litt. War das seine Absicht? Hatte er seine Krankengeschichte bewusst ausgeklammert? Anlässlich eines Inspektorenbesuchs war noch die Rede von der kranken Frau und gesundheitlichen Problemen der Tochter.

Wird die Begegnung gelingen? Welche Fronten haben sich schon aufgebaut? Wer hat welche Position bezogen? Wird es noch möglich sein, eine einigermaßen vertrauensvolle Atmosphäre herzustellen? Die Beziehung zwischen Klientin und Gutachterin ist der entscheidende Schlüssel für das Gelingen und die verlässliche Aussagekraft des Gutachtens. Die Kürze der Begegnung verbietet es, zu persönlich zu werden. Zu große Nähe würde Erwartungen wecken, die nicht erfüllt werden. Sich gar nicht erst auf sein Gegenüber einzulassen, von vorn herein Distanziertheit zu signalisieren verhindert, dass der Explorand sich öffnet und erzählt. Weitest mögliche Offenheit ist von beiden Seiten geboten: Sie beginnt mit der Erläuterung, wozu die Begutachtung dienen soll und endet mit der abschließenden Zusammenfassung, was am Ende der Untersuchung sagbar ist – und was dies voraussichtlich für Konsequenzen haben wird[35]. Wilfried Rasch betont, dass der vertrauensvolle Kontakt das „bessere Beweismittel" sei (Rasch 1999). Der vertrauensvolle Kontakt ist nicht mit Verbrüderung gleichzusetzen, sondern mit der Möglichkeit, sich als Personen zu begegnen unter der Voraussetzung, dass der Rahmen benannt wird. Die viel bescholtene kurze Begegnung bietet die Chance einer aus dem Alltag, aus jeglicher weiterer Verpflichtung oder Vergünstigung herausgehobenen Situation, die es erlaubt, einen gemeinsamen Blick von außen auf die Ereignisse, das eigene Erleben und die persönlichen Erklärungs- und Verhaltensmuster zu werfen. Gelingt dies, birgt das Interview jene Möglichkeit, „das Ganze seiner Existenz ins Gespräch zu bringen" im Sinne einer best möglichen Klärung der offenen Fragen, aber auch im Sinne eines kathartischen Effektes.

Will die Begegnung nicht gelingen, ist es wichtig, das Misslingen nicht zu verbergen. Manchmal besteht die Möglichkeit, das drohende Misslingen zum Thema zu machen. Und darüber doch noch einen Weg ins Gespräch zu finden. Notfalls müssen die entstandenen Beschränkungen und Lücken für Diagnosestellung und Beurteilung erkannt und im Gutachten berücksichtigt werden.

Eine ganze Reihe von Dingen, die Gutachterin und Explorand in das Interview mitbringen, müssen wahrgenommen, formuliert und berücksichtigt werden. Dazu gehören auf Seiten des Exploranden, die

- Biographie mit der in ihr gewonnenen Lebenserfahrung,
- Erfahrungen mit den behandelnden Ärztinnen und Ärzten, Versicherungen und Gerichten,
- subjektive Krankheitstheorie,
- Überformungen der eigenen Sprache durch die Behandelnden und wichtige Bezugspersonen wie z. B. auch Anwälte,
- und nicht zuletzt die Tatsache, dass entscheidendes Wissen nicht explizit vorhanden ist, z. B. auch Gesundheits- und Krankheitsvorstellungen.

Auf Seiten der Gutachterin gehören dazu:

- ihre Vorerwartungen aufgrund der Aktenlektüre,
- ihr(e) Krankheitskonzept(e),
- weitere relevante Hintergrundannahmen (vgl. Kap. 5.4 S. 93 ff.).

2.4 Interview

Zur psychiatrischen Begutachtung gehört eine körperliche Untersuchung. Bei allen interdisziplinären Gutachten wird sie von den (internistischen, chirurgischen, neurologischen ...) Kollegen durchgeführt. Sollte dies nicht der Fall sein, muss sie nach einem ersten Teil des Interviews oder am Ende ihren Platz finden. Sie bietet die Möglichkeit des beiläufigen Gesprächs und der Beobachtung meist unreflektierter Verhaltensweisen, wie auch die erste Begegnung am Empfang, im Wartezimmer, in der Kaffeepause oder nach der offiziellen Beendigung der Untersuchung (vgl. Kap. 6).

Das Interview ist zum einen ein wichtiger Teil der Datenerhebung. Zum andern ist dies die Situation, in der sich Gutachterin und Versicherter begegnen. Hier findet nicht nur ein unpersönlicher (oder gar abstrakter) Datenaustausch statt, sondern ein Gespräch – im Idealfall ein persönliches Gespräch, ein Dialog im ursprünglichen Wortsinn – zwischen zwei Personen, die in diese Situation all jene Gegebenheiten mitbringen, von denen bisher die Rede war. Neben Lebensdaten[36] geht es um die impliziten Daten, die nicht losgelöst vom Erzählen und nicht losgelöst von der Szene der Begegnung und dem Gespräch zu haben sind. Die sachlich, fachlich korrekte Gutachten-Text-Erstellung, bei der alle in den nachfolgenden Kapitel geschilderten Überlegungen berücksichtigt werden müssen und die persönliche Begegnung im Gespräch sind zwei verschiedene Dinge. Das Gespräch kann unter der Bedingung der möglichst klaren Distanz und Neutralität nicht gelingen. In diesem Abschnitt geht es um das Gespräch auf der Grundlage der oben beschriebenen Gutachter-Klienten-Beziehung.

Wichtig ist, das Gespräch mit viel Raum für die Selbstgestaltung und das ***freie Erzählen*** der Explorandin zu beginnen. Die unstrukturierte Zeit ist die, deren Struktur die Betroffenen selbst bestimmen[37]. Die Explorandin weiß, was sie sagen möchte. Ist die Aufregung zu groß, muss für die Entspannung Zeit eingeräumt werden, damit eine vertrauensvolle Atmosphäre entstehen kann. Leitlinie ist nicht die Interviewstruktur des Gutachters, sondern der rote Faden der Explorandin. Mit ein wenig Übung und Notizen kann man ihr folgen. Der rote Faden enthält zugleich die Chance der originären Sicht der Betroffen selbst, ihrer Worte, ihrer Formulierungen[38] und ihrer (narrativen) Darstellung all jener Dinge, die nicht explizit erfragt werden können. Die einleitende Frage: „Wie geht es Ihnen" ist eine Eröffnung, die jeden Gestaltungsraum lässt. Ob er trägt, erweist sich in der Art, wann und wie die erste Unterbrechung folgt.

Herr Huber verstand die Frage gleich: „Wo soll ich anfangen? Mit der Colitis mit 18 Jahren? Nein, angefangen hat es schon früher, mit der Alkoholabhängigkeit meines Vaters ..." Er holte jedoch zu einer sehr langen Erzählung aus, während der Nachfragen erst einmal nicht möglich waren.

Herr Burri wollte die Frage nicht gleich verstehen: „Ich bin geboren und ganz normal aufgewachsen." Nach einer kommentierenden Erläuterung fiel auch die zweite Runde äußerst knapp aus: „Ich bin in einer Sekte aufgewachsen. Ich bin abgeschlagen, missbraucht und gedemütigt worden. Ich kann darüber nicht reden. Das tut viel zu fest weh." Erst nachdem die Gutachterin dies ausdrücklich respektiert hatte, begann er zu erzählen.

Im Erzählen sollte die Schilderung des aktuellen Befindens und der Beschwerden Platz finden, der Verlauf seit dem ***relevanten Ereignis***. Das relevante Ereignis kann Thema werden, wenn es nicht weiterhin als zu Angst besetzt angenommen werden muss. Andernfalls kann es nur auf ausdrücklichen Wunsch des Exploranden geschildert werden.

Herr Huber kam in seiner biographischen Erzählung auf den Unfall zu sprechen: „Und dann kam der Unfall vom 1. 7. 1998. Ich bin zum Mittagessen nach Hause gefahren. Es war etwa 11:45 Uhr und 300 m von zu Hause weg. Und das hat alles verändert. Davon habe ich mich nicht mehr erholt."

Frau Kyra war in einer Reisegruppe von Attentätern bedroht worden, hatte als eine der wenigen überlebt und war nur leicht verletzt worden. Sie mochte über das Ereignis nicht sprechen und erzählte später doch im Kontext ihrer Biographie eine dramatische Szene.

Herr Fritz hatte in derselben Reisegruppe seine Frau verloren. Er wunderte sich, dass er nicht mehr nach dem Ereignis gefragt wurde. Dabei würde er gerne davon erzählen.

Im Lauf der Unfall- oder Krankengeschichte wird das relevante Ereignis immer wieder Thema. Die Darstellungen ändern sich. Das ist keine (böse) Absicht. Zum einen verändern sich die Erinnerungen; zum andern wird die Erzählung oder Darstellung vom Moment des Erzählens und vom Gegenüber beeinflusst[39].

Die **subjektive Krankheitstheorie**, sollte ausgiebig Raum finden. Veränderungen im Verlauf der Zeit sollten plastisch werden. Veränderungen durch therapeutische Interventionen müssten aktiv erfragt werden (Welche Behandlungen haben stattgefunden? Welche Behandlungen laufen? Was hat geholfen?), ebenso die subjektive Prognose, Lebenspläne, die Perspektive sowie die Biographie. Das Gespräch über die aktuelle Diagnose sollte vom Wissensstand des Exploranden ausgehen. Daran können mögliche Therapien und das Procedere angeknüpft werden.

Die subjektive Krankheitstheorie, das Erleben, Coping-Mechanismen, die hergestellten Zusammenhänge, allgemeine Gesundheits- und Krankheitsvorstellungen können in der Regel ***nicht explizit*** erfragt werden. Sie sind nicht systematisch erlernt und können deshalb auch nicht auf direkte Fragen abgerufen werden. Aber im Erzählen der Ereignisse und der Geschichte, in der Schilderung der Dinge, wie sie in ihren Zusammenhängen gesehen und erlebt werden, kommen sie indirekt zur Sprache[40]. Dann ist es möglich, detailliert nachzufragen.

Herr Huber hatte mit der Alkoholabhängigkeit seines Vaters und der eigenen Erkrankung an der Colitis im 19. Lebensjahr begonnen. Für ihn hatte „es dort ange-

fangen". Unberührt von all den beruflichen und persönlichen Problemen und Hindernissen, die ihn in den Jahren danach gefordert bis überfordert hatten, hatte er betont, dass der Unfall „dann alles verändert" habe. „Davon" habe er sich „nicht mehr erholt". Auf die Rückfrage, ob er seinen aktuellen Zustand tatsächlich auf den Unfall zurückführe meinte er, dass sich da wohl alle diese Dinge ereignet hätten, aber er habe sich doch immer wieder aufrappeln können. Stolz erklärte er, dass er bis zu seiner Selbständigkeit nie der Colitis wegen längere Zeit arbeitsunfähig gewesen sei. Beim Durchgang seiner Geschichte Etappe für Etappe bestätigte er die Last der Ereignisse und die erdrückende Fülle der Dinge. Und dennoch konnte er sich nicht einfach mit der Vorstellung anfreunden, dass der Unfall darin eher als weniger gravierendes Ereignis anmutete.

Manche Aspekte werden erst im ***Kontext der Biographie*** erzählt[41]:

Frau Kyra war es peinlich, dass sie nach wie vor Symptome hatte. Auf die Eingangsfrage nach ihrem Befinden erzählte sie von Konzentrations- und Gedächtnisstörungen bei der Arbeit und von der schnellen Erschöpfbarkeit. Nachrichten im Fernsehen über Terrorakte, Unglücksfälle oder Attentate meide sie. Dabei habe sie nach der Entlassung aus dem Krankenhaus gedacht, dass es ihr nun gut gehe und die Euphorie angesichts ihres Überlebens sie tragen würde. Erst im Zusammenhang mit ihrer Biographie stellte sich heraus, dass die väterliche wie die mütterliche Familie fast vollständig in Konzentrationslagern umgekommen war und die Familie später aus der Tschechoslowakei hatte flüchten müssen. Und erst als die Gutachterin sie direkt fragte, ob sie denn die Verfolgung und Vernichtung ihrer Familie nicht in Bezug zum überlebten Attentat brachte, erzählte sie, dass sie vor der Reise ihre Kette mit dem Davidstern abgelegt hatte, um damit in dem arabischen Land nicht aufzufallen, das sie bereisen wollte. Jetzt mochte sie auch eine Szene aus dem Ablauf des Attentats nicht mehr für sich behalten: Sie war mit ihrer Tochter auf Reisen gewesen. Beide waren sie angeschossen worden, und beide waren über Leichen der vor ihren Augen erschossenen Mitreisenden gestürzt; weitere fielen über sie, und sie durften sich nicht regen, sondern mussten für den Schutz durch die Leichen dankbar sein, weil die Attentäter nach der ersten Mordserie noch einmal wiederkamen. Wie sollte sie nicht an ihre Familie denken. Durch die Ereignisse des 11. 9. 2001 in New York wurde ihre Alarmbereitschaft wieder aktiviert. Es komme ihr vor, als könne sie sich ihres Lebens, und dessen ihrer Familie, nie sicher sein.

Werden Exploranden zu früh ***unterbrochen***, nach Details befragt oder in ihren Zusammenhängen gestört, um sie durch den Kontext der Untersucherin zu ersetzen, ist die Gefahr groß, dass sich der Befragte nur noch an den Fragen des Untersuchers orientiert und seine Initiative aufgibt[42]. Patientinnen und Patienten haben längst gelernt, wie sie sich im Gespräch mit Ärzten zu verhalten haben, welche Sprache, welche Themen erwünscht sind und welche nicht. Ihre eigenen Vorstellungen werden nur zu oft zurückgewiesen. Ohne viel Freiraum, ohne die explizite Aufforderung und den begleitenden Respekt geben sie ihre eigenen Vorstellungen nicht mehr preis. Je mehr Fragen, je mehr Zusammenhänge aus dem spontanen Erzählen entwickelt werden, umso unverfälschter treten sie zu Tage. Nachfragen sind erlaubt. Es hängt von der Persönlichkeit des Gegenübers und von der Entspanntheit der Atmosphäre ab, ob die ergänzenden Fragen direkt beim Thema oder in einem zweiten Durchgang Platz finden.

Gesundheit ist das, worüber man nicht nachdenkt solange sie (***fraglos***) gegeben ist. Erst wenn Beschwerden, Verletzungen, Symptome, Befindlichkeitsstörungen, Schmerzen zum Problem werden, tritt die Frage nach der Gesundheit auf den Plan. Daraus und nicht primär aus dem bewussten Vorsatz, sich in einer bestimmten Form darzustellen, entsteht die krasse Schilderung eines Vorher-Nachher.

Herr Huber hatte von der Belastung von Kindheit an bis ins frühe Erwachsenenalter durch die Alkoholabhängigkeit seines Vaters ebenso offen erzählt wie von seiner Colitis, dem Geburtsgebrechen seiner Frau mit chronischen Folgen und den Problemen seiner Kinder, von seinen beruflichen Wechselfällen ganz zu schweigen. Dennoch war er überzeugt, dass der Unfall „dann alles verändert" habe und er sich vom Unfall bzw. „danach" nicht wieder erholt habe.

Wenn die offenen Fragen beantwortet sind, ist es wichtig, der Explorandin Zeit für ***Fragen*** einzuräumen, wissend, dass sie manchmal erst nach dem Gespräch kommen. Denn das ist auch bei der Untersucherin so. Sie sollte um die Möglichkeit nachsuchen, noch einmal anrufen zu können (oder im Zweifelsfall einen weiteren Untersuchungstermin einzuräumen). Ebenso sollte der Explorand die Möglichkeit haben, später nachzufragen.

Fragen können in eine ganz andere Richtung zielen als vom Gutachter erwartet und so vorsichtig geäußert werden, dass sie nicht gleich als Frage erkennbar sind. So kann nach einem längeren Gespräch über die psychiatrische Diagnose, die bis dahin nicht gestellt oder nie diskutiert wurde, die Frage nach praktischen Dingen auftauchen, ob die Hausärztin ein bestimmtes Medikament verschreiben kann; ob die Physiotherapie weiter läuft. Vielleicht beschränkt sich das Interesse auf diese nahe liegenden Fragen. Aber vielleicht sind solche Fragen auch ein Versuchsballon, um bei konkreten Antworten oder Hinweisen auf die nächsten klärenden Schritte die die eigentlich brennenden Fragen vorzubringen, die zu äußern schwerer fällt.

Danach ist der ***offizielle Teil*** der Untersuchung ***beendet***. Die explizite Mitteilung bietet die Möglichkeit der Entspannung und des inoffiziellen Gesprächs danach. Verhalten und spontane Äußerungen in dieser Zeit können weitere wichtige Informationen liefern.

So begann Herr Petri nach einem fast dreistündigen Interview von seiner Kindheit zu erzählen, nachdem er zuvor auf die Frage, ob er denn in der Kindheit gehänselt worden sei, diese Idee weit von sich gewiesen hatte: Der Vater war über viele Jahre in Kriegsgefangenschaft geblieben. Die Mutter ernährte in einem Bauerndorf die Kinder mit Näharbeiten. Man habe sie die „Hungerleider" genannt. Er sei viel auf den Höfen gewesen und habe geholfen. Später habe er bei der Bauernfamilie neben dem Tisch gestanden, wenn jeder einen Löffel hatte und sich in der gemeinsamen Schüssel bediente. Er habe auf die Schüssel gestarrt und das Wasser sei ihm herunter gelaufen, bis man ihm auch einen Löffel gereicht habe.

Wichtig sind nicht nur der Inhalt, sondern auch die ***Form der Schilderungen***.

So erzählte Herr Huber seine Erfahrungen mit dem Alkohol folgendermaßen:
Beim Vater habe er ja erlebt, was Alkohol(-abhängigkeit) sei. Er habe kaum getrunken, selten ein Glas Bier oder Wein zum Essen. Und das Rauchen habe er sich eine Woche vor dem Unfall abgewöhnt. Er habe einfach aufgehört. In der Zeit nach dem Unfall, als die Geschichte mit seinem Sohn immer schlimmer wurde und seine Beschwerden nicht verschwanden, habe er eines Tages festgestellt, dass er mehr trinke. Das habe sich gesteigert bis zu 5 und 6 Bier und bis zu eineinhalb Flaschen Wein. Nach dem Spitalaufenthalt habe er dann die Psychotherapie begonnen und den Alkohol sehr schnell zur Seite stellen können. Allerdings gehe es ihm in den letzten Monaten wieder schlechter, und auch mit dem Alkohol sei es wieder mehr geworden.

Demgegenüber schilderte Frau Murnau:
Über zwölf Jahre habe ich im Wallis gelebt. Dort hat man zum Essen immer Wein getrunken. Das war einfach so. Wenn ich Alkohol in mir gehabt hab, bin ich in einem Dämmerzustand. Da tut mir nichts weh, da habe ich keine Schuldgefühle. Man hat mir gesagt, dass ich beim Unfall 1,0 Promille gehabt habe. Danach bin ich eigentlich sensibilisiert gewesen. Mit dem Alkohol ist es aber noch mehr geworden. Auch in der Untersuchung erklärt Frau Murnau, dass sie die Anonymen Alkoholiker nicht benötige und eine weitere Behandlung für überflüssig halte. Sie lebe jetzt abstinent und werde das auch bleiben. Gefährdet sei sie nicht.

Seine Beschwerden schilderte Herr Nussbaum so:
Es geht so. Und es stört mich, dass ich mich an den Unfall nicht erinnern kann. Ich hab das Gefühl keine Reserven zu haben und ohne feste Schale dazustehen. Gefühle erlebe ich viel intensiver. Auch Kleinigkeiten berühren mich unmittelbar. Es ist, als will mir jemand was zuleide tun. Und ich mache mir Gedanken um die Zukunft.

Frau Meier hatte die Sprache ihrer verschiedenen Therapeuten so gut gelernt, dass ihre Beschwerden wie auswendig gelernt klangen. Sie begann etwa so:
Ich habe zwei unterschiedliche Kopfschmerzen, die Migräne und einen dumpfen Kopfschmerz. Ich schlafe schlecht und träume unruhig. Ich kann Ihnen aber keinen Traum erzählen. Meine Stimmung ändert sich in Wellen, und manchmal habe ich einen richtigen Heulkrampf ...

Die Biographie:
(s. dazu die Biographien von Herrn Huber (s. S. 10 ff.), Frau Kyra (s. S. 25)

Die Deutung des Unfallereignisses:
Herr Huber war überzeugt, dass sich nach dem Unfall alles verändert habe.

Frau Kyra steckte das Attentat noch in den Knochen. Sie mochte sich nicht daran erinnern und hatte doch von sich erwartet, dass sie es nach dem Spitalaufenthalt würde beiseite legen können. Auch mit ihrer Biographie begann sie erst zögerlich und vermied selbst alle Assoziationen an die Verfolgung und Ermordung ihrer Familie. Sie kam erst darauf zu sprechen, als die Gutachterin sie direkt darauf ansprach.

Herr Nussbaum verglich die Folgen seines Fahrradsturzes mit einem „Chuchichäschtli" das „umkeit" sei und alle Einzelteile auf dem Boden verstreut. Es sei zwar nichts kaputt gegangen, aber man müsse alles wieder einzeln in die Hand nehmen und einräumen. Er hatte dafür auch einen Platz in seinem Leben gefunden: „Ich habe mir gedacht, ich hab ein zweites Leben geschenkt bekommen. Ich hätte ja schließlich auch tot sein können oder schwer geschädigt. Der Unfall hat mich in die zweite Lebenshälfte katapultiert. Ich sehe das nicht als Nachteil. Wofür andere viele Jahre brauchen, das hab ich in kürzester Zeit durchgemacht. Vielleicht auch durchmachen müssen. Ich sehe das nicht als etwas Schlechtes an, sondern als etwas, das mir das Leben zugespielt hat".

Einen nicht unwichtigen Teil der Exploration nimmt die Auseinandersetzung der Interviewpartner um die ***Sicht auf die Ereignisse***, die Krankheiten, Unfälle und biographische Zusammenhänge ein. Es entgeht den Exploranden keineswegs, wie ihre Schilderungen in Daten umgewandelt werden. Das macht meines Erachtens einen gehörigen Teil ihres Unbehagens aus: Sie schildern ihre Erlebnisse und Erfahrungen und damit indirekt sehr viel von sich selbst, ihre Sicht auf die Welt, ihre Lebensphilosophie, ihre Hoffnungen und Enttäuschungen, ihr Versagen oder Scheitern. Und wir machen daraus Krankheitsdaten und Kausalitäten. Wir reduzieren vielfältigste Verknüpfungen und Bezüge auf einfache Kategorien und Kausalketten. Bevor wir das tun, wäre es kein Fehler zu fragen, ob das, was wir aus den Erzählungen und Beschreibungen machen, sinnvoll ist, ob unsere Reduktion erlaubt ist und ob sie zu Behandlung und Besserung taugt, oder ob sie lediglich unser (professionelles) Weltbild beruhigt. Deshalb müssen wir nicht die Weltsicht unserer Exploranden übernehmen oder ihre kausalen Zuordnungen. Aber wir könnten sie zu unseren Interpretationen befragen und hören, ob sie sich auf einen Diskurs und eventuell auch auf eine Veränderung der Perspektive einlassen können (s. Kap. 6.2 S. 99).

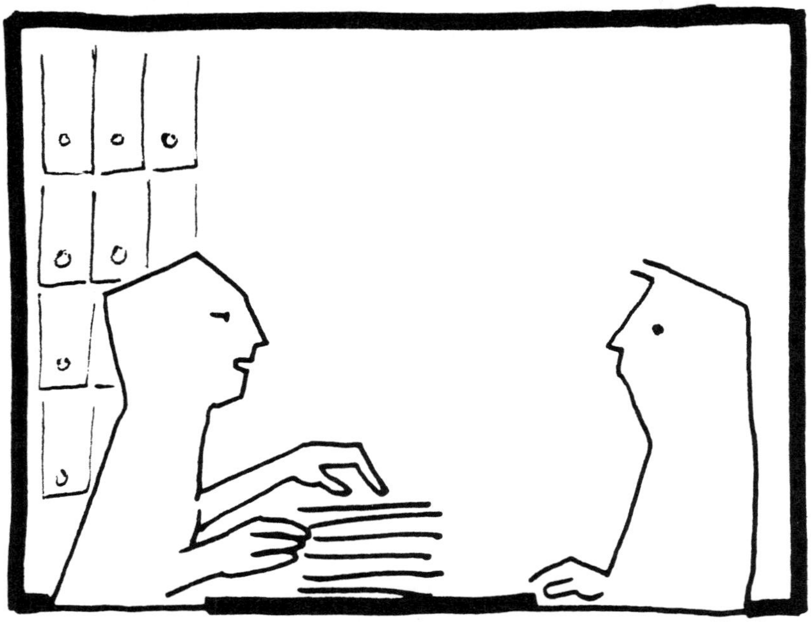

3 Datengrundlage und Methodik

Es sind vielmehr in hohem Grade qualitative Wissenschaften, die das Individuelle an Fällen, Situationen und Dokumenten zum Gegenstand haben, und die gerade deshalb zu Ergebnissen kommen, die einen Rest von Unsicherheit nie ganz vermeiden können. Die Gründe für die Unsicherheit der Medizin schienen wesentlich zwei zu sein. Erstens reichte es nicht, die einzelnen Krankheiten zu katalogisieren und sie dann in einer geordneten Übersicht zusammenzufassen: In jedem Individuum hatte die Krankheit verschiedene Charakteristika. Zweitens blieb die Kenntnis der Krankheit indirekt, an Indizien gebunden ... Ihre Unfähigkeit, die den Naturwissenschaften eigene Strenge zu erreichen, beruhte also auf der Unmöglichkeit der Quantifizierung, sofern diese nicht reine Hilfsfunktionen hatte ...

(Ginzburg 2002, S. 23–24)

Der reine Vernunftgebrauch mit seiner – hier im kantischen Sinne – kategorialen Struktur kann eo ipso nichts über das konkrete empirische Einzelding aussagen. Ebenso wenig können umgekehrt aus bloß empirischen (Sinnes-)Daten Gesetzmäßigkeiten entwickelt oder „erkannt" werden, ohne Denkleistungen zu erbringen, die ihrerseits gerade nicht mehr als sich vollständig im Rahmen der empirischen Ebene konstituierend zu verstehen sind.

(Hoff 1990, S. 108–109)

Wer sich krank fühlt, erwartet von seinem Arzt, dass er kompetente Auskunft darüber erhält, was die Ursache seines Missbefindens ist. Um das herauszufinden, muss dieser einiges unternehmen. Dazu gehört z. B. Fieber, Blutdruck und Puls messen; Lunge und Herz abhorchen; Blut und/oder Urin untersuchen, ein EKG schreiben, Röntgen und anderes mehr. Daraus erwartet sich die Patientin eine klare Antwort. Vielleicht können wir ihr eine solche Antwort geben. Als Ärztinnen und Ärzte wissen wir, dass es diese Antwort nicht immer gibt: Ein einziger Laborwert mag nicht ausreichen; das Röntgenbild mag eine zu geringe Auflösung haben oder die Untersuchungsmethoden die zu diagnostizierende Krankheit nicht erfassen. Das heißt, wir müssen nicht nur Kenntnisse von Symptomen und Krankheiten haben, sondern vor allem auch von den Methoden, die wir zur Untersuchung anwenden: Was können sie leisten? Welche Fragen können sie beantworten?[43] Welche Bedingungen müssen dafür gegeben sein? Welche Fehler können bei der Durchführung passieren und welche Missverständnisse können bei der Interpretation auftreten? Das heißt, wir nehmen ein Ergebnis nicht als bare Münze, nicht als Wahrheit an sich. Zwischen die ursprüngliche Frage der Patientin, woran sie leidet und unsere vermittelte Frage, wie das Untersuchungsergebnis ausgefallen sei, tritt noch die Frage, wie eine Äußerung, wie ein Laborbefund zu verstehen oder wie ein EKG oder ein Röntgenbild zu lesen[44] sei.

Herr Signer leidet nach einer Auffahrkollision unter fortgesetzten Nacken- und Kopfschmerzen, Bewegungseinschränkungen und Konzentrationsstörungen. In verschiedenen Kliniken wurden bereits eine Reihe von Untersuchungen und Begutachtungen durchgeführt. Unter anderem wurde die Diagnose einer Halswirbelsäuleninstabilität gestellt. Sein Anwalt fordert, dass die Versicherung die Versteifung der Halswirbelsäule bezahlen solle. Der hinzugezogene Orthopäde schreibt dazu folgenden Bericht: „Strittig ist in diesem Falle die Frage, ob Herr Signer an einer posttraumatischen Instabilität C3/C4 leidet oder nicht. Für diese Hypothese haben sich Dr. X und Dr. Y, Neurologen an der Rehabilitationsklinik Z, ausgesprochen … Sie schrieben: „Eine Antero- und Retrolisthesis von einigen Millimetern sei bei den Flexions- und Extensionsbewegungen der HWS sichtbar." Die Diagnose schien ihnen weitgehend gesichert, nachdem sie eine zweimalige diagnostische Infiltration der Fazettengelenke C3/C4 mit einem Lokalanästhetikum durchgeführt hatten, die vorerst zu einer 100 %igen Verbesserung der HWS-Symptomatik, bzw. nach der zweiten Infiltration zu einer Regredienz der Beschwerden für zirka eine Stunde geführt hatte. Die Ärzte der W-Klinik – wo Herr Signer zur stationären Behandlung – geweilt hatte, vertraten hingegen die Ansicht, es fänden sich keine radiologischen Hinweise für das Vorliegen einer Instabilität C3/C4.

„Zur Beurteilung standen mir eine Resonanztomographie der Halswirbelsäule … sowie konventionelle Röntgenaufnahmen in aktiver Flexion und Extension, … zur Verfügung. Hingegen fehlten die HWS-Funktionsaufnahmen, welche im Austrittsbericht der W-Klink erwähnt und kommentiert worden sind …"

In der Diskussion erläutert der Gutachter folgendes: Die Instabilität kann unter Umständen bereits bei der Betrachtung der konventionellen seitlichen Röntgenaufnahme der Halswirbelsäule auffallen. Häufiger kommt sie jedoch erst zum Vorschein, nachdem Röntgenaufnahmen in Flexion (Vorwärtsneigen) oder in Extension (Rückwärtsneigen) der Halswirbelsäulen angefertigt wurden. In diesem Fällen wird die Gefügelockerung entweder durch eine pathologisch erhöhte anguläre Beweglichkeit oder durch eine abnorme Verschiebung (Translation) zweier benachbarter Wirbel indirekt nachgewiesen … Verschiedene Autoren haben ihre eigene Messtechnik in der Funktionsdiagnostik der Halswirbelsäule entwickelt und Referenzwerte errechnet … Trotz gewisser Variationen in der Messmethode wird meistens folgendermaßen vorgegangen: Es werden zunächst zwei seitliche Röntgenaufnahmen der HWS in Flexion und Extension angefertigt, dann übereinander gelegt, so dass die Umrisse des siebten Halswirbels (C7) deckungsgleich sind. Sodann werden die Umrisse der Wirbelkörper C6, C5 usw. bis zum Occiput zur Deckung gebracht und entsprechend wird jeweils eine Linie entweder an der Rückwand des entsprechenden Wirbels gezogen oder am Außenrand des Röntgenfilms. Die sich kreuzenden Linien ergeben den intersegmentalen Bewegungswinkel, mit anderen Worten das Bewegungsausmaß zwischen zwei angrenzenden Wirbeln. Eine andere Methode, die von White und Panjabi entwickelt wurde, berechnet die Translation der benachbarten Wirbel und nimmt als Referenzpunkte zwei Linien, die parallel zur Hinterkante der entsprechenden Wirbel gezogen worden sind. Die Translation wird in Millimetern gemessen angegeben. White und Panjabi haben als maximal zulässigen physiologischen Wert eine vordere Translation von 3,5 mm bestimmt und eine hintere von 2 mm, woge-

gen Postacchini et al. eine Anterolisthesis von bis zu 4 mm auch bei asymptomatischen Probanden nachweisen konnten.

Liegen deutliche degenerative Veränderungen der Halswirbelsäule vor, kann sich die Translation verstärken, im Durchschnitt beträgt dann die Anterolisthesis 5 mm (2–9), die Retrolisthesis 2,5 (2–4) mm, ohne jegliche Anamnese eines Traumas ... Als weitere indirekte Hinweise ... gelten ... Wichtig ist noch darauf hinzuweisen, dass es in Flexion und Extension physiologischerweise zu einem Treppenstufenphänomen kommt, das nicht als Instabilität missinterpretiert werden sollte.

Zum Fall von Herrn Signer: „In (ihrem) Bericht haben Dr. X und Dr. Y das präzise Ausmaß der Antero- und Retrolisthesis nicht angegeben. Sie schrieben, die Translation würde einige Millimeter messen. Auf der Aufnahme in Extension habe ich eine Translation C3/C4 von knapp 2 mm, und von C4/C5 von 1,5 mm gemessen. Die Aufnahme in Flexion ist nicht brauchbar, weil es sich nicht um eine reine Flexion, sondern um eine gekoppelte Bewegung mit Rotation und Seitneigung der mittleren Halswirbel handelt. Dies ist dadurch erkenntlich, dass die Fazettengelenke überhaupt nicht deckungsgleich sind. Versucht man dennoch, die Anterolisthese zu evaluieren, misst sie auf Höhe C3/C4 und C4/C5 ca. 2 mm. Das Vorliegen einer segmentalen Instabilität kann somit radiologisch nicht bestätigt werden. Es zeigt sich auch, dass sich die Halswirbelsäule sowohl in Extension wie Flexion harmonisch entfaltet, ein abnormes Klaffen der Intervertebraläume ist nicht sichtbar, die vordere und hintere Vertebrallinie ist harmonisch gezeichnet ... Das MRI der Halswirbelsäule zeigt unauffällige Verhältnisse, keine Diskopathie, worauf auch Dr. X und Dr. Y hingewiesen haben. So erstaunt es nachträglich auch nicht, dass die Ärzte der Klinik Z offenbar aufgrund besserer Funktionsaufnahmen ... die Hypothese der Gefügelockerung nicht zu bestätigen vermochten ....“ Der Orthopäde benennt schließlich die Aussagekraft der Infiltration von Intervertebralgelenken und schließt mit den Sätzen: „Somit kann als einzige Schlussfolgerung gezogen werden, dass die vom Patienten geschilderten Beschwerden an der Halswirbelsäule möglicherweise durch eine Affektion der Fazettengelenke mitgeprägt sind. Daraus lässt sich aber keine Diagnose einer segmentalen Instabilität ableiten“.

Zum methodischen Wissen gehören Kenntnisse über den Entstehungsprozess von Daten und Kenntnisse und Erfahrungen mit den Regeln ihrer Interpretation.

Im Beispiel von Herrn Signer besteht die erste Aufgabe darin, die Funktionsaufnahmen korrekt zu erstellen, und die zweite zu erkennen, ob die vorliegenden Funktionsaufnahmen die geeignete Grundlage für die spezifische Technik, die Messung, der Beweglichkeit bieten. Es genügt also nicht, dass die Röntgenassistentin weiß, was sie zu tun hat, auch der befundende Radiologe – und später der Orthopäde – müssen die Hinweise auf den Aufnahmen erkennen. Sie müssen sie ‚lesen‘ können. Hinzu kommt, dass es unterschiedliche Aufnahmen und entsprechend unterschiedliche Messgrundlagen gibt und davon wiederum Varianten der Beurteilung. Der Orthopäde schildert zunächst all diese Vorgänge und Voraussetzungen der Interpretation, ehe er darlegt, warum er die Diagnose der Instabilität nicht bestätigen kann. Die ersten Gutachter hatten sich nicht die Mühe gemacht, die Aufnahmen zu überprüfen und die entscheidenden Abstände zu messen.

Die Methodik – in diesem Beispiel die Röntgenaufnahmen – ist das Rüstzeug, mit dessen Hilfe ein Gegenstand[45] – hier die Frage, ob eine Instabilität der Halswirbelsäule vorliegt – untersucht wird. Wie die daraus gewonnenen Daten zu verstehen sind und was sie zur Antwort auf die Frage beitragen können, ob jemand an einer bestimmen Krankheit leidet, ist Gegenstand der Methodologie.

In unserem Beispiel von Herrn Signer könnte die Methodologie für die Röntgenaufnahmen lauten: Röntgenbilder sind Photographien (Röntgenographien). Das heißt, sie stellen die Wirklichkeit dar. Sie könnte aber auch lauten: Röntgenbilder sind zweidimensionale Aufnahmen von dreidimensionalen Strukturen. Der Vertreter der ersten Variante wird auf die Frage, ob jemand Schmerzen hat, überzeugt sein, dass er auf diese Frage eine klare Antwort geben kann. Seiner Meinung nach entspricht das Ausmaß des Schmerzes in etwa dem des fotografisch festgehaltenen Defektes. Der Vertreter der zweiten Variante wird davon ausgehen, dass Röntgenbilder nur bedingt auf Fragen nach Schmerzen Antwort geben können. Die erste Variante entspricht der Vorstellung von Krankheit als einem biologischen Geschehen, das mit bildgebenden Verfahren dargestellt werden kann; die zweite dem eines Krankheitskonzepts, in das neben biologischen Prozessen psychische und soziale Faktoren eingehen, wobei bildgebende Verfahren nur begrenzte Informationen liefern, die ihrerseits im klinischen Zusammenhang interpretiert werden müssen.

Damit sind wir auf der theoretischen Ebene angelangt, in unserem Beispiel bei der Krankheitstheorie. Die Methodologie steht somit zwischen theoretischer Konzeption (von Krankheit) und Methodik. Die Theorie, auf die Bezug genommen wird, ist die Referenz oder metaphorisch der Rahmen des Verstehens. Die Frage, wie Methodologie und Methodik psychiatrischer Begutachtung beschreibbar sind, wurde in dieser Form bisher nicht gestellt. Methodik war nur im Hinblick auf einzelne Daten wie z.B. Laborbefunde, Röntgenbilder, psychopathologische Auffälligkeiten oder biographische Angaben gefragt, nicht aber im Sinne einer Methodik der psychiatrischen Diagnostik insgesamt oder gar der Begutachtung. Als Einzelmethoden diskutiert werden standardisierte Erhebungsverfahren in Form von Selbstbeurteilungsbögen, das AMDP-System; die Hamilton-Depression-Scale; Angstfragebögen; Fremdbeurteilungen wie das FPI etc. Standardisierte Interviews sollen die diagnostische Einordnung nach ICD-10 oder DSM IV erleichtern. Mit den deskriptiven Diagnosesystemen sollen psychiatrische Diagnosen reliabel werden und damit einheitlich angewendet werden können.

3.1 Zur Methodologie

Die systematische Zusammenstellung und Auswertung von Methoden in der Psychiatrie hat sich, weit überwiegend, mit quantifizierbaren oder zumindest skalierbaren Daten befasst. Oder sie hat auch dort den Weg der Skalierung gewählt, wo Befindlichkeiten oder Beschwerden sich der objektivierenden Erfassung entziehen. Methodologie oder Methodenlehre in der Psychiatrie hat sich also auf die fassbaren oder zumindest teilweise fassbaren Daten konzentriert und andere als wenig relevant erklärt. Davon unberührt wurden im Rahmen von Diagnostik allgemein und Begutachtung im Besonderen eine Fülle von Daten erhoben, die außerhalb einer quantifizierbaren Methodik stehen. Dazu gehören u.a. der Krankheitsverlauf, biographische und soziale Anamnese, die Exploration insgesamt sowie die Aktenanalyse. Was die Gutachterin damit tat, wie Dokumente ausgewertet wurden und wie die Exploration, wurde nicht als Problem wahrgenommen[46] Nicht oder nur am Rande thematisiert wurde auch die Kluft zwischen Empfinden, Erleben und Krankheitskonzept der Patientin auf der einen Seite und den Daten und Befunden samt dem Krankheitskonzept der Experten auf der anderen (Grande 1998).

Im Beispiel von Herrn Signer bestanden auch drei Jahre nach seiner Auffahrkollision Nacken-, Kopfschmerzen, Bewegungseinschränkungen und Konzentrationsstörungen fort. Der einzig medizinisch fassbare Befund schien zunächst die Wirbelsäuleninstabilität zu sein. Darauf hatte sich Herr Signer mit den begutachtenden Ärzten und seinem Anwalt einigen können. Nun stellte sich aber heraus, dass die Instabilität nicht gegeben war. Eine psychiatrische Begutachtung sollte die Frage klären, ob es psychische Gründe für die Chronifizierung der Beschwerden gab. Die Anknüpfung zwischen der ursprünglichen Frage von Herrn Signer, woran er leide, musste also neu gesucht werden: Welche Untersuchungen würden weitere Auskunft geben, und was würde die Erhebung der Biographie, der sozialen Situation zur Zeit des Unfallereignisses, der Verlauf der Beschwerden, das subjektive Krankheitskonzept und die Persönlichkeitsstruktur zur Antwort auf diese Frage beitragen?[47]

Zwischen der Frage, woran jemand leidet, und einer Diagnose stehen nicht einer, sondern viele Erhebungs- und Auswertungsschritte. Für alle diese Schritte sind der theoretische Bezug und der systematische Umgang mit den verwendeten Methoden nötig, die in Bezug zu jenem theoretischen Konzept interpretiert werden. Für die Psychiatrie wie für die Medizin insgesamt als Handlungswissenschaft (vgl. Wieland 1975) bietet sich eine handlungstheoretische Ebene an. Methodologisch geht es also um die Frage, wie die Betroffenen einerseits Gesundheit und Krankheit erleben, erleiden bzw. sich erhalten und wieder erringen. Und andererseits geht es darum, wie Psychiaterinnen und Psychiater zu klären versuchen, woran jemand leidet; warum es ihm nicht besser geht oder eine Besserung bzw. Heilung nicht möglich ist; welche Behandlung geeignet wäre, und wie sich die Erkrankung auf Leben und Arbeiten auswirkt.
Die Erklärung für die Kluft zwischen den Krankheitskonzepten von Patienten und Gutachtenden und für die Schwierigkeit der Begutachtung hat Uta Gerhardt auf den Punkt gebracht. Sie verweist darauf, „... dass Gesundheit kein wissenschaftlich objektivierbares Gut ist, sondern ein Tatbestand mit Alltagscharakter ... die Selbstverständlichkeit,

dass Gesundheit im Alltag vorausgesetzt wird, dass man nur Krankheit explizit wahrnimmt" (Gerhardt 1993). Das heißt, dass Krankheit und Gesundheit, Krankheits- und Gesundheitskonzepte nicht zu fassen sind, ohne sich mit dem dazugehörigen Alltag und mit den Lebenskonzepten der Betreffenden zu befassen.

Damit steht zur Diskussion, „welche handlungstheoretische Gestalt Gesundheit haben soll" (Gerhardt 1993: 80–81, 83). Auf diese Frage gibt es eine Reihe unterschiedlicher, aber keine einheitliche Antwort. Der fachliche und der Laien- oder der öffentliche Diskurs sind hier auseinander gedriftet. Dies ist ein entscheidender Grund für die Verständigungsschwierigkeiten. Während sich Fachärztinnen und Fachärzte darum bemühen, Krankheitssymptome zu erkennen, Erkrankungen dingfest zu machen und zu behandeln, sind die Betroffenen unabhängig von ihrer medizinischen Würdigung mit ihren Beschwerden konfrontiert. Röntgen-, CT-, MRI-Befunde, Ultraschallbilder, Labordaten, elektrographische Befunde und Testergebnisse stehen der Wahrnehmung von Schmerzen, Erschöpfung, Müdigkeit, Konzentrations- und Gedächtnisstörungen gegenüber. Häufig sind sie nicht zur Deckung zu bringen. Nachdenklich stimmt, dass bei einer ganzen Reihe psychischer Störungen die subjektive Einschätzung der prognostisch verlässlichste Faktor ist (z.B. Schnyder 2000). Das Beharren auf Objektivität hilft hier nicht weiter.

Das Gutachten kann sich deshalb weder auf objektivierbare Befunde beschränken noch die Beschwerden und Klagen unkommentiert stehen lassen. Beide Diskurse müssen in die Untersuchung und Beurteilung eingehen: Wie hat sich das Leben der Explorandin verändert? Warum hält sie sich für krank? Warum stellt sie sich eine gute, mäßige, schlechte Prognose? Warum stimmt die psychiatrische Diagnose nicht mit der subjektiven Krankheitsvorstellung überein und was für Konsequenzen hat dies? Auf welche Annahmen zum Lebensverlauf; auf welche Informationen, Daten, Beschwerden, Krankheitskonzepte beziehen sich die beiden Parteien? Die unterschiedlichen Daten werden mit Hilfe einer ganzen Reihe von Methoden erhoben, deren Auswertung in diesem Kapitel beschrieben werden. Methodische Grundkenntnisse sind für ihre Auswertung Voraussetzung. Die Methoden müssen für die zu erhebenden Daten sensibel sein und zu verwertbaren Ergebnissen führen. Ihre Gesamtwürdigung ist getragen von Fachwissen und klinischer Erfahrung. Zusätzlich aber bringen nicht nur die Betroffenen, sondern auch die Gutachtenden implizites Wissen – wie Krankheitskonzepte und Hintergrundannahmen – mit, die jenseits des Lehrwissens ihre Beurteilung beeinflussen und deshalb bewusst eingesetzt und kritisch gewürdigt werden müssen (vgl. Kap. 4 u. 5).

Methodisches Vorgehen bei der Begutachtung ist auf drei Ebenen gefragt: Auf der ersten Ebene geht es um die Erhebung und Auswertung der Daten, die in den nachfolgenden Abschnitten näher beschrieben werden. Auf der zweiten Ebene geht es um die Diagnosestellung und die Schlussfolgerungen aufgrund all dieser herangezogenen Daten. Diese Ebene werde ich nachfolgend als hypothetisches Schlussfolgern beschreiben. Auf der dritten Ebene geht es um die Übersetzungsarbeit in juristische Begriffe. Dieser Schritt ist der zweite Teil der Beurteilung. Er wird in Kapitel 5 thematisch behandelt.

3.2 Körperliche Untersuchung und Methoden medizinischer Zusatzuntersuchungen

So selbstverständlich die klinische Untersuchung zum ärztlichen Alltag gehört, so sehr erscheint sie angesichts konkreter diagnostischer Fragen als Nebensache, die abgehandelt werden muss, ehe die ‚eigentlichen' Zusatzuntersuchungen durchgeführt werden. Diese alltägliche Missachtung ist ebenso wenig gerechtfertigt wie die Missachtung der Anamnese. Bei seriöser Erhebung reicht die Anamnese allein in 50–70% der Fälle aus, um die korrekte Diagnose zu stellen (Lauda, 1958; Bauer 1967; Kruse-Jarres 1994; 18: 213; Gross u. Löffler 1997: 218–220). Nimmt man die Hinweise auf die spätere Hauptdiagnose hinzu, ist sie nach Gross und Löffler in 90% der Fälle die entscheidende diagnostische Methode. Die klinische Untersuchung (mit Inspektion einschließlich Geruch und Gehör, Palpation, Perkussion und Auskultation) führt in ca. 80% der Fälle zur Diagnose. Gross und Löffler kamen aufgrund retrospektiver Erhebungen an 5000 Kranken aus allen Spezialitäten der Inneren

Medizin auf 94% richtiger Hinweise aus der Anamnese und 80% aus der unmittelbaren Erstuntersuchung. Diese Größenordnung habe ihres Erachtens trotz aller Fortschritte der apparativen Untersuchungstechniken unverändert Gültigkeit (Gross u. Löffler 1997: 220). Häufig werden in der Untersuchungssituation auch Äußerungen gewagt, die während der Exploration zu schambesetzt sind, weil sie zuviel Aufmerksamkeit auf sich lenken würden. Zusätzlich bietet die Situation der Untersuchung Gelegenheit zur Beobachtung der Exploranden, während diese auf den Untersuchungsablauf konzentriert sind.

Exploration und klinische Untersuchungsergebnisse entscheiden darüber, ob weitere Untersuchungen veranlasst werden müssen. Bei dieser Entscheidung zu bedenken ist, dass 90% der dokumentierten Befunde normal sind. Auf die restlichen 10% verteilen sich Nebenbefunde, Zufallsbefunde und Hinweise auf Zweitkrankheiten ganz unterschiedlicher Bedeutung[48]. Vielfach geht es auf diesem Hintergrund nochmals um die Gewichtung bereits vorhandener Untersuchungsergebnisse und/oder die Auswertung selbst veranlasster Untersuchungen. Das bedeutet, es geht um das ‚Lesen' von Daten, die andere erstellt haben, mit Hilfe bestimmter Techniken. Anleitungen zur Untersuchungstechnik gibt es in jedem Fachgebiet. Spärlich ist dem gegenüber die Literatur zur klinischen Theorie, zum medizinischen Denken und Handeln und zu den systematisch-methodischen Grundlagen[49]. Die anspruchsvolle Aufgabe, hierfür eine Systematik zu erarbeiten, steht noch aus. Die folgenden Absätze können lediglich orientierende Hinweise geben.

3.2.1 Erweiterte klinische Untersuchungstechniken

Mehr oder weniger noch zur klinischen Untersuchung gerechnet wird die ***Blutdruck-Messung***. Sie gehört zu den in den letzten Jahren viel diskutierten Beispielen für systematische Fragen. Nach den letzten Mitteilungen der amerikanischen Hypertoniegesellschaft soll der Blutdruck nicht nur strikt eingestellt werden, sondern die Werte sollen auch noch niedriger ausfallen, als das bis Sommer 2003 vertreten wurde, d.h. ein Blutdruck mit Werten von 125 zu 85 mmHg soll bereits als latente Hypertonie gelten. Und das Augenmerk soll nicht nur dem diastolischen, sondern auch dem systolischen Blutdruck gelten. Entsprechende Werte sollen bereits antihypertensiv behandelt werden. Ähnliche Mitteilungen sind aus früheren Jahren von ***Blutzuckerwerten*** oder von ***Arrhythmien*** bekannt. Die auf Konvention beruhenden Normalbereiche wurden zunehmend rigider, bis der Umschwung einsetzte. Die Diabeteseinstellung wurde mit der Devise liberalisiert, dass die Insulininjektionen der Nahrungsaufnahme angepasst werden sollte und nicht umgekehrt[50]. Kürzlich setzte sich die Nachricht durch, dass zu rigide Rhythmuseinstellungen für das Herz und den Kreislauf nicht gesund seien und die strikte Ausrichtung auf einen elektrischen Schrittmacher oder ein strikter pharmakotherapeutisch kontrollierter Rhythmus nicht das entscheidende Ziel sind. Normwerte erwachsen zwar aus evidenzbasierten klinischen Studien, die den Langzeitfolgen zu hoher Werte Rechnung tragen. Aber sie entsprechen weder einer absoluten Wahrheit noch einem Gesetz[51]. Diese Studien als Konvention, d.h. als klinisch sinnvolle Empfehlung zu betrachten, eröffnet die Möglichkeit, sich im Einzelfall um hilfreiche, praktikable Therapieschemata zu bemühen.

3.2.2 Laboruntersuchungen

Wie bei der Blutdruckmessung fehlt Laborwerten ohne Normbereich der entscheidende Informationsgehalt. Ungefähre Normwerte von Labordaten sind zunächst mit den Normwerten des Labors bzw. des Geräts, mit dem sie gemessen werden abzustimmen. Eine Reihe von Faktoren beeinflusst den Normbereich zusätzlich. Dazu gehören: Alter, Geschlecht (evtl. Menstruation, Schwangerschaft), spezielle Subpopulationen, Tages- und andere biologische Rhythmen, Lebensgewohnheiten, Umwelteinflüsse, Ernährung und Medikamente. Einfluss auf das Ergebnis hat die korrekte Durchführung der Probenentnahme und der Analyse, u.a. die Temperatur, die Blutentnahme, der Transport und die Mischung der Entnahmeprobe mit der Konservierungsflüssigkeit. Bei der Beurteilung des Ergebnisses wird zwischen der analytischen (klinisch-chemischen) und medizinischen unterschieden. Zur ersteren gehört z.B. die Feststellung, dass ein Ergebnis biologisch nicht möglich ist; zur medizinischen gehört vor allem die Beurteilung von Grenzwerten. Fehler können systematisch unterlaufen, z.B. bei Eichungsfehlern von Geräten, bei Schwankungen der Genauigkeit oder fraglichen Zuverlässigkeit von Messungen. Normalbereiche oder Referenzbereiche von Laborwerten werden oft relativ breit angegeben. Dadurch ist die Möglichkeit eingeschränkt, Veränderungen von Werten in einer frühen Phase eines pathologischen Prozesses zu erkennen. Die Schwankungsbreite der Norm ist jedoch sehr groß und wird in der Regel unterschätzt, so dass es wichtig ist, nicht zu viele Werte irrtümlich als pathologisch anzunehmen. Für Werte im Grenzbereich heißt dies, dass sie kontrolliert werden müssen und ihr weiterer Verlauf, bei wiederholtem Ergebnis im Grenzbereich, beobachtet werden muss. Da ein Laborwert nie für sich allein interpretiert werden sollte, hilft die Einordnung in das Gesamtbild der Befunde zur weitergehenden Beurteilung. Beispielsweise sind Tumormarker nicht sehr spezifisch. Sie eignen sich nicht zur Frühdiagnostik, aber zur Verlaufsbeurteilung bei bekannten Tumoren, da derselbe Marker bei unterschiedlichen Tumoren, bei gut- und bösartigen, aber auch bei entzündlichen Prozessen erhöht sein kann. Tumoren können fast alle entzündlichen Prozesse imitieren. Deshalb sollte aber bei einer Markererhöhung nicht zuerst an einen Tumor, sondern an einen entzündlichen Prozess gedacht werden (Gross u. Löffler 1997: 236–247).

3.2.3 Bildgebende Verfahren

Ein Beispiel für statische (anterior-posteriore, a. p.) und funktionelle ***Röntgenaufnahmen*** stand bereits im Zentrum von Herrn Signers Geschichte (s. S. 30 ff.). Auch bei Röntgenaufnahmen ist der Vergleich mit gesicherten Normwerten ein entscheidender Schritt für ihre Beurteilung[52]. Das umfangreiche Handbuch „Köhler/Zimmer" zum Vergleich von Röntgenaufnahmen benennt dies in seiner Einleitung als erste Aufgabe, aber mit dem expliziten Zusatz, dass sich diese Aufgabe erst stelle, wenn klinische Symptome aufgetreten sind, mit denen der radiologische Befund etwas zu tun haben könnte (vgl. Anm. 48). In solch einer Situation sei die ärztliche Kunst gefragt, um neurologische oder Schmerzsymptome zu deuten, zu entscheiden, welche weiteren Untersuchungen veranlasst werden müssen und welche Therapie geeignet wäre. Die „visuelle Empirie" genügt nicht. Unter den Routineuntersuchungen dominieren in der Praxis wie in der Klinik so deutlich die Normalbefunde samt mehr oder weniger harmlosen Normvarianten, dass der Radiologe mit ihnen vertraut sein muss, um nicht zu viele falsch positive Befunde zu produzieren. Die andere Gefahr besteht im Verlust der Sensibilität für symptomatische Normvarianten und pathologische Prozesse, wenn die ständige Wiederholung von Einerlei die Wahrnehmung abstumpft (Brossmann et al. 2001: 2). Ein klassisches, für die Psychiatrie relevantes Beispiel sind CT- und MRI-Bilder des Gehirns, auf denen eine „Hirnatrophie" diagnostiziert wird, ohne eindeutig übermäßig weite Hirnfurchen und/oder Ventrikel.

Herr Pfändler wurde u. a. mit der Frage zur Begutachtung geschickt, ob er bei seinen vielen Stürzen neben den Gehirnerschütterungen auch eine bleibende Hirnverletzung erlitten habe. Die veranlassten MRI-Bilder übersandte der Radiologe mit einer Verdachtsdiagnose im Befundbericht, die Hirnfurchen seien erweitert. Man müsse an eine Alzheimer-Demenz denken. Dafür zeigte Herr Pfändler aber weder in seiner Krankengeschichte noch in der Untersuchung Symptome. Auf Rückfrage räumte der erstbefundende Radiologe ein, dass die Hirnfurchen nicht erweitert seien (s. Kap. 3.3.2).

Bei den bildgebenden Verfahren hat in den letzten Jahren die rasanteste Entwicklung stattgefunden. Nach dem CT, dessen Technik, d. h. auch Auflösung und bildliche Wiedergabe mit den Anfängen kaum mehr vergleichbar ist, haben Indikationen für MRI-Untersuchungen, fMRI, PET u. a. gegenüber konventionellen Röntgenaufnahmen erheblich zugenommen. Damit hat sich auch die Anwendung differenziert. So eignet sich das CT vor allem zur Kontrastierung von Knochen und Weichteilen und zur Frühdarstellung nach Schädel-Hirn-Traumata, während MRI-Aufnahmen die spätere Entwicklung besser darstellen. Gut sichtbar werden Dichteunterschiede von Gewebe u. a. bei Einblutungen, entzündlichen Veränderungen, Wassereinlagerungen; kaum geeignet sind die Darstellung für die Spezifizierung von Veränderungen. Zur Interpretation der ***computertomographischen*** und ***Magnetresonanz-Darstellungen*** ist es wichtig zu wissen, dass sie bildliche Darstellungen von Berechnungen (Dichtemessungen) sind. Bei der Interpretation ***funktioneller Aufnahmen*** (fMRI, PET) gilt es dem Irrtum vorzubeugen, dass die bildliche Darstellung als solche neue Erkenntnisse liefert (Hagner 1996). So eignen sich funktionelle Aufnahmen zur Lokalisierung von gesteigerter Hirnaktivität bei bestimmten Tätigkeiten, nach Training oder durch die Nutzung besonderer Begabungen. Eine Minder- oder Überaktivität in einer bestimmten Region besagt jedoch weder, dass solche Veränderungen pathognomonisch[53] für eine bestimmte Störung sind, noch dass es sich bei der Symptomatik um einen organisch begründbaren Prozess handelt (Halligan et al. 2001).

3.2.4 Fragebögen und Tests

Diagnostische Instrumente wie Selbstbeurteilungsbögen, Fremdbeurteilungen und strukturierte oder standardisierte Interviews sind nicht nur unterschiedliche Erhebungsverfahren. Sie liefern auch verschiedene Daten und sind für unterschiedliche Ziele geeignet.

Mit Hilfe von ***Selbstbeurteilungsverfahren*** können am ehesten Stimmungen und Befindlichkeiten erfasst werden oder der Schweregrad von Symptomen im Verlauf einer Behandlung. Sie eignen sich zur Überprüfung von therapeutischen Interventionen, zu statistischen Zwecken, z. B. in epidemiologischen Studien oder als Screening-Methode. So sucht die Mehrzahl der Menschen, die an psychischen Störungen leiden keine psychiatrischen Facheinrichtungen auf. Praktische Ärzte und Fachärzte anderer Gebiete sind aber nicht geschult, psychische Störungen zu erkennen. Mit dem Einsatz von Selbstbeurteilungsbögen als Screening-Instrumenten kann die Gruppe von Patientinnen und Patienten gefunden werden, die möglicherweise an einer psychischen Störung leiden. Die Sensitivität der Erhebung ist dabei relativ hoch, die Spezifität weniger. Das bedeutet Patientinnen und Patienten, die aufgrund der Auswertung solcher Erhebungen auffällig sind, müssen noch nicht an einer psychischen Störung leiden. Selbstbeurteilungsbögen sind also nicht geeignet, eine Diagnose zu stellen.

Im Rahmen der Begutachtung können sie herangezogen werden, um im Langzeitverlauf die Befindlichkeit zu erfassen. Diese ist jedoch noch mehr als bei anderen Erhebungsverfahren eine Momentaufnahme und darf nicht überbewertet werden. Hinzu kommt, dass ein Verfahren entweder geeignet ist, ein breites Spektrum von Beschwerden grob abzubilden, oder einen kleinen Ausschnitt differenziert. Im Vergleich zu Fremdbeurteilungen hat sich aber z. B. bei depressiven Syndromen gezeigt, dass die Selbstbeurteilung der Betreffenden ängstliche und feindselige Seiten des depressiven Spektrums besser erfasst (Beck-Depressions-Inventar), wohingegen in der Fremdbeurteilung die depressive Verstimmung besser erfasst werden kann (Hamilton-Depressions-Skala, Stieglitz u. Freyberger in Stieglitz, Baumann u. Freyberger 2001, 83–84; Wancata 2004). Verwertbar sind die Erhebungsbögen nur, wenn die Exploranden leichte bis mittelschwere Störungen haben und wenn für die Erfassung der Symptome weder eine klinische Untersuchung noch eine Beobachtung notwendig ist.

Fremdbeurteilungsverfahren sind vor allem informativ, wenn aus der Situation keine ausreichende Auskunft möglich ist (in der Gruppe oder in Anwesenheit der Familie) oder wenn die zu untersuchende Person nur unzureichend Auskunft geben kann oder will, vor allem bei bestimmten psychischen Erkrankungen. Fremdbeurteilungen dienen der Überprüfung der Interrater-Reliabilität und haben im Übrigen ein ähnliches Indikationsspektrum wie Selbstbeurteilungsverfahren. Sie erfassen jedoch nicht dieselben Aspekte von Syndromen und sind im Ergebnis nicht ohne weiteres vergleichbar. Während Selbstbeurteilungen ein globaleres Bild der interessierenden Störung wiedergeben, erfassen Fremdbeurteilungen spezifischere Aspekte. Sie sind auch bei schweren Störungen anwendbar, sind aber zeitaufwendiger und setzen vor allem eine ausführliche Ausbildung voraus. Gegenüber Selbstbeurteilungen lassen sie eine differenziertere Beschreibung zu. Aufgrund ihrer Standardisierung hat diese jedoch Grenzen (vgl. auch Anm. 98). Auch aus Fremdbeurteilungen lassen sich nicht einfach Diagnosen ableiten. Die Erhebung der Informationen für die Fremdbeurteilungsbögen ist dabei in aller Regel nicht standardisiert. Unterschiedliche Fragetechniken können zu unterschiedlichen Ergebnissen führen, so dass die Interrater-Reliabilität nicht gewährleistet ist. Auch hierbei können Symptome verschieden gewichtet werden, was zu unterschiedlichen Interpretationen führt. Begriffe werden unterschiedlich gedeutet. Das fällt umso mehr ins Gewicht, je mehr theoretische Begriffe und je weniger Bezeichnungen von Beobachtungen verwendet werden[54].

Fremdbeurteilungsverfahren könnten Idealerweise für die Begutachtung herangezogen werden, wenn die zu Untersuchenden aus krankheitsfremden Gründen über wichtige Aspekte nicht Auskunft geben wollen. In den meisten Erhebungsinstrumenten spielen aber Faktoren wie gezielte Einflussnahme oder soziale Erwünschtheit eine wichtige Rolle. Welche Instrumente für welche Aussagen in der Begutachtung tauglich und rechtlich gestattet wären, ist eine offene Frage.

Interviews rangieren von großer Offenheit bis zur vollständigen Standardisierung: In der klinischen Psychiatrie ist das klinische Interview üblich. Es entspricht einem fokussierten Interview: Es verfolgt ein bestimmtes Thema oder ein Themenspektrum, in der Regel die Erhebung der Anamnese, ist aber in der Fragestellung, der Reihenfolge und dem Ablauf der Interaktion frei. Das halbstrukturierte Interview gibt Fragen vor, nicht aber die Reihenfolge und die Auswertung der Ergebnisse. Das strukturierte Interview legt Fragen und deren Reihenfolge fest aus der Erfahrung, dass die Abfolge von Fragen einen Einfluss auf die Antworten hat. Das standardisierte Interview schließlich gibt nicht nur den Fragenkatalog und die Reihefolge vor, sondern auch die Aufnahme und die Auswertung der Antworten. Standardisierte und strukturierte Interviews führen zu einer hohen Interrater-Reliabilität und sind vor allem für wissenschaftliche Untersuchungen geeignet. Sie lassen jedoch keinen Spielraum für die Interaktion in der aktuellen Situation. Wenig differenzierte, wenig gebildete Menschen, sprachfremde und schwer Kranke können deshalb kein strukturiertes Interview absolvieren. Das standardisierte Interview ist das einzige Erhebungsinstrument, das direkte Rückschlüsse auf die Diagnose erlaubt. Die Interviews sind unmittelbar an das zugrunde liegende Diagnosesystem angelehnt (DSM IV). Das ist einerseits ihr Vorteil, zeigt aber auch ihre Begrenzung. Solche Interviews beziehen sich auf die im Diagnosesystem festgelegten Konzepte. Andere Antworten oder Ergebnisse sind nicht möglich bzw. nicht verwertbar.

Für die Begutachtungssituation ist das standardisierte Interview in aller Regel ungeeignet, da nicht alle Exploranden hoch sprachkompetent und gebildet und leichter krank sind. Das klinische Interview ist deshalb nach wie vor das wichtigste Untersuchungsinstrument. Es erlaubt die unmittelbare Anpassung an Person und Situation. Dabei ermöglicht es, alle Daten mit einzubeziehen, die sich nicht unmittelbar auf Symptome konzentrieren, aber mittelbar eine entscheidende Rolle spielen, wie die Biographie, soziale Aspekte, persönliche Beziehungen, die aktuelle Situation zum Zeitpunkt der Untersuchung und anderes mehr. Dafür ist jedoch eine große klinische Erfahrung und Übung notwendig sowie die Fähigkeit, all jene relevanten, aber impliziten und kontingenten Daten zu erheben, die nicht durch standardisierte Instrumente gewonnen werden können (s. Kap. 3.3 u. 3.4).

Die kurze Skizze der ***Indikationen und Grenzen der beschriebenen Erhebungsinstrumente*** hat schon gezeigt, dass die Reliabilität nicht allein aufgrund der Vorlage eines Erhebungsbogens oder strukturierter Fragen gewährleistet ist. Auch gibt es per se keine besseren oder schlechteren Daten, sondern lediglich gezielt einsetzbare Erhebungs- und Auswertungsmethoden, die das Ergebnis in befriedigendem Ausmaß reliabel machen. Es gibt nicht das standardisierte Verfahren, das alles erfassen kann. Allgemein gilt die Regel, dass ein Erhebungsinstrument je gröbere Ergebnisse liefert, je allgemeiner es angelegt ist und je detaillierter, je spezifischer es konzipiert ist. Da die psychologische Untersuchungsmethodik sich vom Abbildgedanken eines Testergebnisses verabschiedet hat und von Prozessen ausgeht, kann das Ziel nicht eine abstrakte Größe sein, z.B. ein Intelligenzquotient, sondern die Betrachtung eines Ergebnisses im Hinblick auf die Fragestellung und das konkret aufgetretene Problem. Dabei kann es z.B. um die gezielte Suche nach Diskrepanzen zwischen verschiedenen Ergebnissen gehen und nicht um deren Vermeidung. Das setzt freilich voraus, dass die Untersuchungsinstrumente auch entsprechend gewählt werden und konzipiert waren. Beispielsweise sollte der theoretische Bezug eines Erhebungsinstruments nicht dem Theoriekonzept entgegenlaufen, in dessen Kontext das Problem beschrieben wird. So ist eine Reihe von Erhebungsinstrumenten zwar auf die Diagnosesysteme abgestimmt, in denen eine Diagnose gestellt werden soll, die Validität der Diagnosen ist damit jedoch noch nicht gewährleistet. Sie ist allein aufgrund der Diagnosesysteme von DSM IV und ICD-10 nur begrenzt erreichbar (Pull et al. 2002; Baumann, Stieglitz; in Stieglitz el. al. 2001: 3–49). Diese sehr kurzen, allgemeinen Grundsätze zeigen, dass nicht nur für die Auswertung von Erhebungsinstrumenten, sondern auch für ihre Auswahl und ihre Nutzung grundlegendes Wissen und Erfahrung notwendig sind. Wer darüber nicht verfügt, tut gut daran, sich kompetente Beratung zu suchen. Zur ausführlichen Darstellung sei auf Stieglitz, Baumann und Freyberger 2001 verwiesen.

3.2.5 Neuropsychologische Testuntersuchungen

Die Entwicklung neuropsychologischer Tests hat die Rehabilitationsmöglichkeit Hirnverletzter ganz entscheidend verbessert: Je genauer die Defizite erfasst werden können, je klarer die Funktionseinschränkungen eingegrenzt werden können, desto gezielter können Trainingsmöglichkeiten entwickelt und eingesetzt werden. Wie bei allen neuen diagnostischen Instrumenten hat die Faszination der Methode dazu geführt, dass ihr mehr Möglichkeiten zugeschrieben wurden, als ihr eigen sind. So können die Tests zwar recht differenziert Funktionsstörungen beschreiben. Sie sagen jedoch in aller Regel nichts über deren Ursache aus. Die meisten nicht sehr schweren und umfassenden Störungen sind unspezifisch. Sie treten bei Hirnverletzungen auf, aber auch bei einer Reihe psychischer Störungen (Zakzanis et al. 1999; Lautenbacher u. Gauggel 2003) ohne Hirnverletzung, bei Schmerzen, bei psychischen und sozialen Belastungen im Alltag, nach Schlafentzug, unter Medikamenten, Alkohol oder Drogen, ja selbst bei körperlichen Krankheiten (Tarter et al. 2001). Die differenzierte Erhebung der kognitiven Beeinträchtigungen ist die Grundlage für gezielte Trainings- und Therapieprogramme bei einigen psychischen Störungen, vor allem bei schweren affektiven und schizophrenen Erkrankungen. Der Umkehrschluss, dass aus der Art des kognitiven Defizits auf die Ursache der Erkrankung oder auf die Diagnose geschlossen werden kann, ist jedoch falsch (Ritchie u. Richards 2002). Die Feststellung kognitiver Funktionsstörungen besagt nicht, dass ein dauerhafter hirnorganischer Schaden vorliegt. Neuropsychologische Testuntersuchungen sind auch keine ‚bessere' Psychopathologie. Sie können einzelne kognitive Funktionen in der Testsituation sehr gut erfassen. Rückschlüsse auf komplexes psychisches Verhalten im Alltag erwachsen dem gegenüber aus der klinischen Erfahrung der Untersuchenden, aus Alltagsbeobachtungen – oder sie bleiben Spekulation.

3.2.6 Häufigkeiten und Wahrscheinlichkeiten

Wahrscheinlichkeiten spielen in der Begutachtung eine große Rolle. Sozialversicherungen wie Gerichte sind sich der Tatsache sehr bewusst, dass ärztliche Aussagen mit einer mehr oder weniger großen Ungewissheit behaftet sind. Absolute Sicherheit ist sehr selten. Deshalb fragen kausale Versicherungen üblicherweise nicht nach gewissen Aussagen, sondern nach wahrscheinlichen oder überwiegend wahrscheinlichen. Um mit der Ungewissheit umzugehen, greifen wir in der Regel auf die Statistik zurück. Statistische Methoden sind dabei immer nur ein Hilfsmittel, um aus Daten Informationen für die Beantwortung einer bestimmten Frage zu erhalten. Für die Begutachtung wertvoll sind die durch statistische Verfahren gewonnenen Informationen dann, wenn sie Aussagen zur Wahrscheinlichkeit eines postulierten Zusammenhanges machen können. Der Begriff der Wahrscheinlichkeit ist für die medizinische Statistik in zweierlei Hinsicht von Bedeutung. Bei der Frage,

- welcher Art die Verbindung zwischen den statistischen Ergebnissen und der theoretischen Erkenntnis ist,
- was Aussagen mit Wahrscheinlichkeit aufgrund medizinstatistischer Ergebnisse bedeuten bzw. welcher Wahrscheinlichkeitsbegriff der Aussage zugrunde liegt[55].

Um Aussagen aufgrund statistischer Daten machen zu können, müssen wir zunächst wissen, wie die Daten entstanden sind. Daten werden im Rahmen von Studien erhoben. Die Sachverhalte und die Rahmenbedingungen sind möglicherweise anders als beim vorliegenden Fall, auf den die Studienergebnisse angewendet werden sollen. Auch weist längst nicht jeder statistische Zusammenhang auf eine kausale Beziehung hin[56]. Bei der Interpretation statistischer Daten müssen deshalb die datenerzeugenden Prozesse, d. h. die zugrundeliegenden Studien, eingehend hinterfragt werden[57]. Die Studienkritik konzentriert sich dabei auf die Frage, wie die Daten erzeugt wurden, nicht aber, wie die Sachverhalte zustandegekommen sind, die Ausgangsbasis der datenerzeugenden Prozesse sind. Nun werden medizinische Sachverhalte in den gängigen Wahrscheinlichkeitsaussagen so betrachtet, als ob sie aufgrund hypothetischer Zufallsgeneratoren erzeugt worden wären (aleatorische Wahrscheinlichkeit), was nur im sehr seltenen Ausnahmefall angenommen werden kann. Um Aussagen über die Wahrscheinlichkeit eines medizinischen Sachverhalts machen zu können, müssen wir eine Anzahl von Situationen beobachten und ihre relative Häufigkeit bestimmen. Daraus können wir die unbekannte Wahrscheinlichkeit (epistemische Wahrscheinlichkeit) zwar errechnen. Selbst mit Hilfe der Grenzwertsätze bzw. der frequentistischen Wahrscheinlichkeit kommen wir dabei jedoch nicht zu einer Aussage im Sinne einer aleatorischen Wahrscheinlichkeit[58].

Der medizinischen Statistik liegt der frequentistische Wahrscheinlichkeitsbegriff zugrunde. Die Aussagen zur Wahrscheinlichkeit eines medizinischen Sachverhalts leiten sich aus der relativen Häufigkeit dieses Sachverhaltes bei einer (theoretisch unendlichen – in der Praxis möglichst großen) Anzahl von Beobachtungen ab.[59]

Bei der kritischen Würdigung von Aussagen mit frequentistischer Wahrscheinlichkeit aufgrund medizinstatistischer Untersuchungen stellen sich folgende Fragen:

- Ist im Einzelfall die Ableitung einer Wahrscheinlichkeit aus der relativen Häufigkeit zulässig?[60]
- Sind die theoretischen Konzepte zur Erklärung der statistischen Ergebnisse plausibel?[61]
- Wie beziehen sich Aussagen mit Wahrscheinlichkeit im Einzelfall auf statistische Ergebnisse?[62]

3.2.7 Soziodemographische, biographische und persönliche Daten

Wissenschaftliche Erkenntnis resultiert immer aus der Anwendung einer bestimmten Methode. Diese hat einen theoretischen Hintergrund, einen Referenzbereich und Fehlerquellen. Die Untersuchungsmethode dient einem bestimmten Zweck, z. B. einer Verlaufskontrolle unter einer bestimmten Therapie; für epidemiologische Studien. Der Einsatz für andere Bereiche führt nicht ohne weiteres zu sinnvollen Ergebnissen. All dies muss bei der Interpretation der Ergebnisse und den daraus gezogenen Schlussfolgerungen berücksichtigt werden. Nicht nur in ihrer Persönlichkeit, sondern auch in der körperlichen Statur, der Funktion einzelner Organe, in der Regeneration und Rehabilitation nach Verletzungen sind Menschen so verschieden, dass festgelegte Normwerte nicht immer als Maßstab ausreichen. Und Testergebnisse sind weder aus ihren Entstehungskontext noch aus der Untersuchungssituation ohne weiteres abstrahierbar. Trotzdem gelten sie als objektive Befunde. Im Rahmen der Begutachtung wird selten bedacht, wie viele Abstraktions- und Interpretationsschritte zwischen Befund und Datum liegen.

Interpretationsschritte liegen auch zwischen biographischen, sozialen, Krankheits-, psychischen, kulturellen Informationen und den daraus erarbeiteten Daten, die in die Untersuchung eingehen. Der Unterschied zu den Interpretationsschritten bei den medizinischen Daten ist jedoch nicht so groß, wie zuweilen angenommen wird. Und er reduziert sich, wenn der Prozess der Interpretation im Gutachten nachvollziehbar wird. So sagt die Angabe einer ‚normalen Ehe' nichts über das reale Eheleben der betreffenden Person aus. Statt dessen stellt sich die Frage, ob die Ehe kein Thema der Exploration war; ob der Proband sich zu seiner Ehe nicht äußern wollte oder nicht konnte, ob die Gesprächssituation kein Erzählen zuließ, oder ob der Untersucher nicht beharrlich und begründet genug nachgefragt hat. Entspricht der Satz einem Resümee am Schluss der Ehegeschichte kann die Beurteilung nachvollzogen, oder kritisiert werden. Wird der Satz begleitet von der Schilderung der Gesprächssituation und dem Ringen um das Thema, gewinnt er Bedeutung in der Gesamtbeurteilung der Biographie. So kann z. B. die Dauer der Ehe – oder ein anderer Lebensabschnitt – gegenüber den sonstigen Darstellungen auffallend blass und nichtssagend bleiben. Die Frage ist dann, ob es einen Grund gibt, dass die Probandin darüber nicht sprechen möchte, oder warum sie sich nicht erinnert.

Weil subjektive, wie objektive, Informationen nicht als solche existieren, sondern vom Darstellenden aufgenommen und interpretiert – zum Datum reduziert, erweitert, umgearbeitet – werden[63], genügt in aller Regel ein einziges Datum nicht, um eine Beurteilung vorzunehmen. Mehrere Daten müssen auf unterschiedlichen Ebenen in dieselbe Richtung weisen. Zeigen sich Divergenzen, wo Konvergenzen erwartet werden müssten, ist auch dies eine Information. Sie darf nicht geschönt, geglättet werden. Sie muss benannt und diskutiert werden, ja gerade Diskrepanzen enthalten wichtige Informationen (Stieglitz et al. 2001): Fehlen notwendige Daten? Wo könnten Irrtümer liegen? Welcher Interpretationsschritt war voreilig? Sind die vorhandenen Informationen zu unklar, als dass daraus eine Beurteilung vorgenommen werden könnte? Die Analyse von Dokumenten – dazu gehört auch die Aktenanalyse – beschäftigt sich neben klinischen, Labor-, Röntgenbefunden mit alle jenen Daten, die als vage, unzuverlässig und wenig brauchbar gelten, solange man ungeeignete Fragen an sie stellt und sich nicht mit der Frage befasst, wie sie zu lesen bzw. systematisch auswertbar sind.

3.3 Dokumentenanalyse

Akten bilden die unerlässliche Datengrundlage jeder sozialen Institution. In der Dokumentation zu psychiatrischen Begutachtung können alle diese Akten eine Rolle spielen, z. B. Krankengeschichten, Sozial- bzw. Fürsorgeamtsakten, Ermittlungs- und Strafakten, Zivilgerichtsakten, Militärakten, Kranken-, Unfallversicherungs- und Invalidenversicherungsakten. Ihr Ruf ist noch schlechter als die Dossiers selbst. Hauptklage ist die mangelnde Konsequenz der Dokumentation. Schon die sozialepidemiologischen Daten seien häufig unvollständig. Krankenakten können völlig unabhängig von Unfallakten bestehen und noch einmal unberührt davon Ermittlungsakten. Dies mag im Sinne des Datenschutzes sein, verhindert aber die Übersicht über sämtliche Probleme und nicht selten, die Ausgangsbedingungen für Therapie und Rehabilitation zu klären. Die Dossiers werden als unzureichende Arbeitsgrundlage angesehen. Für eine wissenschaftliche Auswertung werden sie schon gar nicht als tauglich erachtet. Wozu aber können Dossiers dienen? Welche Fragen dürfen wir nicht an sie stellen? Und auf welche Fragen bieten sie Antworten?

Die ***Aktenanalyse*** ist eine seit Jahrzehnten gering geachtete Methode, obwohl die Lektüre und Arbeit mit ihnen zum täglichen Brot in sämtlichen o. g. Institutionen gehört. Verschiedene Hand- und Lehrbücher qualitativer Sozialforschung erwähnen die Aktenanalyse allenfalls als Stichwort oder subsumieren sie unter der „Dokumentenanalyse" (Flick et al. 1991 Lamnek 1993; eine Ausnahme in Hilberg 2002). Sie wird summarisch als Methode unter mehreren aufgeführt, die z. B. in einem umfangreichen Forschungskonzept ihren Platz finde, da sie zusätzliche Informationen liefere. Darüber hinaus entspreche die Dokumentenanalyse dem, was Historiker betrieben, wenn sie Quellen untersuchten. In den Geschichtswissenschaften sind in den letzten Jahren vor allem Arbeiten aus der Analyse von Gerichtsakten entstanden (Kienitz 1995). Daneben interessieren Historiker so genannte Ego-Dokumente (Schulze 1996): Krankengeschichten, insbesondere psychiatrische Krankengeschichten waren wegen des Datenschutzes (oder mit dem Argument des Datenschutzes) lange Zeit nicht zugänglich. In den letzten Jahren wurden hier einige Projekte begonnen (Faulstich 1993). Bis vor kurzem wurde das Verfahren in der Psychiatrie[64] kaum noch und auch in den Sozialwissenschaften fast nicht mehr verwendet. Die Methodendiskussion ist nach wie vor sehr begrenzt. Einzelne frühere Arbeiten stammen aus den vierziger Jahren und reichen vereinzelt bis in die siebziger Jahre.[65] Historikerinnen, die sich mit psychiatrischen Themen befassen sind sehr darauf bedacht, sich von Psychiatern nicht beeinflussen zu lassen. Dies geht zuweilen auf Kosten der nötigen Hintergrundinformationen und führt zu Fehlinterpretationen. Als qualitative Untersuchungsverfahren hat sich in den Sozial- und Kulturwissenschaften in den letzten Jahrzehnten vor allem das Interview – sei es als biographisches oder fokussiertes Interview (Hopf 1982; Flick et al. 1991; Mayring 1993; Bohnsack 2000, Denzin u. Lincoln 2000) – sowie Feldstudien durchgesetzt. In allen Fällen wird betont, dass jedwede Dokumente ergänzend wertvoll seien, da sie mit Hilfe eines nichtreaktiven Verfahrens herangezogen werden könnten. Das bedeutet, dass die Person des Forschers zumindest bei der Erstellung der Daten keine Rolle spielt.

Methodische Probleme stellen sich zunächst in zweierlei Hinsicht: Sozialversicherungs-, Gerichts-, Ermittlungs- oder Krankenakten sind nicht unabhängig von ihrem ***Entstehungshintergrund*** und ihrer Nutzung im Alltag versteh- oder interpretierbar: Umfangreiches Hintergrundwissen über die beteiligten Fachgebiete stellt eine notwendige Voraussetzung dar. Hinzu kommt das Hintergrundwissen zur betreffenden Institution, aus der das Dossier stammt. Hilfreich sind außerdem Informationen über die Personen, die sie erstellt und benutzt haben. Die Frage ob und in welchem Umfang Interpretationen in qualitativen Untersuchungen Allgemeingültigkeit haben, ist nur über Vergleich, d.h. letztlich ein bestimmtes Ausmaß quantitativer Anteile der Untersuchung möglich. Methodologisch diskussionswürdig ist auch die Frage, inwieweit Alltagswissen und Alltagsdenken in wissenschaftliches Denken und Arbeiten eingehen. Die wissenschaftliche Aufarbeitung einer Fragestellung stellt den Anspruch, über Alltagswissen und -denken hinauszuweisen. Dies setzt aber voraus, dass das einfließende Alltagswissen bewusst ist und explizit gemacht wird[66]. Für das Verständnis geklagter Beschwerden und subjektiver Schilderungen von Krankheitszeichen auf Seiten der Patienten ist die Kenntnis der Alltagsvorstellungen von Krankheit und Gesundheit notwendige Voraussetzung[67].

Ein weiteres Problem ist die Vagheit oder ***Vieldeutigkeit (Kontingenz)*** von Aussagen und Formulierungen, um deren Reduktion die Wissenschaft bemüht ist. Manche Gegebenheiten sind dabei so wichtig, dass sie als Daten verstanden werden müssen. Sie können dieser Vagheit, die ihnen eignet, nicht entledigt werden, indem sie in Form von Skalen oder Erhebungsbögen erfasst werden. Vielmehr stellt sich die Frage, ob quantifizierende Methoden zu ihrer Erfassung geeignet sind. Sie bei der Untersuchung der Fragestellung auszulassen kommt dem Suchen verlorener Münzen unter der Laterne gleich, weil es dort heller ist. Ganz gleich, ob sie mit Hilfe operationalisierender Maßnahmen quantitativ erfasst werden oder über Interpretationsprozesse in qualitativen Verfahren, bleibt ihre Vieldeutigkeit bestehen. Im klinischen Alltag wie in Akten sozialer Institutionen finden wir eine ganze Reihe von Daten dieser Art. Garfinkel pointierte diese Eigenschaft von Krankengeschichten:

„... die vorherrschende und durchgängige Eigenschaft ist der beiläufige und elliptische Charakter der Bemerkungen und Informationen. In ihrer Beiläufigkeit sind die Dokumente einer Krankengeschichte Äußerungen in einem Gespräch sehr ähnlich, dessen Publikum unbekannt ist und das ist der Lage ist, Hinweise zu verstehen, weil es bereits weiß, worüber vermutlich geredet wird“ (Garfinkel 1967: 200f. Übers. v. H.-R.).

Diese Eigenschaft läuft dem Bedürfnis entgegen, sich in sozialen Situationen auf bestimmte Interpretationen zu einigen, um ‚Ordnung im Kopf‘ zu schaffen. Dies gilt sowohl für politische, moralische oder mikrokulturelle Interpretationen im Privatbereich wie auch für solche, die in juristische Entscheidungsfindungen oder medizinische Diagnosen eingehen (Cicourel, 1967). Bei der methodisch korrekten und nachvollziehbaren Auswertung von Akten sozialer Institutionen muss all dies berücksichtigt werden. Erste und leitende Fragen der Aktenanalyse ist, welchem Ziel die Aktenanalyse dient; um welches Dokument es sich beim vorliegenden handelt; welche Daten es enthält und welche Methoden im Hinblick auf die Fragestellung die geeigneten sind. Der folgende Abschnitt gibt einen Einblick in den üblichen Inhalt ausgewählter Akten. Prinzipien bzw. Grundregeln der Dokumentenerstellung und -sammlung gewähren erste Einsicht in die Strukturen. Der Abschnitt zu den Lesarten beginnt mit der detaillierten Beschäftigung mit den unterschiedlichen Textgattungen. Die einzelnen Dokumente können auf diesem Hintergrund in unterschiedlichen Kontexten gelesen werden. Schließlich hat jede Dokumentation eine Eigendynamik, die sich mehr oder weniger in den Vordergrund drängen oder gar verselbständigen kann.

3.3.1 Inhalt der Akten

Weder private noch institutionelle Dokumentationen können vollständig sein. Das ist auch nicht ihr Ziel. Für ihre Vollständigkeit gibt es keine klaren Anhaltspunkte. Dennoch ist eine Aussage darüber möglich, wann Akten für eine bestimmte Aufgabe oder Fragestellung unvollständig sind. Über das Notwendigste hinaus sind zusätzliche Informationen meist nützlich. Hier wird die Grenze nicht durch ein Zuviel oder Zuwenig an Dokumenten oder Informationen vorgegeben, oder nach Hilberg: „Keine Quelle oder kein Bestandteil einer Quelle ist uneingeschränkt entbehrlich ...“[68]. Die Grenze bestimmt der persönliche Datenschutz. Die Grenze zwischen unvollständiger Datenlage einerseits und Persönlichkeitsschutz andererseits ist im Einzelfall und manchmal nur schwer entscheidbar.

Der Inhalt der Akten orientiert sich an der Aufgabe der Institution. So enthalten Akten unterschiedlicher Institutionen über ein und dieselbe Person unterschiedliche Informationen. Manchmal kommt es über lange Zeit zu keinerlei Überschneidungen. Erst wenn bei sich überschneidenden Fragestellungen und Zuständigkeiten zwischen den Institutionen ein Austausch stattfindet, wird das Ausmaß sichtbar. Üblicherweise geschieht dies zwischen Krankenkasse und Unfallversicherung oder zwischen behandelndem Spital und Unfallversicherung bei der Abgrenzung zwischen Unfall und Krankheit; zwischen Unfallversicherung und Invalidenversicherung bei Rentenfragen; zwischen behandelndem Spital Unfallversicherung und Polizei, evtl. zusätzlich Gericht zu Fragen der Urteilsfähigkeit bei Krankheit und Straftat oder Suizid und Urteilsfähigkeit.

Den aufgeführten Akten sind folgende Grundzüge gemeinsam:

- Meldung des relevanten Ereignisses.
- Erster Untersuchungsbericht.
- Berichte der beteiligten Fachpersonen.
- Persönliche Angaben der Betroffenen.
- Dokumente anderer Institutionen.
- Edierbare Notizen: Notizen über alle relevanten Telefonate, Kontakte, Ereignisse, Informationen die für alle beteiligten Personen und Institutionen relevant sind (und die ein Recht auf Akteneinsicht haben).
- Nichtedierbare Notizen: In der Regel existieren in jeder Institution nichtedierbare Aktenteile. Sie dienen der internen Kommunikation und betreffen institutionelle Abläufe. Gelegentlich enthalten sie persönliche Eindrücke oder Meinungen der Beteiligten oder vertrauliche Mitteilungen.
- Abschlußbericht.
- Besonderheiten der einzelnen Institutionen (z. B. Rechnungen; Kardex etc.)

3.3.2 Regeln der Dokumentation

Sie existieren nicht als abstraktes Regelwerk zur Antwort auf die Frage, wie man ein Dossier erstellt. Aber in jeder Institution werden in unterschiedlichen Abständen die Anforderungen an die Aktenführung überarbeitet. Anlässe sind meist Lücken oder Schwierigkeiten, die zwischen Abteilungen ein und derselben Institution oder zwischen Institutionen aufgetreten sind. Meist handelt es sich deshalb nicht um ein komplettes Regelwerk, sondern um Hinweise, Anleitungen, Vorschriften oder Checklisten für einzelne Aufgaben und Probleme. In psychiatrischen Kliniken geht es exemplarisch um die Dokumentation freiheitsentziehender Maßnahmen oder um die Feststellung der Suizidalität. Bei der Unfallversicherung geht es z. B. um die Dokumentation von Frühsymptomen oder um die Erfassung von Erstdiagnosen und später hinzukommenden oder revidierten Diagnosen; um die Dokumentation zur Untersuchung der Urteilsfähigkeit bei Suizidversuch, zur Überprüfung von Arbeitsfähigkeit und Zumutbarkeit. Unterschieden werden müssen Regeln zur Erstellung von solchen zur Sammlung von Dokumenten. In beiden Gruppen gibt es neben expliziten Regeln implizite, die nicht weniger wirksam sind.

Für die ***Erstellung von Dokumenten*** ist es wichtig, sich über die Art des Dokuments im Klaren zu sein: Handelt es sich um eine Aktennotiz, einen Brief, eine interne (aber edierbare) Stellungnahme, ein Gutachten, eine Beurteilung, eine Einsprache? Davon hängt ab, ob es einen ersten persönlichen oder institutionellen Adressaten gibt, welchem Fachgebiet er zuzuordnen ist, oder ob von vorn herein mit vielen verschiedenen Leserinnen und Lesern gerechnet werden muss. An der Ein- oder Vielfalt der Adressaten orientiert sich das Maß der Formalisierung. Sie ist also nicht an- oder abwesend, sondern mehr oder weniger gegeben: In einer *Notiz,* als dem am wenigsten formalisierten Dokument, muss wie in allen anderen der Autor oder die Autorin erkennbar sein, der Adressat, der Anlass der Dokumentation, das Datum, die Akte, zu der die Notiz gehört. Und sie muss eine Mitteilung enthalten. Alle diese Angaben sind notwendig, um den Inhalt des Dokuments zu verstehen oder besser, um seine Vieldeutigkeit einzugrenzen.

Notiz

Im Dossier eines Verunfallten findet sich folgende Gesprächsnotiz eines Außendienstmitarbeiters der Unfallversicherung:

Der Arbeitgeber hat um das Gespräch nachgesucht, das am Arbeitsort im Büro des Geschäftsführers am x. x. 1999 stattfand

... Nächste Woche muss Herr Pfändler wieder in das Spital eintreten (wegen einer Operation). Starke Ver-

gesslichkeit. Kann nicht lange sitzen, stehen oder gehen. Es ist fraglich, ob Herr Pfändler überhaupt im Betrieb behalten werden kann oder nicht.

Bis zu dieser Notiz sind im Dossier keinerlei Hinweise auf psychische oder kognitive Beeinträchtigungen zu finden gewesen. Eine psychiatrische Untersuchung oder Behandlung hat ebenfalls nicht stattgefunden.

Brief

Ein ***Brief*** enthält außerdem eine ***Anrede*** und eine ***Grußformel***.

Sehr geehrter Herr Kollege Matzinger
Besten Dank für Ihr ausführliches Gutachten zu Herrn Pfändler. Die Rechtsabteilung hat mir das Dossier neuerlich vorgelegt, nachdem der Rechtsvertreter von Herrn Pfändler in Ihrer Beurteilung bemängelt hat, dass Sie die organischen Unfallfolgen nicht mehr als relevant erachten. Er hat eine Reihe von weiteren Einwänden vorgebracht und Zusatzfragen zu Ihrem Gutachten formuliert. Meines Erachtens ist es nicht sinnvoll, wenn ich Ihr Gutachten interpretiere. Deshalb schicke ich die Fragen an Sie weiter mit der Bitte um Ihre ergänzenden Erläuterungen.
Die Unkosten gehen zu Lasten des Rechtstreits.

Besten Dank für Ihre Bemühung.

Mit freundlichen kollegialen Grüßen

Das heißt, dass **alle anderen Dokumente**, obwohl sie von einer Person in Auftrag gegeben wurden, keine Anrede und keine Grußformel enthalten. Dies unterstreicht ihren ***unpersönlichen Charakter***. Eine Mitteilung „to whom it may concern" muss sich aller persönlichen Bezüge enthalten, aus denen nähere Informationen zu entnehmen wären.

Stellungnahmen

Stellungnahmen, Beurteilungen wie Einsprachen gehorchen weiteren Regeln, seien sie formal textlicher oder sprachlicher Natur. Das ***Fachgebiet*** des Autors bzw. der primären Korrespondenz entscheidet auch über die ***Sprache***. Sie kann betriebswirtschaftlich, juristisch oder medizinisch geprägt sein. Die medizinische Prägung kann und muss nach den Fachgebieten weiter differenziert werden.

Über die psychische Situation von Herrn Pfändler wird anlässlich einer neurologischen Hospitalisation und wenige Tage später bei der psychiatrischen Hospitalisation Folgendes berichtet:

- ***Neurologie****: Herr Pfändler arbeitete für Ausmessungen auf einem kleinen metallenen Vordach. Ohne vorgängig auffallende Anamnese wurde er von der Nachbarin auf dem Vordach liegend, nach Hilfe rufend, entdeckt. Danach wahrscheinlich kurzzeitiger Bewusstseinsverlust, genauere Angaben über die Dauer und Tiefe dieses „komatösen" Zustandes stehen uns leider nicht zur Verfügung. Bei uns zeigte sich ein apathisches, unkooperatives Zustandsbild ohne fokalneurologische Ausfälle. Fremdanamnestisch konnten wir ein bereits seit längerem bestehendes depressives Zustandsbild erfahren, indem der Patient seit 2–3 Jahren sich vollständig aus dem Sozialleben zurückgezogen hat, schwer durch die Ehefrau motiviert werden kann, keinerlei Interessen mehr an Freizeitaktivitäten zeigt, möglicherweise eine latente Suizidalität. Diagnose: Unklare Bewusstseinsstörung, Verdacht auf psychogenen Stupor.*
- ***Psychiatrie****: Seit dem Sturz vor einem halben Jahr sei die Stimmung des Patienten zunehmend schlechter geworden. So habe er immer weniger Freude empfinden können und sei z. B. auch nicht mehr in den Männerchor gegangen. Seit Neujahr sei ihm zunehmend „alles über den Kopf gewachsen", so dass er auch bei der Arbeit nicht mehr die gewünschte Leistung habe erbringen können. Zuletzt sei es zu ausgeprägten Suizidgedanken mit Vorbereitungshandlungen gekommen. Aktuell sehe er alles schwarz und sei in einem Loch. Bei Eintritt zeigte Herr Pfändler eine ausgeprägte depressive Symptomatik mit Schuldgefühlen, Suizidgedanken, vorzeitigem Erwachen, Interesseverlust, Verlangsamung, spontanen Ängsten. Herr Pfändler war kooperativ, bezüglich seiner Depression krankheitseinsichtig und bereit, Hilfe anzunehmen, wenn auch mit geringer Hoffnung, dass sich seine Symptomatik tatsächlich bessern könne. Diagnose: Schwere depressive Episode ohne psychotische Symptome.*

Standardbriefe

Vollständig formalisiert sind Standardbriefe, z. B. die Eingangsbestätigung einer Unfallmeldung; Anerkennungs- und Ablehnungsbescheide, Rentenbescheide etc.

In einer Reihe von Dokumenten werden Textbausteine verwendet. Sie werden nicht immer ohne

Hintergrundwissen und nicht von allen Lesern erkannt.

Zu den ***impliziten Regeln***, d. h. zu jenen Regeln, die ohne Vorschrift, aus den persönlichen und beruflichen Erfahrungen erwachsen sind und von allen mehr oder weniger geteilt werden, gehört das Wissen um die Mitleserschaft. Briefe haben zwar einen ersten Adressaten, werden aber von einer ganzen Reihe von Personen mitgelesen. Die meisten anderen Dokumente, wie Notizen, Mitteilungen, Berichte, Resümee oder Gutachten, richten sich nicht – oder besser nicht allein – an eine bestimmte Person, sondern an eine teilweise oder nicht näher bekannte Leserschaft. Die Bezugnahme auf die eigene Person ist deshalb nicht oder nur sehr begrenzt möglich, ebenso wenig wie die Bezugnahme auf den Adressaten. Die Explorandin hat prinzipiell das Recht auf Akteneinsicht. Dennoch wird sie nicht durchgängig als sekundäre Leserin mitgedacht. Bei Arztbriefen, Gutachten und Urteilen gehört sie zu den angenommenen Mitleserinnen. All dies hat nicht nur Einfluss auf den Inhalt, sondern auch auf die Art der Darstellung, die Gliederung, den Textaufbau und die Sprache.

Erwähnenswert (innerhalb eines Dokuments wie für die Erstellung oder Beschaffung eines Dokuments) ist alles, was nicht erwartbar, nicht alltäglich ist. Das heißt, dass ***Alltäglichkeiten nicht vermerkt*** werden. Solch eine Sammlung von Besonderheiten kann so, ohne dass diese Regel bewusst gemacht wird, von der betreffenden Person ein falsches Bild, einen falschen Eindruck vermitteln.

Im Beispiel auf Seite 45 f.; über die unterschiedliche Darstellung des Unfalls von Herrn Pfändler; entsteht im polizeilichen Untersuchungsbericht der Eindruck, dass Herr Pfänder grob fahrlässig gehandelt hat. Die Angaben des Geschäftsinhabers gegenüber der Versicherung lassen dem gegenüber die Vermutung aufkommen, dass Herrn Pfändlers Verhalten im Dachdeckeralltag nicht unüblich ist. Ob die Details nicht genannt werden, weil sie alle alltäglich sind, oder ob Herr Pfändler weniger an die Sicherheit gedacht hat als üblich, bleibt offen. Unter Umständen will der Geschäftsinhaber lediglich verhindern, dass er haftbar gemacht wird.

Das heißt, dass wir kaum Informationen über den Alltag haben. Das gilt auch für andere Zusammenhänge, z. B. Behandlungsregeln in Spitälern, familiäre Umgangsweisen, administrative Abläufe, keineswegs nur für Gepflogenheiten in Handwerksbetrieben.

In Protokollen, Notizen und bei der Schilderung der Beschwerden der Exploranden werden in aller Regel ***nur Äußerungen der Exploranden oder Drittpersonen dokumentiert***, nicht aber die der Autorin. So kann z. B. aus einem stockenden Gespräch mit vielen Pausen und fehlender Eigeninitiative des Exploranden auf dem Papier ein zusammenhängender Text werden. Die Bandbreite späterer Interpretationen dieser Äußerungen, die durchaus nicht spontan gewesen sein müssen, sondern Antworten in einem bestimmten Kontext oder auf konkrete Fragen, ist beim Lesen zu berücksichtigen.

Auch der ***Sprachduktus*** wird nur begrenzt bewusst reflektiert. Trotzdem sind interne Mitteilungen üblicherweise in einer anderen Sprache gehalten als edierbare.

Üblicherweise existieren in den Institutionen Regeln oder Anleitungen für die ***Sammlung von Dokumenten***. Sie orientieren sich an der Fragestellung: Zur Klärung der Urteilsfähigkeit sind andere Dokumente notwendig als zu Untersuchung der Arbeitsfähigkeit oder zu Überprüfung der Zumutbarkeit. Bei Suizidalität gelten andere Informationsvoraussetzungen als bei Fremdgefährlichkeit oder bei psychischer Erkrankung und Schwangerschaft.

Im Verlauf eines Prozesses kann sich die ***Fragestellung erweitern***. Dies hat zur Folge, dass zusätzliche Dokumente eingeholt bzw. Aktenauszüge anderer Institutionen erbeten werden müssen.

Implizit orientiert sich auch die Sammlung von Dokumenten – in Ergänzung zu den expliziten Standardregeln – am ***Prinzip, Besonderheiten festzuhalten***:

So heißt es im neurologischen Bericht über Herrn Pfändler, er sei nicht kooperativ gewesen, was in der neurologischen Klinik üblicherweise nicht vorkommt. Der Bewusstseinsverlust kann nicht zugeordnet werden; Herr Pfändler wird bald wieder entlassen. Am Ende des Austrittsberichts wird die Entlassung folgendermaßen begründet: Da wir Herrn Pfändler während der kurzen Hospitalisation in seinem ganzen Umfeld nicht genauer kennen lernen konnten und er uns gegenüber sehr verschlossen war, ist auch für uns eine gewisse depressive Grundstimmung höchst wahrscheinlich. Über die genaue Ursache des aktuellen Ereignisses kann lediglich spekuliert werden.

3.3.3 Lesarten

Wissen um Erstellen und Sammeln von Dokumenten, um ihre Textgattung, ihren Grad der Formalisierung, Adressaten etc. ist wichtig, um den Inhalt der Dokumente zu verstehen, also um sie ‚lesen' zu können. Die nachfolgenden Lesarten sind nicht als alternative zu verstehen – entweder wird eine Dokument im Hinblick auf seine Textgattung, den Adressaten gelesen – sondern als additive: Die Lesart orientiert sich an der Textgattung, am Fachgebiet bzw. der Tätigkeit der Leserin, am Thema bzw. an der Fragestellung, auf deren Hintergrund Dokumente und Akten gelesen werden sowie an den (impliziten) Hintergrundannahmen.

Die wichtigsten ***Textgattungen*** kamen bereits bei der Skizzierung des Akteninhalts zur Sprache. Um sie zu lesen, d. h. ihren Inhalt zu verstehen, genügt es nicht, die Wörter zu kennen und die Bedeutung der Begriffe. Der Text erschließt sich über die Bedeutung der Formalisierungen und die genannten expliziten und impliziten Regeln der Erstellung. Sie sind einer Leseanleitung gleich, die nicht jedes Mal neu mit geliefert werden muss. Oder anders gesagt, die Formalisierungen und Erstellungsregeln sind Teil der Informationen. Die Textgattung Arztbrief ist die häufigste in medizinischem Kontext. Welche Informationen sie enthält, sei am Brief an den Kollegen Matzinger (s. S. 43) erläutert:

Erste Lektüre*: Ein Psychiater, der in der auftraggebenden Institution tätig ist, bittet den gutachtenden Psychiater um die ergänzende Stellungnahme zu Fragen, nachdem dieser bereits ein Gutachten erstellt hat.*

Zweite Lektüre*: Die Korrespondenten kennen sich mehr oder weniger gut. Dies zeigt die Anrede (sehr geehrter, lieber Herr Kollege) aber auch der Bezug auf das Gutachten: Das Dossier wurde „neuerlich" vorgelegt. Wahrscheinlich war der Vorschlag, dass der Adressat des Briefs das Gutachten durchführen solle, vom Verfasser des Briefs gekommen. Der Verfasser schätzt also den Kollegen als Gutachter, sonst hätte er ihn nicht empfohlen. Auch jetzt schlägt er vor, die ergänzenden Fragen dem Gutachter direkt zu stellen.*

Dritte Lektüre*: Die beiden können nicht offen miteinander reden: Die Verwaltung und vor allem der Rechtsvertreter des Versicherten liest mit, also derjenige, der das Gutachten kritisiert hat. Sehr wahrscheinlich stimmt der Brief-Verfasser der Kritik nicht zu; womöglich erachtet er die Fragen als überflüssig. Es unterstreicht die Seriosität des unabhängigen Gutachters aber nicht, wenn aus der auftraggebenden Institution eine Interpretation des Gutachtens nachgeliefert wird. Die Erläuterungen des Verfassers sind überzeugender.*

Der Inhalt eines Dokuments bekommt also durch die persönliche ***Anrede*** Tiefenschärfe, selbst wenn die Korrespondenten unzweifelhaft mit weiteren Lesern rechnen müssen.

Die Schilderung eines Unfallhergangs zeigt, wie sich die ***Darstellung eines Sachverhalts in Abhängigkeit von der Textgattung*** formal und inhaltlich ändert. So wird ein Arbeitsunfall in folgenden Varianten dargestellt:

- ***Polizeilicher Untersuchungsbericht****: „Die Firma war beauftragt, bei ... eine Neubedachung vorzunehmen. Die Arbeit wurde von deren Geschäftsführer, Herrn (Pfändler, dem Verunfallten) überwacht und ausgeführt. Am Morgen des Unfalltags wurde der Kleinlastaufzug ... aufgestellt (Foto 1). Diese Arbeit wurde von Herrn Pfändler selbst und dem Zeugen ausgeführt. Bei diesem Aufzug handelt es sich um eine Neuanschaffung, doch waren bereits früher solche Aufzüge mietweise benützt worden. Wie Bild 1 zeigt, wurden die ausfahrbaren Schienen bis zur Dachrinne (Höhe ca. 20 m) ausgezogen und etwas unterhalb der Mitte mittels zwei verstellbaren Verankerungsstützen gegen die Fassade gesichert (Bild 1). Mittels des eingebauten Knickstücks wurden die beiden Schienen 12 m über die Dachrinne auf das Dach geführt (Bild 2). Der Aufzug ist knickbar bis 25 Grad. Am Ende der Schienen befindet sich das Kopfstück mit der Umlenkrolle (Bild 3), das seitlich mit je einer Bolzenschraube zu sichern ist. Der Antrieb erfolgt vom Boden aus mit einem 6 PS Benzinmotor und einer Seilwinde mit einer Zugkraft von 300 kg. Das Zugseil verläuft über Umlenkrollen bis zum Kopfstück und wieder zurück zum Transportschlitten. Die höchstzulässige Belastbarkeit des Schlittens beträgt nach Fabrikangabe 200 kg ... Bei der Kontrolle des Kleinlastaufzuges konnten verschiedene die Sicherheit beeinträchtigende Monta-*

gemängel festgestellt werden, die dem verunfallten Herrn Pfändler selbst unterliefen. Anstelle des 7 mm Zugseils wurde ein solches von nur 4,5 mm Durchmesser verwendet. Ferner wurde das Kopfstück am Ende des Aufzuges lediglich auf das Dach aufgelegt, wobei unterlassen worden war, dieses gemäß Montageanleitung gegen das Verrutschen zu verankern... wies das Knickstück bei der Dachrinne einen Winkel von möglicherweise etwas mehr als die erlaubten 45 Grad auf ... hatte es Herr Pfändler auch unterlassen, das Kopfstück mit der Umlenkrolle mit den zwei vorgesehenen Bolzenschrauben zu sichern."

- ***Unfallrapport der Versicherung*** (er basiert auf Telefonauskünften durch den Hausmeister und den Geschäftsinhaber der Dachdeckerfirma an die Versicherung):
  Am Montag, dem ... wurde mit den Arbeiten (für das Dach) begonnen, d. h. es wurde ein so genannter Ziegelaufzug ... montiert, ... Beim genannten Aufzug handelt es sich um ein normales Modell, das häufig... benützt wird. Die Seilwinde ist unten montiert, so dass das Zugseil über eine zuoberst an der Schienenanlage angebrachte Umlenkrolle läuft. Diese Umlenkrolle ist an einer Traverse befestigt, die in das Ende der Schienen eingesteckt und mittels Bolzen gegen Herausrutschen gesichert werden kann. Nach Angaben von Herrn ... (dem Geschäftsinhaber) werden oft diese Scherungsbolzen nicht verwendet, da ein so genanntes Herausrutschen nach oben, d. h. gegen den Seilzug, normalerweise kaum möglich ist.
- ***Austrittsbericht nach der Ersthospitalisation***:
  Der Patient stürzte bei der Arbeit (Fassadenreparatur) trotz Sicherung aus ca. 20–30 m Höhe ab.

Der ***Beruf bzw. die Tätigkeit der Verfasserin*** prägt die Darstellung eines Sachverhalts. Der Polizeibericht dokumentiert, welche Versäumnisse zum Unfallereignis geführt haben. Ob solche Regeln im Alltag üblicherweise missachtet werden, oder ob es sich beim relevanten Ereignis um eine Ausnahme handelt, ist kein Thema. Die Unfallversicherung interessiert sich zusätzlich für die alltäglichen Gepflogenheiten. Beruf bzw. ***Tätigkeit*** sind jedoch auch auf Seiten ***der Leserin*** von Bedeutung. Sie lenken ihre spezifische Aufmerksamkeit bei der Lektüre. Diese natürliche Haltung ist nützlich für kursorisches Lesen auf der Suche nach bestimmten Hinweisen. Sie kann jedoch den Blickwinkel auch zu schnell einengen und die Interpretation in eine falsche Richtung lenken.

Bei Herrn Pfändler bestand die vordringliche Aufgabe, aber auch das Interesse der behandelnden Neurologen darin zu klären, ob Herrn Pfändler auf dem Dach einen epileptischen Anfall erlitten hat oder eine vorübergehende Durchblutungsstörung. Sie ließen sich zwar über die depressive Entwicklung informieren und beurteilten sich auch als wahrscheinlich. Das veranlasste sie jedoch nicht, das Geschehen auf dem Dach auf andere Varianten als auf Anfallsäquivalente zu untersuchen. Ihre Diagnose reduzierte sich auf eine Zustandsbeschreibung: Psychogener Stupor.

Auf der Suche nach Hinweisen für die psychische Symptomatik zum Zeitpunkt, als sich Herr Pfändler auf dem Dach befand, treten andere Aspekte an der Darstellung in den Vordergrund und lassen folgende Fragen aufkommen: Könnte es sich um einen Suizidversuch gehandelt haben, von dem Herr Pfändler dann aber abkam? Oder gibt es Hinweise für eine Angstattacke? Tatsächlich wird im Bericht von Hyperventilation gesprochen, und an einer Stelle von „Agoraphobie".

Die meisten Beteiligten lesen nun nicht alle Dokumente, sondern wählen diejenigen aus, die ihr Fachgebiet oder ihre Thematik betreffen: der Sachbearbeiter primär die Unfallmeldung, den ersten Arztbericht, Arztzeugnisse, Rechnungen, je nach Fragestellung die entsprechende Auswahl ärztlicher Berichte, und Rechtsschriften; die einzelnen Fachärzte ebenfalls die ersten Unfalldokumente und ergänzend die Stellungnahmen ihrer Facharztkollegen; Juristen die Rechtsschriften und weiteres in Auswahl. Eher die Ausnahme als die Regel ist es, dass ein gesamtes Dossier sorgfältig von vorn bis hinten gelesen wird. Dadurch können wichtige Informationen verloren gehen.

Im Falle von Herrn Pfändler finden sich im neurologischen Bericht Hinweise auf Angstsymptome, die Hyperventilation, als man Herrn Pfändler vom Dach holte und die Beschreibung einer „Agoraphobie". Der psychiatrische Fachbegriff darf im neurologischen Bericht nicht als Terminus technicus verstanden werden, sondern als Wahrnehmung des Neurologen, dass Herr Pfändler Angst haben könnte.

Im Dossier von Herrn Pfändler waren über mehr als 20 Jahre keine Berichte von psychiatrischen Untersuchungen, Behandlungen oder gar Gutachten zu finden. Aber in weiteren Dokumenten fanden sich Hinweise auf psychische Beschwerden, so in der oben zi-

tierten Gesprächsnotiz zwischen seinem Chef und einem Außendienstmitarbeiter der Versicherung (s. S. 42) und in einer weiteren solchen Notiz:

„... leidet der Unfallfolgen wegen oft an Depressionen und hat sich auch schon dahin geäußert, dass er mit dem Leben nicht mehr fertig werde. Für Herrn Pfändler ist die Beschäftigung kaum mehr möglich ... Er kann nur kurze Zeit sitzen und an eine Beschäftigung als Betriebsleiter ist überhaupt nicht mehr zu denken ...“

In einem orthopädischen Gutachten aus derselben Zeit schließlich ist von erheblichen Leistungseinbussen die Rede. Sie werden nicht näher aufgeführt. Im Gutachten werden in erster Linie die funktionellen Einschränkungen und Schmerzen nach schwerem Sturz mit multiplen Verletzungen beschrieben. Aber die alleinige Erklärung durch die körperlichen Beeinträchtigungen ist nicht ganz überzeugend, zumal die Einschränkungen nicht nur bei körperlicher Arbeit auftreten.

Wie die „Agoraphobie“ im neurologischen Bericht darf die Beschreibung als „Depressionen“ in der Notiz des Außendienstmitarbeiters nicht als psychiatrische Diagnose verstanden werden. Sie sollte aber als Hinweis auf bereits ausgeprägte depressive Symptome gelesen werden, da im Alltag wie in anderen medizinischen Fachgebieten eine depressive Verstimmung erst sehr viel später wahrgenommen wird als mit psychiatrischer Ausbildung.

Die Absicht, mit der Dinge dokumentiert werden, ist abhängig von der Tätigkeit der Verfasserin. Die fachliche Herkunft erklärt die Ausgangsüberlegungen jedoch nicht allein. Dies zeigen die 3 Varianten des Unfallhergangs von Herrn Pfändler beispielhaft.

Für die Differenzierung von Bedeutungen, die Begriffe und Beschreibungen haben können, ist es notwendig, einige ***Hintergrundannahmen*** (vgl. Kap. 5.4.2 S. 94 ff.) zu kennen. Sie können die Wahrnehmung von Sachverhalten, Szenen oder Ereignissen und ihre schriftliche Darstellung subtil beeinflussen. Zuweilen dominieren sie sogar alle bereits beschriebenen Einflussfaktoren. Dazu gehört die fokussierte Aufmerksamkeit auf möglicherweise Krankhaftes in der Psychiatrie, das Konzept der Glaubwürdigkeit in der Medizin, die Reifizierung von Diagnosen, die Überbewertung von theoretischen Konzepten bis hin zu einer Ideologie, die Gegenübertragung und eine institutionsskeptische oder skeptische Haltung gegenüber Exploranden aus Prinzip.

- **In der Psychiatrie** teilen Autorinnen und Leser eine **Grundvoraussetzung**, die sich aus dem Alltagsleben heraushebt. Sie gilt in den übrigen Fächern der Medizin nur begrenzt, in aller Regel für den spezifischen fachlichen Ausschnitt von Äußerungen und Verhaltensweisen, während im Rahmen psychiatrischer Tätigkeit zuerst einmal keine Äußerungen, Verhaltensweisen oder Handlungen davon ausgenommen werden können. Psychiatrische ‚Normalität‘ ist nicht identisch mit Alltagsnormalität. Dies gilt in zweierlei Weise:
  - Die generelle Zuschreibung der psychischen und physischen Gesundheit an das Gegenüber ist a priori außer Kraft gesetzt. Beschreibungen, Formulierungen, Schilderungen des Patienten von seinem Befinden, Tun und Lassen erhalten eine andere Bedeutung. Die Frage, ob darin etwas Krankhaftes zu erkennen sein könnte, läuft ständig mit.
  - ‚Psychiaterfragen‘ stellen Alltäglichkeiten, Selbstverständlichkeiten in Frage. Große Teile der psychiatrischen Exploration zielen darauf zu hinterfragen, was im Alltag fraglos ist. Garfinkel hat in seinen Experimenten nachgewiesen, dass solche Fragen im zwischenmenschlichen Alltag vom Gegenüber so interpretiert werden, dass der Andere nicht ganz in der Situation sei, einen schlechten Tag habe oder aus anderen Gründen nicht ganz ernst zu nehmen sei. Psychiatrisches Fragen heißt in diesem Sinne, Selbstverständlichkeiten des Alltags in Frage zu stellen. Alltagsabläufe werden gestört. Gerade damit wird auch Festgefahrenes in Bewegung gesetzt, was ja ein Grundelement von Therapie ausmacht (Garfinkel 1984). Taucht also Banales in den Berichten oder Gutachten auf, darf es nicht als Alltäglichkeit verstanden werden, sondern muss als beachtenswert oder ungewöhnlich angesehen werden. Die Schilderungen bekommen so eine andere Bedeutung.
- ***Glaubwürdigkeit:*** Die Äußerung, Beschwerden oder das Verhalten eines Patienten, einer Explorandin seien glaubwürdig, kann verschiedenes heißen. Meistens geht es um die Frage, ob durch den körperlichen Befund, also bestimmte Verletzungen, eine Erkrankung oder körperliche Beeinträchtigung die geklagten Beschwerden erklärbar sind. Oder Beschwerden werden als

vorab glaubwürdig bezeichnet, während die Suche nach ihrer Ursache noch läuft. Im klinischen Jargon heißt es dann, Herr Müller „hat was" oder Frau Meyer „hat nix". Mit ‚was haben' ist die körperliche Ursache der Beschwerden gemeint, während nichts zu haben eine breit gefächerte Bedeutung von psychischen Beschwerden, sozialer Belastung bis hin zu ungerechtfertigten Klagen mit dem Anstrich von Begehrlichkeit haben kann. Qualifiziert wird durch die Glaubwürdigkeit aber in erster Linie die Person: Sie ist sympathisch, überzeugend oder auch unterstützungsbedürftig (vgl. Kap. 5.4.2 S. 94 ff.).

- Das heißt, bei der Frage der Glaubwürdigkeit geht es häufig um die ***Gegenübertragung***, d. h. um jene Gefühle, Assoziationen und persönliche Beziehungen, die die Explorandin oder der Explorand in der Untersucherin auslösen. Sie spielen eine wichtige Rolle für die Beurteilung (s. Kap. 5.4.3 S. 96).
- Die Zuschreibung von Glaubwürdigkeit oder ihre Aberkennung kann auch meinen, dass die betreffende Person zwar auf eine Weise leidet, die den Untersucher überzeugt. Er kann dafür aber keine Erklärung geben, also etwa: „Ich finde zwar keine körperliche Ursache für die Klagen, aber ich glaube, dass Sie leiden". Bei dieser Differenzierung zwischen Krankheit bzw. deren Ursache und dem Leiden einer Person spielt das Krankheitskonzept, von dem der Gutachter ausgeht, eine entscheidende Rolle. Der Bezug auf ein bestimmtes Krankheitskonzept ist zwar unumgänglich (vgl. Kap. 4.1 S. 70 ff.). Die dazu gehörende Theorie kann aber auch zur ***Ideologie*** werden, mit der sich der Gutachter überidentifiziert.
- Eine weitere Variante von Hintergrundannahme besteht in der ***Reifizierung von Diagnosen***. Dabei handelt es sich in der Regel um Modediagnosen, wie z. B. die Fibromyalgie, die HWS-Distorsion oder die milde traumatische Hirnverletzung. Diese Diagnosen sind nichts anderes als der Versuch, nicht erklärbare Beschwerden als mehr oder weniger eigenständiges Syndrom zu fassen. Mit der Reifizierung werden diese Diagnosen nicht mehr als Beschreibung von Symptomen verstanden, sondern als Krankheitseinheit mit körperlichen Beeinträchtigungen, die dauerhaft sind und durch Behandlung allenfalls gelindert, aber nicht geheilt werden können.
- Schließlich vertreten manche Gutachter eine prinzipielle ***Institutionsskepsis***. Sie betrachten große private Institutionen (z. B. eine große Firma), insbesondere aber staatliche Institutionen als suspekt. Sie gehen davon aus, dass die Explorandin vor der Institution geschützt werden muss, ganz gleich worum es geht. Deshalb geht diese Haltung fast regelhaft mit einer ***Überidentifikation*** mit der Explorandin einher[69] Umgekehrt gibt es die Überidentifikation mit der auftraggebenden Institution und der prinzipiellen Skepsis gegenüber dem Exploranden, die die Beurteilung entscheidend beeinflusst (vg. Kap. 1.3.4 S. 15 u. Kap. 5.4.2 S. 94 ff. zur Beurteilung).

3.3.4 Eigendynamik/ Verselbständigung

Die klassische Kritik an der Aktendokumentation zielt auf die Festschreibung der betreffenden Personen auf die geschilderten Äußerungen, Verhaltensweisen und Eigenschaften. Mit dem Eingang in die Akten würden die Menschen stigmatisiert. Solche Festschreibung ist aber kein primäres Ziel, sondern allenfalls Sekundär- oder unerwünschter Effekt von Aktendokumentation. Die seriöse Lektüre von Akten setzt das Wissen darum voraus, dass mit diesen Informationen keine Person erfasst werden kann. Die impliziten Regeln der Dokumentation des Besonderen und der Fokussierung auf mögliche Pathologien unterstreichen dies. Wenn also ein Mensch, dessen Akte einer sozialen Institution Informationen enthalten, die ihn stigmatisieren könnten, als Persönlichkeit beschrieben werden soll, ist dies nicht allein aufgrund von Akten möglich. Ein Problem mit der Aktendokumentation entsteht dann, wenn sich die Daten in der genannten oder anderen Varianten verselbständigen. Sie können eine Eigendynamik gewinnen, die sich von den primären Zielen und Zwecken abkoppelt. Einige übliche Varianten seien kurz beschrieben:

- Beschwerden, Verhaltenweisen und Diagnosen können ***durch das unkritische Fortzitieren festgeschrieben*** werden und somit, durch fortlaufende Wiederholung, zum vermeintlichen Faktum werden. Nur bei genauer Lektüre lässt sich zurückverfolgen, in welchem Zusammenhang die Zuschreibung entstanden ist. Sie kann dann kritisch gewürdigt oder verworfen werden, selbst wenn sie jahrelang als Tatsache behandelt wurde.

- Umgekehrt können Symptome, Verhaltensweisen oder (Verdachts)Diagnosen ***verschwinden, weil sie nicht ins gefasste Bild passen***. Die geklagten Beschwerden wurden dann in aller Regel zu schnell in ihrer Vieldeutigkeit eingeengt und auf bekannte Symptome reduziert.

3.3.5 Abschließende Bemerkung

Mit offenen Augen und Ohren lesen heißt, sich nicht vor der ersten Lektüre auf eine bestimmte Lesart festzulegen (s. Kap. 8). Unter Umständen ist es nötig, ein Dossier – wie einen Prosatext oder ein Gedicht – mehrfach zu lesen, unter jeweils unterschiedlichem Blickwinkel. Das haben die Ausschnitte aus den Dokumenten im Dossier von Herrn Pfändler gezeigt. Zuweilen kann es nützlich sein, Formulierungen laut zu lesen, um Passagen zu verstehen, die als mündliche Sentenz zu Papier gebracht wurden. So wird beispielsweise in einem Polizeibericht beschrieben, dass jemand „brüllen" würde für alemannisch „weinen".
Die beschriebenen Bedeutungsvarianten lassen sich sämtlich aus der Annahme herleiten, dass es sich beim Inhalt einer Akte um Dokumente eines Gesprächsaustauschs handelt (Hoffmann-Richter u. Finzen 1998). Im Gegensatz zu einer Krankenakte wird der Gesprächsaustausch dadurch eingeschränkt, dass Personen unterschiedlicher Fachrichtungen ins Gespräch kommen sollen und nicht ohne weiteres von denselben Voraussetzungen ausgehen oder dasselbe Wissen teilen. Die expliziten Regeln mögen noch gemeinsam sein. Die impliziten, vor allem die Hintergrundannahmen sind es in aller Regel nicht (s. auch Kap. 5.4.2 S. 94 ff.).

Schon zwischen Explorandin und Interviewer entstehen Verständigungsschwierigkeiten durch die Systematik, mit der von Seiten der Fachperson Beschwerden, Symptome reduziert und in eine Diagnose gefasst oder auf einen juristischen Tatbestand festgelegt werden. Exploranden fühlen sich bei diesem Prozess auf eine von mehreren möglichen Varianten festgelegt, die in ihrer Ausschließlichkeit nicht mehr als zutreffend erscheint (vgl. S. 41 zur Vagheit bzw. zum Problem der Kontingenz). Dementsprechend ausgeprägter muss diese Verfremdung in der Dokumentation werden, wenn sich die Dokumentation im o. g. Sinne verselbständigt.

3.4 Gesprächsanalyse

Je früher nach Beginn einer Symptomatik, einer Krankheit, je früher nach einem Unfallereignis eine Exploration stattfindet, desto erlebnisnäher kann die betreffende Person ihre Beschwerden und Erfahrungen schildern. In jedem Falle aber werden die Erfahrungen nicht mehr so beschrieben, wie sie im Moment des Auftretens erlebt wurden. Sie werden mit dem früher Erlebten in Bezug gesetzt, in die bis dahin gemachten Lebenserfahrungen integriert und verändert. Die Erwartung, ursprüngliche Beschreibungen zu hören ist also eine Illusion. Wolfgang Wieland sieht selbst in der ärztlichen Praxis die Situation folgendermaßen:

„Kein Patient kommt nur mit Beschwerden, rein als solchen, zum Arzt. Ob er es weiß oder nicht, er hat zu seinem Beschwerden immer schon Stellung genommen, er hat sie bewertet und beurteilt. Sie sind keine an ihm nur vorkommenden Ereignisse, sondern er hat sich zu seinen Beschwerden immer schon in eine Beziehung gesetzt. Es ist ein allgemeingültiger anthropologischer Grundsatz, dass es im Bewusstsein des lebenden und handelnden Menschen keine reinen Fakten, sondern immer nur bereits gedeutete Fakten gibt. Faktum und Deutung sind in allen Lebensbereichen des Menschen so miteinander verschlungen, dass es außerordentlicher methodischer Anstrengung bedarf, wenn man beides voneinander trennen will. Es ist ein wichtiges Kriterium der wissenschaftlichen Einstellung im Gegensatz zur Einstellung des natürlichen Bewusstseins, dass hier planmäßig versucht wird, das Gewebe von Fakten und Deutungen in seine Bestandteile aufzulösen. Man hat Grund zu der Annahme, dass es sich dabei auch in den Wissenschaften nicht um eine Aufgabe handelt, die ein für allemal gelöst werden könnte" (Wieland 1975: 21).

Wir erfahren nicht die Ursprünge von etwas, nicht die ‚Urszene', wohl aber die Bewertungen und Deutungen, die der Explorand und die Explorandin vorgenommen haben und mit denen sich für sich einen Weg des Umgangs gefunden haben. Die Ereignisse selbst sind nicht mehr zugänglich, aber die Art und Weise der Beziehungssetzung mit ihnen eröffnen einen indirekten Einstieg in die Ereignisse. Dabei spielen all jene Faktoren und Aspekte eine Rolle, die im Zusammenhang mit den beteiligten Personen (s. Kap. 1) und dem Interview (s. Kap. 2.4) bereits zur Sprache kamen.

- Auf der Seite des Gutachters ist zunächst das **Bild** relevant, das er sich **nach dem Aktenstudium** von der Explorandin gemacht hat. Die skizzierten Schritte der Aktenanalyse sind eine wichtige Voraussetzung, damit die Exploration gelingen kann. Aufgrund des Aktenstudiums sind Fragen entstanden, die in der Exploration geklärt werden sollen. Aber daneben setzt sich in der eigenen Vorstellung auch ein Bild über die Explorandin zusammen. Es kann für die Vorbereitung auf die Begegnung nützlich sein. Es kann sich aber auch als Hindernis erweisen, wenn es nicht zutrifft; wenn die Vorerwartungen die reale Begegnung stören oder gar behindern. Damit dies nicht geschieht, muss das Bild als solches bewusst sein und im Verlauf der Exploration beiseite gestellt, laufend überprüft und korrigiert werden. Weitere Schritte sind bei der schriftlichen Verfassung der Passagen im Gutachten notwenig die durch die Begegnung beeinflusst werden: dem psychopathologischen Befund, der Diagnose und der Beurteilung. Sie sind von der Vorstellung der Person geprägt, die den Rahmen dafür abgibt, ob eine Äußerung, eine Handlung oder das Verhalten in einer bestimmten Situation als gesund, gesund aber merkwürdig, eigenwillig oder als krank beurteilt werden. So kann es sein, dass die Aktenlektüre das Bild eines bereits vor dem Unfallereignis kranken Menschen entstehen ließ, der sich dessen aber nicht oder nur bedingt bewusst zu sein scheint.
  Im Dossier von Herrn Huber war seine Colitis ulcerosa, an der er seit dem 18. Lebensjahr leidet, zwar erwähnt, sie tauchte aber in den beigelegten Akten der Invalidenversicherung auf und war im Verlauf des Unfallgeschehens nicht thematisiert worden. Die Erkrankungen seiner Familienmitglieder – die Alkoholabhängigkeit seines Vaters, die sein Erwachsenwerden begleitet hatte, die Erkrankung seiner Frau und die Erkrankungen von Sohn und Tochter – waren nur allgemein unter sozialen und familiären Problemen rubriziert worden. Die Frage, ob er ein gezieltes Interesse daran haben könnte, dass seine sonstigen Belastungen nicht genauer betrachtet worden waren, lag deshalb nahe (vgl. Kap. 1 u. 2 S. 10 ff.; 22 ff.).
  Aber auch auf Seiten des Exploranden ist die Eingangsszene der Untersuchung entscheidend: Würde es Vorbehalte geben? War die ablehnende Haltung schon vorprogrammiert? Konnte die Exploration in Form eines fokussierten Interviews mit frei schwebender Aufmerksamkeit[70] stattfinden oder war sie von Vorerwartungen bestimmt?
- Die Art und Weise, wie die Explorandin auf die ***eröffnende Frage:*** Wie geht es Ihnen? oder Wann hat das alles angefangen? antwortet, enthält viel mehr als die Ereignisdaten. Hier werden die Anfänge Thema, die der Explorand als solche betrachtet und die Verbindungslinien von dort zu seinem aktuellen Befinden (vgl. Kap. 2.4 S. 23 ff.). In aller Regel können die Betroffenen den Anfang und die Bezüge, die sie sehen, sehr klar benennen. Die Frage ist allenfalls, ob sie ihre Überlegungen offen legen wollen.
  So hatte Herr Burri dies zunächst nicht tun wollen, holte es aber später nach, als er Vertrauen gefasst hatte.
  Auch die Variante eines schleichenden Beginns ist eine Antwort, wenngleich keine vom Gutachter erwünschte.
- Ähnliches gilt für die ***Frage nach dem relevanten Ereignis***, dem Beginn einer Erkrankung, dem Unfallereignis oder anderen relevanten Lebensereignis. Hier muss die Gutachterin jedoch zuerst klären, ob die betreffende Person in der Lage ist, darüber zu erzählen, was unter Umständen heißt, die Ereignisse im Moment des Erzählens zu aktualisieren und wieder zu erleben. Auch diese Frage wird jedoch keineswegs einheitlich erlebt. Ist das Thema weiterhin affektiv hoch aufgeladen und nicht bearbeitet, sollte die Erinnerung vermieden werden und wird es in aller Regel auch. Ist es zum einigermaßen verarbeiteten, aber weiterhin relevanten Lebensereignis geworden, ist das Erzählen ein Bedürfnis. Ist das Ereignis aber mit sekundären Interessen überlagert, wird es dem Gutachter unter Umständen geradezu aufgedrängt (vgl. Reaktionen von Herrn Huber, Frau Kyra und Herrn Fritz Kap. 2.4 S. 23 ff.).
- Die ***subjektive Krankheitstheorie*** wird meist bei der Erzählung des Ereignisses berührt. Unter Umständen kommt sie erst beim Erzählen der Biographie zur Sprache. Da sie in aller Regel zum impliziten Wissen gehört, müssen Details nach der Erzählung erfragt werden.
  So hatte Herr Huber zwar bereitwillig seine lange Leidensgeschichte dargestellt, war aber überzeugt, dass der Unfall der Anfang allen Übels war, obwohl er in der Gegenüberstellung mit seiner Geschichte

zu zweifeln begann (vgl. Kap. 1 S. 10 ff.). Frau Kyra hingegen hatte die Bezüge zwischen ihrer Herkunft, ihrer Biographie und dem Attentat zwar bedacht, wollte sich aber ganz offensichtlich nicht näher damit befassen. Deshalb verstand sie auch nicht, warum sie fortgesetzt an Symptomen litt (vgl. Kap. 2.4 S. 23). In den Reaktionsformen von Frau Kyra wie Herrn Huber wurde deutlich, dass sie bewusst keine sekundären Interessen vertraten, obwohl sich ihre Gründe und ihre Interessen deutlich unterschieden.

- Bei vielen Explorandinnen und Exploranden gilt es, ***Sprachschichten*** voneinander zu unterscheiden: Sie benutzen in der Exploration ein Vokabular, das ganz offensichtlich nicht ihrem alltäglichen entspricht. Und sie haben sich mit dem Vokabular Erklärungen der Personen zu eigen gemacht, von denen sie gelernt haben: Das sind in der Regel der Hausarzt, die Physiotherapeutin, eventuell die Psychotherapeutin oder der Psychiater und der Anwalt. Sie werden zuweilen ergänzt durch Selbsthilfegruppen, Ratgeberliteratur und Massenmedien (Fernsehsendungen, Internet, Zeitschriften und Boulevard-Presse). Wie in der Archäologie ist es in diesem Fall nötig, mit Geduld und Gespür die einzelnen Schichten abzutragen, um sich den Vorstellungen der betreffenden Person zu nähern bzw. zu ergründen, ob die eigenen Vorstellungen durch fremdes Vokabular ersetzt wurde, dass meist nicht den eigenen Gedanken entsprechend belebt werden kann. Wenn z.B. eine Explorandin nach einer HWS-Distorsion zunächst davon spricht, dass sie „kognitive Defizite" habe und auf weiteres Nachfrage erklärt, dass sie ihre Arbeit, ja selbst ihrem Haushalt nicht gewachsen sei, sondern hilfebedürftig geworden sei, kann getrost ein ihr fremdes Vokabular angenommen werden. Dasselbe gilt für die Beschreibung, an einer „muskulären Dysbalance zu leiden oder nicht mehr „zentriert" zu sein.
- ***Implizites Wissen*** kann nicht direkt erfragt werden. Aber eingebettet in die Biographie, die Leidens- und/oder Unfallgeschichte finden sich Beschreibungen und Erzählsequenzen, die den Zugang zum impliziten Wissen eröffnen; in aller Regel sind dies Krankheitsvorstellungen, Lebenskonzepte und Ursachenzuschreibungen negativer Entwicklungen. Zu berücksichtigen ist hier das Phänomen der Vagheit bzw. der Kontingenz. In der Psychiatrie zeigt sich das Problem der ***Vagheit*** auf besondere Weise[71]. Im Rahmen seiner Experimente, in denen Garfinkel die beteiligten Personen aufforderte, übliche Alltags- und Interaktionsregeln zu missachten, kam Garfinkel zum Schluss, dass die „Vagheit von Ausdrücken" im Alltag, im gesellschaftlichen Leben „wesensmäßig" gegeben und „unaufhebbar" sei: „Mit der Eigenschaft der unaufhebbaren Vagheit meine ich, dass beschriebene Gegenstände als konstant mitgedachtes Merkmal einen begleitenden ‚Überschuss' an Bedeutung einschließen und dass dieser ‚Überschuss' ein springender Punkt für das angemessene Erkennen des beschriebenen Gegenstandes ist. Innerhalb der Regeln des idealisierten wissenschaftlichen Diskurses wird diese Eigenschaft als unglücklicher Irrtum erachtet. Im Hinblick auf die tatsächlichen Verfahrensregeln in der Praxis des formalen wissenschaftlichen Diskurses wird die Vagheitseigenschaft als nun einmal in der Praxis nicht zu änderndes Ärgernis angesehen. Im krassen Gegensatz dazu werden Versuche, für das Vagheitsmerkmal im Alltagsdiskurs Abhilfe zu schaffen, gewöhnlich von den Interaktionspartnern als ein Vorenthalten oder ein Entzug von Solidarität, Zuneigung und Billigung erfahren" (Garfinkel 1973: 204). Zur Verständigung wie zur Interaktion im Alltag ist ein gewisses Maß an Kontingenz unterlässlich. Gerade sie aber wird für die wissenschaftliche Untersuchung von beabsichtigten Bedeutungen gesprochener wie geschriebener Sprache zum Problem.
- Besondere Schwierigkeiten bereitet die Reflexion über die Veränderungen, die eine Erkrankung oder ein Unfallereignis mit sich gebracht haben. Auch für sie gilt, ***dass über Gesundheit nicht nachgedacht wird***. Sie wird erst Thema, wenn sie bedroht ist. So finden sich in vielen Unfallakten auffällige Schwarz-Weiß-Malereien in der Kontrastierung einer Person vor und nach einem relevanten Ereignis. Die Schilderungen sind zuweilen so krass, dass sie unglaubwürdig klingen. In solchen Situationen ist es äußerst schwer, einen Zugang zu früheren Erinnerungen zu finden. Auch sie sind am ehesten über die Biographie oder andere, das Leben durchziehende Themen auffindbar (vgl. Kap. 2.4 S. 23 ff.).
- Eine ganze Reihe von Gründen sprechen deshalb für die ***offene Frage nach der Biographie***, die eine freie Erzählung induzieren sollte, ehe sie durch Fragen vorstrukturiert wird. Welche Horizonterweiterung sie für die relevanten Fragen bietet, zeigen beispielhaft die so unter-

schiedlichen Biographien von Herrn Huber und Frau Kyra (vgl. Kap. 1 S. 10 ff. u. 2.4 S. 23 ff.).

- Von Bedeutung ist weiter die ***Form der Schilderung***, die Bereitschaft auf Fragen einzugehen; die Sprache und der Zusammenhang, in dem wichtige Aspekte angesprochen werden. Das gilt für die Frage nach Alkohol- und Drogenkonsum – für viele Menschen ein schwieriges Thema – aber auch für Fragen nach den aktuellen Beschwerden, nach der Biographie und nach der Deutung einer Erkrankung oder eines Unfallereignisses (vgl. Kap. 2.4). Dass dabei die Bereitwilligkeit nicht einfach bedeutet, dass jemand offen erzählt und die Zurückhaltung, dass ein Mensch etwas zu verbergen hat, wurde bereits deutlich.
- An dieser Stelle geht es in der Exploration darum, die ***Wahrnehmungen und Zusammenhänge*** aus Sicht der Gutachterin mit denen des Exploranden ***abzugleichen***. Die Reaktion auf Rückfragen oder eine konfrontierende Frage ist dabei ebenso eine Information wie der Inhalt der Antwort. Dies haben die Antworten von Frau Kyra auf die Frage, ob sie das erlebte Attentat nicht in Bezug zu ihrer Familiengeschichte stelle ebenso gezeigt wie Frau Murnaus Antwort auf die Frage nach ihrem Alkoholkonsum oder Herrn Hubers Antwort auf die Frage nach seiner Verknüpfung seiner Beschwerden zum Unfallereignis. Ob die Distanzierung zu den eigenen Vorstellungen auf Seiten des Exploranden gelingt, ob eindeutige Zuordnungen in Frage gestellt werden dürfen, ist dabei auch ein Indiz für den möglichen Therapieerfolg.
- Die ***Gesprächsatmosphäre*** spielt eine entscheidende Rolle dafür, ob die Erzählungen, die Äußerungen und die darin enthaltenen Informationen für den Gutachter zugänglich, verwertbar und verlässlich sind. Die Frage nach der Gesprächsatmosphäre ist trotz des Machtgefälles am Ende des Interviews, nach Beendigung des offiziellen Teils indirekt möglich, wenn Fragen gestellt werden: Die Art der Fragen und die Art und Weise, in der offene Fragen beantwortet werden können, geben darüber indirekt Auskunft.
- Hier treten auch ***sekundäre Interessen und unterschiedliche Rollen*** des Exploranden zutage, selbst wenn sie vorher kein Thema waren oder nur vermutet werden konnten (vgl. Kap. 1.2.8 S. 13 f.).

Am Schluss des Interviews bzw. der Gesprächsanalyse steht die Frage, ob ***alle offenen Fragen beantwortet*** sind, die sich aufgrund des Dossiers gestellt hatten: Sind die Lücken geschlossen? Sind die Widersprüche geklärt oder wie stellt sich die Situation jetzt dar? Müssen weitere Untersuchungen veranlasst werden oder der Verlauf abgewartet? Was sollte dafür vorbereitet; was in die Wege geleitet werden? Beim Zusammentragen der Puzzleteile ist es vor allem wichtig, die Zitate der Originalaussagen zu Rate ziehen zu können, um nicht Gefahr zu laufen, von Alltagsbeschreibungen zu schnell auf psychopathologische Symptome und ein Syndrom zu schließen.

So hatte Herr Pfändler in einer fast atemlosen Erzählung über seine Geschichte Folgendes untergebracht: „Und wenn man auf die Baustelle kommt und die Leiter sieht und dann erst mal pieseln gehen muss, dann fragen die andern schon, was ist denn mit dem los. Erst nach beharrlichem Nachfragen hatte er später eingeräumt, dass er nach seinem ersten Sturz aus 20 m Höhe bereits Höhenangst hatte, die er später, nach dem Sturz vom Baum kaum mehr überwinden konnte. Er würde nur noch auf eine Bockleiter steigen …"

Und auf die Frage, ob er – angesichts seiner Schilderungen zu seinen Stürzen – nicht an Suizid gedacht habe, meinte er: „Man kann das Vertrauen ja nicht enttäuschen wenn man als Dachdecker den Schlüssel für die Flachdächer auf den Hochhäusern einer Firma erhalten hat".

Aktenanalyse wie die Auswertung des Interviews sind ein ***unabgeschlossenes Projekt in die Zukunft*** (Garfinkel 1984). Die Symptome können sich erwartungsgemäß entwickeln. Sie können sich aber auch als unvorhersehbar erweisen und erst im Nachhinein verständlich werden. Deshalb sind die Symptome, Äußerungen und vorhandenen Dokumente wie die eigene Dokumentation im Augenblick der Entstehung nicht in jeder Hinsicht durchschaubar. Unklarheiten können sich erst im späteren Verlauf klären. Um ein Projekt in die Zukunft handelt es sich in mehrfacher Weise:

- Zum Ersten besagt die „Et-cetera-Regel" im ethnomethodologischen Sinne, dass im Gespräch von vorn herein angenommen wird, dass das unmittelbar eingängige Sinnverstehen des Hörers vom Sprecher in dieser Form auch gemeint war. Ebenso wird angenommen, dass das, was der Hörer momentan nicht verstehen kann, sondern erst im Folgenden erfassen, vom Hörer im fortgesetzten Interpretationsprozess dem Gehörten beigefügt wird oder die vorherige Wahrnehmung modifiziert.

- Zum Zweiten ist die „Et-cetera-Regel" Teil der ärztlichen Kunst als Erfahrungswissenschaft. Sie weiß um die Bedeutung des Verlaufs einer Erkrankung. Erst sie wird die genaue Diagnose bringen, bestätigen oder widerlegen. Zu Beginn von Beschwerden kann die Allgegenwart und Vieldeutigkeit der Klagen und Symptome das Bewusstsein für die Bedeutung des weiteren Verlaufs einschränken.

3.5 Struktur ärztlichen Denkens und Handelns

Die vorausgegangene Schilderung zur Datensammlung, Auswertung und ergänzenden Erhebung mit all den Erläuterungen macht noch auf etwas anderes aufmerksam: Die Sammlung der Daten ist kein isolierter Prozess, der der Beurteilung vorausgeht. Vielmehr laufen während der Erhebung bereits ständig sich erweiternde und nach und nach verengende versuchsweise Beurteilungsschritte. Eine systematische Beschreibung psychiatrisch gutachterlicher Tätigkeit unter methodischen Aspekten gibt es bisher nicht. So haftet diesem ersten Entwurf etwas Vorläufiges, Skizzenhaftes an. In der Erwartung, dass die fortgesetzte Arbeit wie der Austausch mit Leserinnen und Lesern zur weiteren Ausarbeitung und Entwicklung führt, habe ich ihn versucht. Er besteht aus den Etappen der Datenanalyse vorhandener Daten, der ergänzenden Datenproduktion, der Konzeption der Beurteilung als dichter Beschreibung oder als hypothetisches Schlussfolgern auf unterschiedlichen Abstraktionsebenen und der Textproduktion als gesondert zu betrachtendem methodischem Schritt. Das bedeutet, dass Diagnosestellung und Beurteilung nicht als naturwissenschaftlich anerkannte Methode verstanden werden können. Ihre Entstehung kann nicht als Ergebnis eines hypothetiko-deduktiven Vorgehens betrachtet werden.

Ein ***hypothetiko-deduktives Forschungsdesign*** ist ***nur in einem kleinen Ausschnitt*** medizinischer Forschung wie des klinischen Alltags möglich. Es setzt voraus, dass eine quasi experimentelle Situation geschaffen werden kann oder dass für einen kurzen Zeitraum lediglich biologisch physiologische Vorgänge relevant sind. Dies ist zum Beispiel im akuten hypovolämischen Schockzustand gegeben, wenn dem gefährdeten Körper Flüssigkeit zugeführt werden muss. Alle anderen Maßnahmen können in diesem Augenblick aufgeschoben werden. Oder bei einer akuten Infektion, wenn der Keim bestimmt und die entsprechende antibiotische Behandlung begonnen werden muss. In dem Moment, in dem es wieder um die erkrankte Person, ihre sonstige körperliche Verfassung, weitere Symptome, Beschwerden, Erkrankungen geht, ihre soziale Situation, ihre psychische Verfasstheit, reicht dieser Ansatz bereits nicht mehr aus. Die Gutachtensituation aber ist nicht identisch mit der Ausgangssituation eines Forschungsprojekts, eines Experiments oder einer Studie. Sie muss quasi den umgekehrten Weg beschreiten: Es geht nicht um die Falsifizierung einer Hypothese mit Hilfe eines Studienkonzepts. Es ist nicht möglich, veränderliche Variable zu wählen und die übrigen konstant zu halten, so dass die Entwicklung bei Veränderung der Variablen beobachtet werden könnte.

Vielmehr trifft die Gutachterin eine vorgegebene Situation an: Sie kann den Verlauf nur noch aufgrund der Akten rekonstruieren, eine Momentaufnahme machen und muss davon ausgehen, dass der weitere Verlauf zusätzliche Erkenntnisse bringt, über die sie noch nicht verfügen kann. Die Variablen sind vorgegeben. Sie kann sie lediglich erkennen oder übersehen. Ihre Aufgabe besteht darin, die Rolle der einzelnen Variablen möglichst genau zu unterscheiden. Und schließlich – zuerst und zuletzt – handelt es sich nicht um eine repräsentative Fallzahl, sondern um einen Einzelfall, in dem sie zu klären hat, zu welcher Diagnose oder zumindest Diagnosengruppe er zuzuordnen ist. Es geht also um eine individuelle Situation und um Details und damit um das Methodenspektrum der Sozialwissenschaften. Empirisch gesichertes Wissen ist nur in Form von Inseln zu haben, zwischen denen die Lücken nicht stillschweigend übersprungen werden sollten, sondern systematisch und mit der Möglichkeit zur Korrektur verbunden: auf der Suche nach der bestmöglichen Erklärung. Die Datensammlung entspricht einer Spurensuche (Ginzburg 2002). Sie kann in eine dichte Beschreibung (Geertz 1995) münden oder in hypothetisches Schlussfolgern (vgl. Kap. 3.7 S. 63 ff.).

Wir sind davon ausgegangen, dass Überlegungen zu Diagnose und Beurteilung nicht erst nach, sondern bereits während der Datensammlung und Auswertung laufen. Während der medizinischen Ausbildung werden einerseits unendlich viele Krankheitsbilder, Syndrome, Symptome beschrieben, erklärt und am besten gezeigt. Andererseits wird dabei jenes Denken vermittelt, das als ***Mustererkennung oder Gestaltwahrnehmung***[72] bezeichnet wird. Bereits die ersten wenigen Informationen über einen Patienten werden mit möglichen Diagnosen in Verbindung gebracht und die weiteren Daten daraufhin erfragt oder ergänzt[73]. Der Nutzen von Mustern kommt darin zum Ausdruck, dass in den 80er-Jahren die Vorstellung entwickelt wurde, diese Arbeit dem Computer zu überlassen. Je komplizierter aber das System für die Differenzialdiagnose wurde, desto länger brauchte der Computer um mögliche Muster zu finden. Im Gegensatz dazu brauchen Kliniker mit zunehmender Erfahrung weniger Zeit, um auf die entscheidenden Differenzialdiagnosen zu kommen[74]. Sie nehmen im Kopf sehr viel schneller eine Engführung vor und klopfen nicht alle beliebigen Möglichkeiten ab. Der Weg, wie man zu Erkennung einzelner Muster kommt, wird als Skript oder auch Drehbuch bezeichnet. Der große Vorteil dieser Vorgehensweise besteht darin, dass aus der Fülle von Daten in Kürze einige als wahrscheinlich relevant ausgewählt und andere beiseite gelegt werden können. Erfahrene Kliniker liegen in der Regel damit richtig. Im Ausnahmefall täuschen sie sich. Einer der klinischen Leitsprüche hierfür heißt: Das Häufige ist häufig, das Seltene ist selten. Aber, so Mannebach, die ausgefallenen Diagnosen müssen zumindest als Muster bekannt sein und mitgedacht werden.

Der Nachteil dieses Vorgehens besteht darin, dass in einem Stadium über die Bedeutung von Daten entschieden wird, in der noch sehr viele Fragen offen sind. Die Verdachtsdiagnose, die Anfanghypothese oder -hypothesen, könnten sich nicht bestätigen. Dann muss die ***Suche von vorn beginnen***. Hier tut sich denn auch eine der problematischen Verzweigungen auf, die zu Fehldiagnosen führen. Theoretisch sollten alle möglichen Kombinationen aller relevanten Daten zusammengestellt und systematisch überprüft werden. Das geschieht im klinischen Alltag kaum, aber auch in der Begutachtung nicht regelmäßig. Die Zeit der Suche und der Ungewissheit soll so schnell wie möglich beendet werden. Entscheidungen sind gefordert, und oft muss die Behandlung bereits beginnen, ehe die Diagnose geklärt ist. In dieser Zeit steigt die Spannung bei Patienten wie Untersuchern: Man will endlich wissen, was los ist. Darüber wird der Gedanke (vorläufig) beiseite geschoben, dass man möglicherweise weiter suchen muss und die Überlegungen noch einmal ganz vorne beginnen.

Hinzu kommt, dass sich mit der Zeit, durch die Behandlung und mit all den Dingen, die inzwischen geschehen sind, das Bild verändert: Anfangsüberlegungen scheinen nicht mehr zu passen. Symptome verändern sich. Nichts scheint mehr klar. Um so eher möchte man sich an einer einmal gestellten Diagnose festhalten. In schwierigen Situationen bewährt sich deshalb, dass die Denk-, Urteils- und Entscheidungsprozesse nicht nur als Fähigkeiten gelernt und umgesetzt werden, sondern explizit gemacht: Wenn ich den Weg rekonstruieren kann, auf dem ich mich verirrt habe, auf dem ich den falschen Spuren gefolgt bin, kann ich weiter vorne wieder neu ansetzen und die Fährte wieder aufnehmen. Carlo Ginzburg hat für die Geschichtswissenschaften Überlegungen angestellt, die die Schwierigkeiten der theoretischen und methodologischen Verortung für die Geschichtswissenschaften benennen, um die es auch in der Medizin geht. Dies war nur möglich, indem er sich von der „seichten Gegenüberstellung von ‚Rationalismus' und ‚Irrationalismus'" distanzierte. Sein erstmals 1973 erschienener Essay zur „Spurensicherung" verweist im Untertitel auf die Gemeinsamkeiten von Anthropologie, Kriminalistik, Medizin, Kunst- und Geschichtswissenschaften: „Der Jäger entziffert die Fährte, Sherlock Holmes nimmt die Lupe, Freud liest Morelli – die Wissenschaft auf der Suche nach sich selbst" (Ginzburg 2002). Den Indizienwissenschaften, wie er sie nennt, ist gemeinsam, dass sie eine Fülle von Details zusammentragen müssen, bei denen es auf die Genauigkeit der Erhebung und auf die richtige Verknüpfung ankommt. Die Kritik der Unwissenschaftlichkeit, weil diese Wissenschaften nicht hypothetiko-deduktiv vorgehen oder, wie er es nennt, dem Galileischen Paradigma folgen, weist er überzeugend zurück[75]. Gemeinsam ist diesen Wissenschaften auch, dass sie zwar Regeln aufstellen können, aber keine Gesetze. Jeder Einzelfall muss für sich betrachtet werden. Das bedeutet auch, dass es ***keine letzte Gewissheit*** gibt[76].

3.5.1 Studien

Erstaunlich wenige Studien haben sich mit der Frage befasst, ***wie*** Ärztinnen und Ärzte im klinischen Alltag ***zu ihrer Diagnose kommen***. Mit Wahrscheinlichkeit gibt es mit einer Ausnahme zu keinem Bereich Feldstudien. Das heißt bisher wurden Ärzte nicht in ihrem klinischen Alltag beobachtet und begleitet. Die durchgeführten empirischen Studien entstanden auf der Suche nach einem Modell der ärztlichen Problemlösestrategie. Ein Ansatz bestand darin, Ärzte bei der Lösung eines diagnostischen oder therapeutischen Problems ihre Überlegungen laut aussprechen und kommentieren zu lassen. Die davon angefertigten Transkripte wurden z. B. von Kassirer und Kopelman nach kognitiven Fehlern bei der Fallbearbeitung durchsucht. Sie beschrieben vier Lösungsschritte: die Triggerung von einer oder mehreren diagnostischen Hypothesen im Sinne einer Hypothesengenerierung; die Entwicklung eines kognitiven Kontextes für das diagnostische Problem und die Sammlung und Interpretation von Daten und die Verifikation der Diagnose. Mannebach kritisiert an der daraus entwickelten Systematik von Kassirer und Kopelman, dass die von ihnen zugeordneten Fehlerarten nicht systematisch dargestellt würden. Es handle sich um eine scheinbare Operationalisierung. Die Autoren lieferten keine detaillierte oder strukturierte Beschreibung (Kasirer u. Kopelman 1997; Mannebach 1997: 22–23). Eine andere Form empirischer Studien wertete Kasuistiken aus, die im Rahmen einer klinisch-pathologischen Konferenz besprochen wurden. Auf ihrer Grundlage kamen die Autoren Eddy und Clanton zu 6 Problemlöseschritten: Eine Reihe von Befunden werden zu einem Gesamtbild gruppiert; ein ‚Angelpunkt' bzw. pathognomonisches Leitsymptom wird Anlass für weitere Überlegungen; aufgrund dessen werden mögliche Krankheitsursachen aufgelistet; jede mögliche Ursache wird mit den Fakten abgeglichen; die verbleibenden Diagnosen werden paarweise verglichen und die weniger glaubwürdigen fallen gelassen; die gewählte Diagnose wird mit allen Befunden konfrontiert, gegebenenfalls müsse der Prozess von vorn beginnen. Eddy und Clanton stellten fest, dass die Ärzte sich bei der Eliminierung von Diagnosen nicht nach den Regeln des probabilistischen Schließens verhielten. Vielmehr benutzen sie das Leitsymptom als heuristisches Werkzeug. Nicht die Wahrscheinlichkeit der einzelnen Hypothesen werde berechnet, sondern der Erklärungswert für die beobachteten Befunde herangezogen. Mannebach kritisierte den Ansatz der Kasuistiken, bei denen naturgemäß die Analyse bereits abgeschlossen sei, so dass das Ergebnis nur begrenzt auf die reale klinische Situation übertragbar sei (Eddy u. Clanton 1982, Mannebach 1997: 23–24). In einer Studie zu therapeutischen Entscheidungen stellten die Untersucher fest, dass die Ärzte nicht einem hypothetisch-deduktiven Zyklus folgten, sondern sich bei der Auswahl und Bewertung von Brennpunkten der Therapie von persönlichen Heuristiken leiten ließen (Mancuso u. Rose 1997).

Analyse von Gutachten

Noch weniger Untersuchungen haben eine Antwort auf die Frage versucht, wie die Psychiaterin zu ihrer Diagnose kommt. Über den Prozess der psychiatrischen Begutachtung liegen keine Studien vor, wohl aber ***Analysen von Gutachten***. Die erste Untersuchung zur Qualität psychiatrischer Gutachten im deutschen Sprachraum führte Friedemann Pfäfflin durch (Pfäfflin 1978). Datengrundlage waren acht Jahrgänge (1964–1971) psychiatrischer Gutachten über Sexualstraftäter aus dem Oberlandesgerichtsbezirk Hamburg. Obwohl es um eine sehr eingegrenzte Fragestellung ging, hat die Studie alle relevanten Problempunkte genannt, die in den nachfolgenden Studien näher untersucht wurden. Von den 208 in die Auswertung eingegangenen Gutachten waren 61 % weniger als 10 Seiten lang; vier umfassten nur bis zu einer DIN A4 Seite. In 5 % der Gutachten war die Aktenlage gleich lang oder länger als das übrige Gutachten, wohingegen 39 % der Gutachten ohne Bezug auf die Akten erstellt wurden. Obwohl alle Täter eine Sexualstraftat begangen hatten, wurde in 55 % der Gutachten keine Sexualanamnese erhoben. Die Gutachter präsentierten Vorurteile zu sexuellen Themen und enthüllten fachlich nicht korrekte Vorstellungen zur Sexualanamnese. In 56 % der Fälle wurde keine körperliche Untersuchung durchgeführt, obwohl es Hinweise auf körperliche Erkrankungen gab. Schon die indirekten Hinweise, wie z. B. die Bezeichnung des Exploranden im Gutachten (der „Angeklagte", der „Beschuldigte") verwies auf den unpassenden Umgang des Gutachters mit dem Probanden. Die Beziehung zeigte häufig negative Züge. Obwohl die negative Beziehung in 40 % der Gutachten angesprochen wurde, wurde ein Gutachten als ‚objektiv' erstattet, selbst wenn die Exploration hatte abgebrochen werden müssen. Die Tatsache, dass die Art der Beziehung überhaupt angesprochen wurde, galt bereits als Hinweis auf eine gewisse Reflexion der Problematik. Ähnlich wurde die Auseinandersetzung mit der ‚Glaubwürdigkeit' des Exploranden gewertet. Pfäfflin betonte zu Recht, dass sie nicht Sache des Gutachters, sondern des Gerichts ist. Dennoch klang in vielen Gutachten das Misstrauen nur implizit an, während in anderen Gutachten der Explorand offen als ‚Lügner' dargestellt wurde. Der psychopathologische Befund und die Beurteilung enthielten entwertende, sprachlich diffamierende Passagen, und die Äußerungen zur Intelligenz waren nicht selten pseudodiagnostisch formuliert.

In einem weiteren Untersuchungsteil wurden die Gutachten nach 16 Skalen geratet, die folgenden fünf Gruppen zugeordnet wurden:

- der ***Methode***,
- der ***Sexualideologie***,
- der ***Beziehung zwischen Gutachter und Proband***,
- der ***Rollenkonfusion*** zwischen medizinischem Sachverständigen und Juristen und
- dem ***Gesamtkonzept*** des Gutachtens.

Bei der Betrachtung der Methodik ging es um Pseudotheorien, Zirkelschlussfolgerungen und fehlende sprachliche Präzision; bei den Sexualideologien um Sexualfeindlichkeit, die psychopathologische Begrifflichkeit, Moralisierungen und soziale Vorurteile; bei der Beziehung zwischen Gutachter und Exploranden um Parteilichkeit und Unterstellungen; der Rollenkonfusion wurde die Frage der Glaubwürdigkeit zugeordnet, strafrechtsnormative (statt diagnostische und/oder therapeutische) Wertungen und Straf- und Kontrollorientierungen. Am Gesamtkonzept des Gutachtens interessierten die Konzeptorientierung (kriminalbiologisch versus verständnisorientiert) und die Globaleinschätzung (umfassend, sachlich, nicht zusätzlich schädigend).

Einige der nachfolgenden Studien bestätigten an Gutachten zu unterschiedlichen Fragestellungen die ***Lücken und Mängel*** im Hinblick auf die Auseinandersetzung mit den Akten, die Exploration zu für die Fragestellung speziell relevanten Aspekten, den psychopathologischen Befunden, körperliche Untersuchung u. a (vgl. Heinz 1982, Barton 1983, Konrad 1995 Pfäfflin 2000). Sie wirken sich zwangsläufig auf die Beurteilung aus. Folgende systematische Probleme wurden herausgearbeitet. Viele Gutachtende haben sich über ihre klinischen Vorgehensweisen hinaus eine Systematik der Diagnosestellung und Beurteilung angeeignet, die sich an den gesetzlichen Normen orientiert, an ***moralischen Bewertungen*** und ***juristischen Sprachregelungen*** (Barton 1983) statt an medizinisch-diagnostischen oder therapeutischen Fragen.

Psychiatrische Sachkunde

Stephan Barton hat sich deshalb als Jurist in besonderer Weise mit der ***psychiatrischen Sachkunde*** auseinandergesetzt. Bei seiner Standortbestimmung, wofür Gerichte psychiatrische Gutachten anfordern, geht er von der deutschen Rechtsprechung aus, die die besondere „Sachkunde" des psychiatrischen und psychologischen Sachverständigen hervorhebt. Er stellt fest, dass das Gesetz die materialen Kriterien der Sachkunde offen lasse. Sie müsse von der juristischen Dogmatik gefüllt werden. Als Formen von Sachkunde führt Barton allgemeine Erfahrungen und Forschungsergebnisse aus dem Wissensgebiet auf; die Feststellung und Mitteilung von Tatsachen aufgrund der Sachkunde im konkreten Fall und die Beurteilung der Tatsachen. Ausgangspunkt müsse jedoch sein, „... dass die psychowissenschaftliche Tätigkeit streng auf naturwissenschaftlichen Gesetzen aufbaut" (Barton 1983: 32). Aufgrund seiner durchgeführten Gutachtenanalyse stellt Barton aber fest, dass die Experten sich nicht an ihrer Sachkunde, nicht an Heilung und Therapie orientierten, sondern an generalpräventiven Gesichtspunkten. Aus der einmal gestellten Diagnose einer Psychopathie ergäben sich wie von selbst negative Charaktereigenschaften. Die Experten seien mit den juristischen Interessen überidentifiziert. Ihre Gutachten basierten „nicht auf psychowissenschaftlicher Sachkunde, sondern auf der unstatthaften Übernahme strafrechtlicher Vorwürfe" (Barton, 1983: 41). Und Barton schließt daraus, dass der behauptete fundamentale Unterschied zwischen der Denkweise von Juristen und psychowissenschaftlichen Sachverständigen und damit die Differenz in der jeweilig zugrunde liegenden Sachkunde in der Praxis nicht existieren. Selten würden zur Untersuchung wissenschaftliche Methoden verwendet (darunter versteht Barton lediglich Zusatzuntersuchungen und Tests). Die Gutachten bestünden statt einer wissenschaftlichen Expertise aus Alltagstheorien und der Orientierung an der vermeintlichen Erwartung des Richters. Auch die methodische Transparenz, die Offenlegung, wie der Experte zu seinen Ergebnissen, seiner Diagnose und Beurteilung gekommen sei, welche Überlegungen er angestellt habe, fehle häufig.

Die Schlussfolgerungen Bartons beruhen zweifellos auf einigen Irrtümern: Angefangen von der Annahme, dass psychiatrische und psychologische Diagnostik allein auf naturwissenschaftlichen Grundlagen beruhe über die Anzahl von Zusatzuntersuchungen und Tests als Maßstab der Wissenschaftlichkeit bis hin zum Umgang mit den Akten (dem ‚Lesen' von Akten) und zum grundsätzlichen Problem, dass die Anzahl schlechter, unvollständiger, nicht korrekter Gutachten ein Nachweis für die nicht vorhandene spezielle psychiatrische Sachkunde sei. Dennoch gibt es einen besonderen Verdienst in dieser Studie, nämlich an Gutachtenauszügen gezeigt zu haben, an welchen Stellen des Gutachtens und in welchem Ausmaß Alltagstheorien als vermeintliche wissenschaftliche Erklärungen herangezogen werden und Moralisierungen oder angeeignete juristische Denkweisen verdecken, wo die seriöse, methodische Erarbeitung von Fakten und deren Interpretation ausgeblieben ist.

Gutachten als Text und als Gesprächsaustausch

Im Gegensatz zu Barton schließt Stephan Wolff die Sachkunde aus seiner Analyse aus und konzentriert sich ganz auf das ***Gutachten als Teil des Gesprächsaustauschs*** zwischen medizinischen Experten und Juristen und auf das Gutachten als ***Text*** (Wolff 1995; s. auch Kap. 8). Der konversationsanalytische Blick des Soziologen förderte wahrscheinlich gerade deshalb wichtige Erkenntnisse der Gutachtenerstellung und der Schwierigkeiten der Verständigung zwischen Medizinern und Juristen zutage, weil er sich ausschließlich auf nicht fachliche Aspekte der Interaktion konzentrierte. Aufgrund der Auswertung von 185 Gutachtentexten stellte Wolff dar, dass Gutachten eine ***Textgattung eigener Art*** sind. Sie werden (in Deutschland üblicherweise) im Auftrag des Gerichts erstattet. Man würde deshalb erwarten, dass der Auftraggeber darüber entscheidet, wie das Gutachten auszusehen hat. Über einige Textteile bestehen aber traditionelle Differenzen zwischen Sachverständigen und Juristen. Dies beginnt mit dem Aktenauszug: Von juristischer Seite wird er als überflüssig erachtet; von den meisten Experten nicht. Sachverständige betrachten den Aktenauszug als wesentliche Grundlage ihrer Beurteilung, während Juristen ihn als bloße Zusammenfassung bereits bekannter Tatsachen ansehen. Ähnlich verhält es sich mit der körperlichen Untersuchung bzw. der Darstellung der klinischen Untersuchung und dem psychopathologischen Befund. Wolff hat anhand der unterschiedlichen sprachlichen Ausgestaltung unterschiedlicher Textpassagen und am Aufbau der Gutachten gezeigt, dass sie neben dem Auftraggeber als Adressaten noch ***weitere Adressaten*** haben, vor allem nämlich mitlesende Fachkollegen.

Erstaunlich ist angesichts des Auftrags wie der fachlichen Mitadressaten, dass nicht wissenschaftliche Argumente herangezogen werden, um die Beurteilung und die Schlussfolgerungen zu begründen, sondern vielmehr auf der Textebene unterschiedliche Techniken eingesetzt werden, um ***„Tatsächlichkeit"*** herzustellen. Sie entsprechen in aller Regel Alltagstechniken, mit deren Hilfe eine Aussage als unverzerrtes Abbild der Realität erscheinen soll. Dazu gehören „intersubjektive Autorisierungen" – Autorisierungen durch andere Personen, wobei Fachkollegen und Laien eine unterschiedliche Bedeutung zukommt; Autorisierungen durch den Exploranden selbst; durch eigene Erfahrungen in der Vergangenheit; „intermodale Autorisierungen", also mit unterschiedlichen Methoden erhobene Daten, die zum selben Ergebnis führen und schließlich Autorisierungen durch Einräumen der Begrenztheit der eigenen Kompetenz. Der seltene Bezug auf wissenschaftliche Erkenntnisse, auf die Seriosität der Untersuchungsmethoden etc., so schließt, Wolff, sei nicht situationsadäquat oder wird von den Gutachtern nicht so betrachtet. Vielmehr gehe es darum, ***die Subjektivität des Gutachters zu autorisieren***: Er muss sich als sachverständige Person äußern und zugleich deutlich machen, ***dass er die Realität unverzerrt abbildet***[77].

Mit Hilfe der Gutachten als ***„konventionalisierter Kommunikationsform"*** muss die Sachverständige nicht nur Beschränkungen in Kauf nehmen. Sie kann sie als Schlüssel für die spezifische Tätigkeit und ihre Berichterstattung im Gutachtentext nutzen. Dazu gehört zuerst, dass das Gutachten eine eigenständige Textform darstellt; als zweites, dass dieser ***Text*** Teil eines Gesprächs ist und drittens, dass die Sachverständige in ihrem Gutachten anwesend ist: sie ist Element ihres Gutachtens und muss dies nicht verleugnen. Sich mit dem Gutachtentext zu befassen bedeutet, „Überlegungen über einen grundlegenden Aspekt gutachterlichen Handelns anzustellen". Als Text sind Gutachten immer nur „Versionen von Wirklichkeit" und in Gefahr, als „fiktive Fiktionen" im Sinne von „etwas Falsches" oder „etwas Unechtes" zu erscheinen. Aus dieser Dialektik von Fiktion und Fiktvität gibt es kein „textfreies" Entrinnen. Neben dem Gutachter als Erkenntnissubjekt und der Explorandin als Objekt sollte auch die ***Autorschaft*** bedacht werden[78].

Wolff benennt als weitere problematische oder zumindest diskussionswürdige Punkte die ***Darstellung der Untersuchungssituation***. Sie scheint im Gutachten fast ausschließlich als Rede (Monolog) der Explorandin auf, während die Interaktion und ihre bedeutungsprägende Auswirkung auf die Äußerungen der Explorandin unerwähnt bleiben. Die ***Biographie*** wird sowohl was ihre Darstellungsform als auch was ihre Bedeutung im Kontext von Krankheit, Beschwerden oder Schuldfähigkeit betrifft zu wenig bedacht, und zuvorderst und zuletzt ist die ***Verständigung zwischen Recht und Psychiatrie*** eine zu gering geachtete Aufgabe [79].

Beziehung zwischen Explorand und Gutachter

Ein wichtiges, aber schwer zu untersuchendes Thema ist die ***Beziehung zwischen Explorand und Gutachter***. Das Thema wird insgesamt nur vorsichtig angesprochen. Es rührt an die Forderung von juristischer wie medizinischer Seite, dass Medizin Naturwissenschaft sei. Dem gegenüber werden Konzepte aus der Psychoanalyse mit Argwohn betrachtet, obwohl gerade sie das notwendige Handwerkzeug liefert, um mit den Begrenzungen von Subjektivität von Beschwerden und Erleben und Objektivität als neutralem Erfassen der Wirklichkeit umgehen und sie überschreiten zu können. Unter den wenigen Publikationen sind kaum Studien vorhanden. Eine der wenigen hat Heim anhand von Strafakten der Jugendstrafkammern durchgeführt (Heim 1986). Wilfried Rasch spricht in seinem Lehrbuch die Bedeutung der Gutachter-Klienten-Beziehung als überlegenem Forschungsmittel zwar an. Darüber hinaus äußert er sich dort aber nicht. Die Reflexionen zur systematischen Nutzung der entstehenden Übertragung und Gegenübertragung in der Exploration sind nach wie vor rar. Eine systematische Aufarbeitung und eine Untersuchung in der Gutachtensituation stehen noch aus. Achim Mechler hat sich mit der „Subjektivität und Objektivität von Gutachten" (Mechler 1987) gezielt auseinandergesetzt, und H. Beck-Mannagetta und A. Böhle haben die „Beziehung zwischen Sachverständigem und Begutachtetem als Kriterium für die Gültigkeit psychiatrische Erkenntnis" (Beck-Mannagetta u. Böhle 1989) zum Thema gemacht. Beck-Mannagetta und Böhle sprechen in seltener Direktheit aus, dass der Prozess psychiatrisch-psychologischer Erkenntnis eigenen Gesetzen gehorche, die in der Natur menschlicher Beziehungen begründet seien. Der von ihnen vorgeschlagene Zugang eröffnet deshalb zugleich eine Möglichkeit mit dem Dilemma der Subjektivität von Beobachtung und Wahrnehmung in der Untersuchungssituation umzugehen.

„Das Faktum der größtenteils unbewussten Gefühls- und Identitätseinstellung des Untersuchers sollte nicht als eine „Verunreinigung" des Erkenntnisprozesses gesehen werden, der man die „strenge Wissenschaft" gegenüberstellt. Es ist vielmehr nötig und geradezu förderlich für die Gültigkeit psychiatrischer Erkenntnis, die Subjektivität des Gutachters zum **Gegenstand der Selbstreflexion** und damit einer Systematisierung dieser Vorgänge zu machen" (Beck-Mannagetta u. Böhle 1997: 255).

Sie beschreiben den Unterschied zwischen der therapeutischen Situation, aus der das **Konzept von Übertragung und Gegenübertragung** stammt und verweisen darauf, dass auch die Explorationssituation therapeutische Chancen birgt. Sie schließen mit praktischen Folgerungen:

- Die Gefühlsreaktionen beim Studium der Akten sollten reflektiert und auf die persönliche Biographie wie die Haltung des Gutachters zum relevanten Problem für die Fragestellung bezogen werden. Aufkommende Aversionen gegen den Exploranden sollten bewusst gemacht werden.
- Die Begutachtung sollte möglichst in mehreren Sitzungen stattfinden, sodass Reinszenierungen durch den Exploranden erkannt und gegebenenfalls thematisiert werden können.

- Die Explorandin sollte über die Probleme der Begutachtung informiert werden.
- Der Gutachter muss bei seiner Rolle als Gutachter seinem therapeutischen Ethos verpflichtet bleiben[80].

Schulenstreit

Die Studien befassen sich fast ausschließlich mit strafrechtlichen Gutachten. Es gibt aber begründeten Anlass zur Befürchtung, dass analoge Probleme auch im den Sozialversicherungsbereich bestehen. Mit dem Vorwurf, dass psychiatrische Gutachten schon deshalb nicht verlässlich und vergleichbar seien, weil die ***unterschiedlichen Schulen*** sich widersprechen, hat sich Norbert Konrad (Konrad 1995) auseinandergesetzt. Er macht deutlich, dass die genannten Qualitätsmängel, nicht die psychiatrischen Schulen das Problem sind.

3.5.2 Gestaltwahrnehmung

Zur ***psychiatrischen Diagnosestellung*** wurde in einem großen Landeskrankenhaus in Norddeutschland von Christa und Thomas Fengler eine (ethnomethodologische) Feldstudie durchgeführt. Sie beschreiben den Prozess der Diagnosestellung, wie sie ihn während ihrer Studie beobachten konnten als ***Gestaltwahrnehmung***[81]. In dieser Betrachtung des Diagnoseprozesses finden die Autoren auch „... eine Reihe von Erklärungen für die vielfach festgestellte ‚Unzuverlässigkeit‘ psychiatrischer Diagnosen“. Sie führen diese vermeintlichen Unzuverlässigkeiten „auf unhintergehbare Strukturmerkmale des Wahrnehmungsprozesses selbst zurück. Die Möglichkeit von Wahrnehmungsdiskrepanzen, Realitätskorrekturen und Sinnexplosionen‘ sei eine ‚unheilbare‘ Bedingung auch der diagnostischen Wahrnehmung. Wenn ‚die‘ Wirklichkeit nicht existiert, sondern immer erst im Prozess der Wahrnehmung organisiert wird, dann kann die Korrektheit einer Wahrnehmung und Beschreibung nicht einfach durch Rückgriff auf die eine tatsächliche Wirklichkeit ‚festgestellt‘ werden“. Welche Merkmalskonstellation als Mindestvoraussetzung gewertet wird, um von diesem oder jenem Krankheitsbild zu sprechen, ist eine Frage der lokalen Praxis und der dort verbindlichen Krankheitslehre oder beispielsweise eine Frage der praktischen Bedingungen, unter denen dort die Arbeit gemacht werden muss. Ein Diagnostiker, der unter Zeitdruck arbeitet, begnügt sich mit einem groben Eindruck von einigen wenigen, hervorstechenden Krankheitssymptomen. Er vollzieht die Gestaltschließung in einem frühren Stadium. Ein Diagnostiker, der ‚gründlicher‘ vorgeht, kommt schon allein deswegen zu anderen Ergebnissen, weil sich bei ihm die Möglichkeit erhöht, auf ‚unpassende‘ Aspekte und Komponenten zu stoßen, die das anfängliche Bild differenzieren oder gar zum Kippen bringen. Wie eine bestimmte symptomatische Verhaltenweise ‚aussieht‘ und wie nicht, das bekommt jeder Neuling in einem psychiatrischen Setting von den Altgedienten Mitgliedern beigebracht. In dem einen Setting spricht man schnell von ‚Denkstörung‘, während man in einem anderen Setting gewohnt ist, erst einmal nach psychodynamischen oder sozialstrukturellen Erklärungen zu suchen“ (Fengler 1994: 320).

So sieht also der Alltag psychiatrisch klinischer Diagnosestellung aus. Er ist nicht nur geprägt von der jeweiligen Schule (und ihrem vorherrschenden theoretischen Konzept), sondern auch von der Eile, der Flüchtigkeit, der Vorläufigkeit, mit der Diagnostik betrieben wird bzw. von dem Grad der Detailliertheit, mit dem einzelnen Symptome, Beschwerden, Details der Vorgeschichte und des Verlaufs zusammengetragen werden.

Christa und Thomas Fengler beschließen ihre Beobachtungen zur Diagnostik als Gestaltwahrnehmung mit der Feststellung, dass die Kliniker – die „mundanen Forscher“, wie sie sie nennen – zu späteren ***Korrekturen ihrer früheren Diagnosen*** bereit seien:

„... Wenn er im Lichte anderer Wahrnehmungserfahrungen davon überzeugt wird, dass eine Korrektur an seiner bisherigen Sicht der Realität nötig ist, dann sagt er sich: ‚Ich habe mich getäuscht; was ich bisher für ein Schizophreniesymptom gehalten habe, war tatsächlich immer schon eine psychologisch verständliche Unbeholfenheit. Die Unvollkommenheiten meines Wahrnehmungsapparates haben mich bisher daran gehindert, das korrekt wahrzunehmen, was immer schon tatsächlich der Fall war‘. Zu dieser Feststellung kann der mundane Forscher jedoch immer erst im Nachhinein gelangen ...“ (Fengler 1994: 321).

Dies ist nach meiner Erfahrung in der Praxis leider nicht immer der Fall. Es geschieht nicht selten, dass

an einmal gestellten Diagnosen beharrlich festgehalten wird, selbst wenn sich massive Zweifel einstellen, als könne es eben nicht sein, dass man sich ‚geirrt' habe. Dadurch wird die Grundvoraussetzung der je vorläufigen Gestaltwahrnehmung außer acht gelassen, dass nicht nur ein Symptom, nicht nur eine Verhaltensweise, sondern eine Reihe von Symptomen und Daten in verschiedener Weise gestaltet sein können. Oder um es psychiatrisch auszudrücken, Symptome sind unspezifisch. Die Art der Gestalt – die Möglichkeit verschiedener in Frage kommender Differenzialdiagnosen – wird um so verlässlicher, je dichter die Informationen sind, je detaillierter die Biographie, der Krankheitsverlauf und je klarer die vorhandenen Dokumente. Jedes Detail kann eine wichtige Zusatzinformation sein, die die konkrete Bedeutung vieldeutiger Äußerungen oder Verhaltensweisen einengt. „Die Allgemeinheit, die sie (eine dichte Beschreibung, s. u.) möglicherweise erreicht" so Geertz, „verdankt sie der Genauigkeit ihrer Einzelbeschreibungen, nicht dem Höhenflug ihrer Abstraktionen …" (Geertz 1995: 35). Das Ungefähre, Vorläufige, die frühe Gestaltschließung mag deshalb in einer klinischen Situation, die zur Handlung zwingt, ausreichen. Für die Begutachtung genügt sie nicht. Und sie muss es auch nicht. Denn die Kontingenz vieler in der Psychiatrie relevanter Daten impliziert nicht, dass ihre jeweilige Bedeutung nicht genauer erforscht werden könnte. Im nächsten Schritt geht es deshalb darum, diese Bedeutungseinengung systematisch zu erarbeiten.

3.6 Dichte Beschreibung

Gestaltwahrnehmung setzt voraus, dass man eine Vorstellung von der „Gestaltetheit eines Ganzen" hat, von dem nur Aspekte oder Einzeldinge erkennbar sind. Das heißt auch, dass die Beschäftigung und die genaue Betrachtung der Einzelheiten eine Grundvoraussetzung ist, die Betrachtung jener Daten, von denen in den früheren Abschnitten zur Methodik die Rede war. Die Klarheit einer Gestalt, die Irrtumswahrscheinlichkeit bei der Erkennung eines Musters steht und fällt mit der Detailliertheit der verschiedenen Aspekte und der größtmöglichen Vollständigkeit der Einzelteile. Dann kann ihnen ein mutmaßlicher Platz im Ganzen zugewiesen werden; dann erhalten sie aus der Wahl der möglichen eine bestimmte oder zumindest eingegrenzte Bedeutung. Clifford Geertz nennt sein Vorgehen dichte Beschreibung (Geertz 1995). Als Ethnologe geht es ihm um die Frage, was Kultur ist und was Ethnologen tun, wenn sie das Leben, den Alltag, Feste, Rituale … fremder Kulturen erforschen. Seine „Bemerkungen zu einer deutenden Theorie von Kultur" sind problemlos auf die Medizin und insbesondere auf bestimmte Seiten der Psychiatrie anwendbar. Wie Carlo Ginzburg sieht auch Clifford Geertz Gemeinsamkeiten im methodischen Vorgehen bei Medizin und Kulturwissenschaften:

„Allgemeine Aussagen über einzelne Fälle werden gewöhnlich – zumindest in der Medizin und in der Tiefenpsychologie – als klinische Schlussfolgerungen bezeichnet. Eine solche Schlussfolgerung geht nicht so vor, dass sie eine Reihe von Beobachtungen anstellt und sie dann einem beherrschenden Gesetz unterordnet, sondern geht vielmehr von einer Reihe (mutmaßlicher) Signifikanten aus, die sie in einem verständlichen Zusammenhang zu bringen sucht. Die Messungen entsprechen zwar den theoretischen Vorhersagen, aber die Symptome werden (selbst dann, wenn sie gemessen werden) auf ihre theoretische Besonderheit hin geprüft, d. h. diagnostiziert. Bei der Untersuchung von Kultur sind die Signifikanten keine Symptome oder Syndrome, sondern symbolische Handlungen oder Bündel von symbolischen Handlungen, und das Ziel ist nicht Therapie, sondern die Erforschung des sozialen Diskurses. Aber die Art und Weise, in der die Theorie eingesetzt wird – zum Aufspüren der nicht augenfälligen Bedeutung von Dingen – ist die gleiche." (Geertz 1995: 7–43).

George Ryle prägte den Begriff der dichten Beschreibung im Kontext der Frage, was der Denker tut: „Thinking and Reflecting" und „Thinking of Thoughts". Mit dem Verständnis dessen, was es heiße, ethnographisch zu arbeiten, habe man schon „Einblick in die ethnologische Analyse als Form des Wissens gewonnen". Da gehe es zwar um die Herstellung einer Beziehung zu den Informanten, die Transkription von Texten, das Führen eines Tagebuchs.

„Aber es sind nicht diese Dinge, Techniken und herkömmlichen Verfahrensweisen, die das ganze Unternehmen bestimmen. Entscheidend ist vielmehr die besondere geistige Anstrengung, die hinter allem steht, das komplizierte intellektuelle Wagnis der ‚dichten Beschreibung'" (Geertz 1995: 37).

Ryle erläutert, was er damit meint, am Beispiel von zwei Jungen, die blitzschnell das Lid des rechten Auges bewegen. Geertz greift das Beispiel auf und führt es folgendermaßen weiter:

„Beim einen ist es ein ungewolltes Zucken, beim anderen ein heimliches Zeichen an seinen Freund. Als Bewegungen sind die beiden Bewegungen identisch; vom Standpunkt einer fotografischen, „phänomenologischen" Wahrnehmung, die nur sie sieht, ist nicht auszumachen, was Zucken, was Zwinkern war oder ob nicht gar beide gezuckt oder gezwinkert haben. Obgleich man ihn nicht fotografisch festhalten kann, besteht jedoch ein gewichtiger Unterschied zwischen Zucken und Zwinkern, wie ein jeder bestätigen wird, der ersteres fatalerweise für letzteres hielt. Der Zwinkerer teilt etwas mit, und zwar auf ganz präzise und besondere Weise:

- Er richtet sich absichtlich
- an jemand Bestimmten,
- um eine bestimmte Nachricht zu übermitteln
- und zwar nach einem gesellschaftlich festgelegten Code und
- ohne dass die übrigen Anwesenden eingeweiht sind.

Es ist nicht etwa so, sagt Ryle, dass derjenige, der zwinkert, zwei Dinge tut – sein Augenlid bewegt und zwinkert – während derjenige, der zuckt, nur sein Augenlid bewegt. Sobald es einen öffentlichen Code gibt, demzufolge das absichtliche Bewegen des Augenlids als geheimes Zeichen gilt, so ist das eben Zwinkern. Das ist alles, was es dazu zu sagen gibt: ein bisschen Verhalten, ein wenig Kultur und – voilà – eine Gebärde.

Das ist aber nur der Anfang. Angenommen, fährt er fort, es gäbe noch einen dritten Knaben, der „zur hämischen Belustigung seiner Kumpel" das Zucken des ersten Knaben auf amateurhafte, unbeholfene, auffällige oder andere Weise parodiert. Er macht das natürlich genauso wie der zweite Knabe, der zwinkert, und der erste Knabe, der zuckt; er bewegt das rechte Augenlid. Nur dass dieser Knabe, der weder zwinkert noch zuckt, sondern den seiner Meinung nach lächerlichen Versuch eines anderen zu zwinkern parodiert. Auch hier liegt ein gesellschaftlich festgelegter Code (er „zwinkert" bemüht, zu offensichtlich, vielleicht schneidet er noch zusätzlich eine Grimasse, die üblichen Kunstgriffe eines Clowns) sowie eine Nachricht vor. Es geht jetzt jedoch nicht um eine geheime Verständigung, sondern um ein Lächerlichmachen. Sollten die anderen meinen, er zwinkere tatsächlich, so ist – wenn auch mit anderen Ergebnissen – sein ganzes Vorhaben ebenso fehlgeschlagen, wie wenn sie meinten, er zucke. Man kann noch weiter gehen; seiner mimischen Fähigkeiten nicht sicher, übt der Möchtegern-Satiriker vielleicht zu Hause vor dem Spiegel. Was er dort macht, ist weder Zucken noch Zwinkern und auch nicht Parodieren, sondern Proben, obwohl eine Kamera, ein radikaler Behaviorist, oder ein Anhänger von Protokollsätzen ebenso, wie bei den anderen Knaben, nur eine schnelle Bewegung des rechten Augenlids festhalten würde. Weitere Komplizierungen sind möglich und stoßen auf keine logischen, wenn auch auf praktische Grenzen. Der ursprüngliche Zwinkerer könnte z. B. nur so getan haben, als ob er zwinkerte, um Außenstehenden eine geheime Abmachung vorzutäuschen, die gar nicht vorlag. In einem solchen Fall würde sich unsere Beschreibung davon, was der Parodist parodiert und der der Probende probt, natürlich entsprechend verändert. Wichtig jedoch ist, dass zwischen Ryles „dünner Beschreibung" dessen, was der Probende, (Parodierende, Zwinkernde, Zuckende) tut („schnell das rechte Augenlid bewegen"), und der „dichten Beschreibung" dieser Tätigkeit („einen Freund parodieren, so tun, als ob man zwinkerte, um einen Nichteingeweihten glauben zu machen, dass eine geheime Verabredung im Gange sei") der Gegenstand der Ethnographie angesiedelt ist: eine geschichtete Hierarchie bedeutungsvoller Strukturen[82], in deren Rahmen Zucken, Zwinkern, Scheinzwinkern, Parodieren und geprobte Parodien produziert, verstanden und interpretiert werden und ohne diese all dies – was immer man mit seinem rechten Augenlid getan haben mag – faktisch nicht gäbe (nicht einmal das Zucken, von dem ausgegangen wurde, das als kulturelle Kategorie ebenso gut Nichtzwinkern sein kann, wie Zwinkern Nichtzucken)" (Geertz 1995: 10–12).

An folgendem Beispiel aus einer Unfallversicherungsakte wird deutlich, wo die Methodik der dichten Beschreibung in der psychiatrischen Diagnostik ihren Platz hat:

Ein junger Mann verunfallte am Silvesterabend, als er mit zwei seiner Freunde im Auto unterwegs war. Der Fahrer war betrunken und fuhr in eine Mauer. Der Fah-

rer konnte aussteigen, sein Nebensitzer war eingeklemmt. Der Wagen fing Feuer, aber Herr Yilmaz, der hinten im Wagen saß konnte noch rechtzeitig aussteigen. Auch der vordere Beifahrer konnte rechtzeitig geborgen werden. Herr Yilmaz erlitt eine Commotio und Schürfungen und nahm nach Wochen seine Arbeit wieder auf. Wegen Restrukturierungsmaßnahmen verlor er etwa ein Jahr nach dem Unfall seine Stelle. Er meldete sich beim Hausarzt wegen Kopfschmerzen und Muskelverspannungen. Dieser macht eine Rückfallmeldung und schickt ihn zur neurologischen Diagnostik ins nahe gelegene Spital. Der untersuchende Neurologe schreibt u. a. in seinem Bericht, Herr Yilmaz habe geklagt, dass er Nackenschmerzen bekomme, wenn er etwas esse. Irritiert, dass Herr Yilmaz ihm das nicht selbst be-richtet hat, bestellt der Hausarzt ihn wieder ein und veranlasst eine psychiatrische Untersuchung. Aber Herr Yilmaz erscheint nicht zum Termin. Auf Nachfragen begründet er dies folgendermaßen: Mit dem Auto könne er nicht mehr fahren. Auch öffentliche Verkehrsmittel könne er nicht benutzen, weil es dort noch mehr ruckele. So bliebe einzig das Fahrrad. Aber der Weg sei weit und fürs Fahrradfahren sei es (im Winter) zu kalt. Als er dies erfuhr, schrieb ihm der Hausarzt erbost, dass ihm die Velofahrt zuzumuten sei, wenn selbst seine Kinder denselben Weg (zur Schule) zweimal am Tag führen. Nach weiteren Umwegen und falschen Diagnosen wurde das Dossier zur Beurteilung vorgelegt. Die untersuchende Psychiaterin konnte nach eingehender Exploration die Diagnose einer paranoid halluzinatorischen Schizophrenie mit ausgeprägten Denkstörungen zweifelsfrei stellen. Zwischen den ersten dokumentierten Symptomen und der Diagnosestellung aber lagen zwei Jahre.
Der Hausarzt hatte sich zweimal über Herrn Yilmaz geärgert und ihm im zweiten Fall unterstellt, dass er sich aus welchen Gründen auch immer der psychiatrischen Untersuchung entziehen wollte. Deshalb wollte er ihn mit einem hausärztlichen Machtwort zu Begutachtung bewegen.

Bei der Vorstellung der Kasuistik im Rahmen einer interdisziplinären Fortbildung waren schon während der Präsentation Zwischenrufe zu hören: die Erklärung, weshalb sich Herr Yilmaz nicht zum Psychiater begeben habe, sei „eine wunderbare Ausrede", da er nicht arbeiten gehen wolle. Ergänzend fiel die Bemerkung, dies sei eine „Schutzbehauptung". Die nachfolgende Diskussion diente der Erhellung des methodischen Vorgehens: Die Annahme, dass Herr Yilmaz nicht arbeiten gehen bzw. nicht arbeitsfähig geschrieben werden wolle, schien außer Zweifel zu stehen. Es bedurfte einiger Ausführungen um zu zeigen, dass diese Annahme einer Alltagsvorstellung bzw. einem Muster aus gutachterlicher Erfahrung entsprang, das zu schnell herbeigeholt worden war und sich schon durch ergänzende Details aus den Akten hatte entkräften lassen, erst recht aber durch die genaue Analyse dessen, was der von Herrn Yilmaz geäußerte Satz bedeuten könnte.

Aus den in Kopie vorliegenden Arbeitszeugnissen ging hervor, dass mehrere Arbeitgeber Herrn Yilmaz ein sehr positives Zeugnis ausgestellt hatten. Er sei stets sehr korrekt, verlässlich gewesen und habe selbst nach der Kündigung am letzten Arbeitstag bis zum Abend alle Arbeit erledigt, die noch angestanden hätte und erst gegen 19 Uhr das Haus verlassen.

Die Begründung Herrn Yilmaz' dafür, dass er sich nicht zur psychiatrischen Untersuchung eingefunden hatte, mutet merkwürdig an. Die erste Reaktion besteht darin, den genauen Inhalt nicht wörtlich zu nehmen und lediglich auf die formale Abfolge einer Aufzählung von Möglichkeiten zu achten, wie der Weg zum Psychiater zu bewältigen sei, von denen keine in Frage kommt. Aus der Überzeugung, dass es sich nur um eine Ausrede handeln könne, wird der Aussage keine Beachtung geschenkt. Macht man sich die Mühe, sie im Detail anzuhören, legt die erste Möglichkeit die Vermutung nahe, dass Herr Yilmaz unter einer phobischen Symptomatik nach dem Unfallereignis leidet: er kann nicht mehr Auto fahren. Sehr schnell setzt hier der Rückschluss auf eine Posttraumatische Belastungsstörung ein. In den vorliegenden Dokumenten über den Verlauf seit dem Unfallereignis sind nirgendwo Hinweise auf eine solche Symptomatik zu finden; auch nicht auf andere Symptome, die die Verdachtsdiagnose nahe legten. Selbst in jener Erklärung spricht Herr Yilmaz nicht davon, dass er Angst habe, Auto zu fahren. Im Gegenteil, er wirft eine andere Parallele zwischen Auto und öffentlichen Verkehrsmitteln auf: sie ruckeln, und zwar noch mehr. Nicht sicher erklärbar, aber klärenswert ist die Frage, ob Herr Yilmaz wegen des „Ruckelns" nicht mehr Auto fährt und warum er das nicht erträgt oder nicht zu ertragen meint. Nicht mehr damit in Bezug zu bringen ist die Fortsetzung mit der Erklärung, dass es fürs Velofahren zu kalt sei. Bis dahin war von Kälte nie die Rede. Und nicht nur zum Ruckeln, auch zur Kälte gibt Herr Yilmaz keine Erklärung ab. Er scheint sie auch nicht für notwendig zu erachten. Die genaue Bedeutung des Satzes bleibt auch jetzt offen. Wahrscheinlich hätte die Bitte um Erläuterung zum Zeitpunkt der Äußerung Einsicht in die ungewöhnlichen Verknüpfungen von Dingen und Merkmalen – psychopathologisch die Denkstörungen – gegeben. Es kann jedoch gesagt werden, auch ohne Erklärung von Herrn Yilmaz, dass die Argumentation keiner üblichen Alltagsargumentation und keinem bekannten Beschwerdekomplex nach einem Unfallereignis entspricht. Ebenso, dass sie für eine Ausrede jeglicher Plausibilität entbehrt. Wer eine Ausrede sucht, wird sie tunlichst an Gründe anlehnen, die eingängig sind und schlecht widerlegt werden können. Die Äußerung von Herrn Yilmaz aber löst eine Reaktion aus wie: ‚Das ist Unsinn' oder ‚So kann es nicht gemeint sein'. Die Reaktion; ‚So ist es gemeint, was könnte das bedeuten?' kam erst zwei Jahre später in einer Situation auf, in der Verhalten, Beschwerden, Verlauf und gestellte Diagnosen nicht zur Übereinstimmung gebracht werden konnten und die Einzelheiten der Vorgeschichte detailliert analysiert wurden.

Es geht also um Verstehen, sagt Geertz. Es geht darum die Normalität zu enthüllen, in der psychiatrischen Situation um das, was die Explorandin als normal empfindet. Es geht also nicht um Telepathie und nicht um Privatphilosophie. Es handelt sich auch nicht um experimentelles Wissen, denn bei der Untersuchung ist es nicht möglich, veränderliche von konstanten Variablen zu trennen und zu untersuchen, was die Variation der veränderlichen Variablen zur Folge haben würde. Geertz spricht vom intellektuellen Wagnis, von der Darstellung der normalen sozialen Diskurse und vom „Herausarbeiten von Bedeutungsstrukturen"[83].

Für die Psychiatrie unzutreffend ist, dass das „Herstellen einer Beziehung" eine Nebensache sei. Versteht man die Beziehung nicht als Akt der Begegnung, bevor informierende Gespräche stattfinden, sondern als Bedingung für die Bereitschaft, dem Anderen Unvertrautes offen zu legen, wird sie zum nicht wegzudenkenden Teil der Verständigung. Oder anders: Es ist gerade das, was ein Gespräch in vertrauensvoller Atmosphäre auszeichnet, dass die Äußerungen des Gegenübers zuerst als das genommen werden, was gesagt wurde, was ausgesprochen wurde: „Mit dem Auto fahren kann ich nicht. Und mit öffentlichen Verkehrsmitteln auch nicht, weil es dort noch mehr ruckelt. Und zum Velofahren ist es zu kalt". Es findet also nicht sofort eine Selektion zwischen den Sequenzen statt, die als vernachlässigbar beurteilt werden („es ruckelt; fürs Velo fahren ist es zu kalt") und anderen, die ausgewählt werden („Auto fahren kann ich nicht"). Auch wird nicht sofort nach einer sekundären oder tertiären Bedeutung gesucht („das ist eine Ausrede, der will nur nicht arbeiten"). Stattdessen wird die Antwort akzeptiert. Sie wird entgegengenommen, als könne man sie verstehen. Denn das ist die erste Erwartung in der Alltagsinteraktion zwischen Interaktanten: Sie geht davon aus, dass man das Gegenüber versteht und vertraut darauf, dass das, was nicht sofort erfasst oder nicht sofort vollständig erfasst werden kann, im nachfolgenden Gespräch näher erhellt wird (Arbeitsgruppe Bielefelder Soziologen 1973). Auf dieselbe Weise erhält die Psychiaterin Zugang zu den Vorstellungen von Normalität des Exploranden. Folgt die Gutachterin stattdessen ihren eigenen Normalitätsvorstellungen und ordnet die Äußerungen des Exploranden nach ihnen, schränkt sie nicht nur ihre Wahrnehmung ein (weil sie nur noch dem folgt, was ihr auf Anhieb brauchbar erscheint), sondern vergibt sich auch den Zugang zu den Erklärungen ihre Gegenübers.

Schon die Kasuistik von Herr Yilmaz hat gezeigt, dass Verstehen – Interpretieren – sofort im Rückgriff auf bekannte Konzepte oder Gestalten stattfindet. Noch wichtiger wird dies beim Verstehen komplexer Zusammenhänge, z. B. der Klärung der Diagnose. Sich mit diesen kleinen (Alltagskonzepten, Hintergrundannahmen, kognitiven Schemata, Konstruktionen erster Ordnung) und größeren (Hypothesen, Muster, Gestalten, Rahmen, Konzepten) Theorien näher zu befassen, ist der nächste methodische Schritt.

3.7 Hypothetisches Schlussfolgern

In den vorangegangenen Abschnitten haben wir uns mit methodischem Arbeiten beschäftigt, das wir im Hinblick auf die Begutachtung auf einer ersten Ebene angesiedelt haben. Auf der zweiten Ebene geht es nun darum, alle auf diese Weise zusammengetragenen Daten heranzuziehen, um zu einer Diagnose zu gelangen und aus ihr Schlussfolgerungen abzuleiten. Der Begriff der Gestaltwahrnehmung konnotiert, dass es sich zwar um die

Wahrnehmung von Konkretem handelt – z. B. einer Krankheit – aber dass sie nicht ohne weiteres exakt, und nicht immer gleich fassbar ist, Symptome können unterschiedlicher Ausprägung sein. Die Datenlage kann mehr oder weniger vollständig, mehr oder weniger eindeutig sein. Demgegenüber klingt das Muster nach etwas Gegebenem. Es besteht aus der wiederkehrenden Ansammlung bekannter Einzelteile oder aus Variationen ein und desselben Einzelteils. Es gibt Varianten, aber es geht eindeutig um jeweils dieselbe Art. Entsprechend gehen die medizinischen Denkmodelle trotz der Erkenntnis, dass ein Computermodell vorerst gescheitert ist, davon aus, dass solch ein Modell eines Tages möglich sein wird. Voraussetzung wäre, die vielen Denkschritte zu erfassen und beliebig bzw. mit bestimmten bevorzugten Wegen verknüpfen zu können. Nun ***beziehen sich die Muster oder Gestalten*** nicht immer auf gegebene Tatsachen, sondern unter Umständen auch ***auf theoretische Konzepte***: Empirisches Wissen oder wissenschaftliche Erkenntnisse sind gleichsam Puzzleteile eines Ganzen. Sie werden durch ein Konzept, eine Theorie miteinander so verbunden, damit daraus ein Ganzes (eine Gestalt, ein Muster, ein Rahmen) (s. Kap. 5) wird.

Im Beispiel von Herrn Pfändler war nach dem Sturz vom Dach aus 20 m Höhe lediglich von Schmerzen aufgrund seiner Frakturen die Rede. Nach dem Sturz vom Baum kam die Frage auf, ob er ein Schädelhirntrauma mit bleibender Hirnverletzung erlitten haben könnte. Seine Frau warf die Frage der Suizidalität auf. Damit einher ging der Verdacht, dass er unter einer schweren Depression leiden könnte. Nebenbei standen die Diagnosen einer Persönlichkeitsstörung, eines Aufmerksamkeits-Überaktivitäts-Syndroms, einer Abhängigkeitserkrankung zur Diskussion, und erst relativ spät einer Angsterkrankung.

Gestalterkennung ist im medizinischen, d. h. auch im psychiatrischen Alltag ein ***impliziter***, in seinem Vollzug nicht bewusst ablaufender ***Prozess***. Er gehört zu den Selbstverständlichkeiten, ohne die Diagnostik nicht denkbar wäre. Ob und in wieweit es für den klinischen Alltag sinnvoll und nützlich wäre, ihn in jeder Situation explizit zu machen, ist eine andere Frage. Angesichts der Begutachtung jedoch – oder spätestens wenn sich keine Besserung einstellt, wenn Dinge nicht zusammenpassen – ist es an der Zeit, dem diagnostischen Reflexions- und Entscheidungsprozess bewusst nachzugehen.

3.7.1 Theoretische Sensibilisierung

Christa und Thomas Fenglers Beschreibung dessen, was Psychiater in der Klinik als Gestaltwahrnehmung tun, bleibt für die Begutachtung insofern unbefriedigend, als der Prozess auf einem sehr vagen Niveau abgeschlossen wird[84]. Die Beschreibung des Ehepaars Fengler enthält jedoch 4 wichtige Verfasstheiten psychiatrischer Daten und damit verbunden 4 wichtige, sich gegenseitig bedingende ***Eigenschaften des methodischen Vorgehens***, die für den Umgang mit den Daten unumgänglich sind:

- einzelne Merkmale, die zusammengetragen werden, sind zu keinem Zeitpunkt bloß simultan gegeben und beziehungslos, sondern „…immer schon eingebettet in einen Gestaltzusammenhang“,
- Daten sind nicht statisch, sondern dynamisch, ihnen eigen ist die Flüchtigkeit und Unvollständigkeit,
- „die Wahrnehmung wird in dem Wissen darum aufgenommen, dass sie sich erst nachträglich zu einer Einheit des Krankheitsbildes zusammensetzen wird“,
- daraus folgt, dass „dabei aus den anfänglichen Wahrnehmungen falsche Gestalten entworfen werden (können), die später korrigiert werden müssen. Die Entdeckung inkongruenter Aspekte, die der Patient darbietet, zwingt dann rückwirkend zu mehr oder weniger tiefgreifenden Realitätskorrekturen“ bzw. Korrekturen der Realitätswahrnehmung.

Der Umgang mit solcher Art von Daten muss nicht neu erfunden oder entwickelt werden. Er existiert bereits: In der qualitativen Sozialforschung wurde für den Prozess der Reflexion, der Schrittweisen Entwicklung ausgefeilter – „empirisch gehaltvoller“ – Theorien mit der Sammlung empirischer Daten, der ***Begriff der theoretischen Sensibilität*** geprägt. Er geht auf Glaser und Strauss (Glaser u. Strauss 1967) zurück und wurde seither systematisch weiterentwickelt[85]. Unter theoretischer Sensibilität wird die Fähigkeit verstanden, über empirisch gegebenes Material in theoretischen Begriffen zu reflektieren. Das bedeutet, dass die Untersucherin theoretische Konzepte kennen muss, die ihr bei der konkreten Fragestellung als Linse dienen können. Sie muss sie nicht nur kennen, sondern überdies aktiv über sie verfügen können. Das heißt gerade nicht, dass ihr Denken in vertrauter, aber nicht reflektierter Weise Erklärungen nutzt, sondern dass sie sich die Erklärungen als theoretische Konzepte bewusst macht. Der Forschungsprozess besteht aus der fortlaufenden Erarbeitung empirischen Materials auf dem Hintergrund eines sensibilisierenden Konzepts (einer Theorie), aus Reflexion und Überprüfung des Konzepts durch die weiter hinzukommenden empirischen Befunde bis zur (vorläufig) definitiven Formulierung.

Wenn wir diese Anforderungen ***auf die Gutachtensituation übertragen***, ist es zunächst nötig, jene umgekehrte Betrachtung einzuführen: Die psychiatrische Begutachtung ist nicht mit der Ausgangssituation vor einer neuen Forschungsaufgabe gleichzusetzen. Vielmehr muss das vorhandene Wissen systematisch herangezogen und benutzt werden, um beim jeweiligen Exploranden eine fachlich (und wissenschaftlich) korrekte Aussage machen zu können. Geht man davon aus, dass das psychiatrische Fachwissen in der oben geschilderten Form strukturiert ist, ist es nötig, die im Entstehungsprozess und bei der aktuellen Analyse herangezogenen erlernten und übernommenen theoretischen Konzepte zu erkennen, um sie auf ihre Tauglichkeit für die aktuelle Fragestellung überprüfen zu können. Ich spreche von theoretischer Sensibilisierung, weil es darum geht, die anlaufenden Zuordnungen explizit zu machen und als Theoriebezüge zu erkennen: Die Konzepte sind in den Mustern oder Gestalten (vgl. Kap. 3.5.2) enthalten, d. h. in den ihnen zugrunde liegenden Krankheitskonzepten (vgl. Kap. 4.1) und Hintergrundannahmen. Sie sind die Matrix, der Rahmen, in dem die fortlaufende Sammlung von Daten und ihre möglichen Interpretationen abgeglichen werden. Die während der Datenerhebung und -auswertung aufkommenden Arbeitsdiagnosen müssen ausformuliert und auf herangezogene Krankheitskonzepte und Hintergrundannahmen überprüft werden.

Bei Herrn Pfändler stand mit der Hirnverletzung ein materialistisch-morphologisches Krankheitskonzept zur Diskussion. Beim depressiven Syndrom war die Frage zu klären, ob darunter eher eine organisch affektive Störung, eine episodische Störung zu verstehen sei und wie in diesem Fall getriggert wäre, oder ob man dabei eher an ein psychodynamisches Geschehen dachte (wie z. B. Ehekonflikt, Finanzen, Inkontinenz, Höhenangst). Beteiligte Hintergrundannahmen waren die Vermutung eines Rentenwunsches und regressive Tendenzen gegenüber der finanziellen Verantwortung und dem schwelenden Ehekonflikt. Die Krankheitskonzepte bewegten sich also von einem materialstisch-morphologischen über ein psychodynamisches, systemisches bis hin zu einem klinisch-pragmatischen Konzept.

3.7.2 Formen theoretischen Vorwissens

In der Begutachtungssituation ist das theoretische Vorwissen also in den Arbeitsdiagnosen und Hintergrundannahmen zu finden. Durch 4 Fragen kann dieses Vorwissen kategorisiert werden:

- Wie weit ist das Vorwissen durchdacht? (bzw. Welchen ***Grad an Explikation*** hat es?) Krankheitskonzepte können sehr abstrakt sein:
  Bei Herrn Pfändler geht es z. B. um das depressive Syndrom und die Frage, ob es als organisch affektive Störung zu verstehen ist, als rezidivierende depressive Störung mit Anlässen, die die einzelnen Episoden triggern oder als psychodynamisches Geschehen (zu Herrn Pfändler s. Kap. 3.3 S. 40 ff.).
- Woher kommt das theoretische Vorwissen? (***Herkunft des theoretischen Vorwissens***): Hier geht es zum einen um die Frage, ob das theoretische Vorwissen vom Gutachter (wissenschaftliches, klinisches, Konzept) oder vom Exploranden (Alltagstheorie) stammt. Zum zweiten geht es um die Herkunft des theoretischen Konzeptes, auf das Bezug genommen wird (diagnostisches Konzept, Krankheitsbegriff, Hintergrundannahme, soziale Repräsentation).
  Herr Pfändler erzählte in der Exploration über seine Arbeit als Dachdecker. Um die Situation zu verstehen ist Grundwissen über die Arbeit „auf dem Dach" nötig, z. B. über das Handwerkermilieu, in dem Körperkraft, motorisches Geschick und Mut eine große Rolle spielen. Trotz einleitender offener Frage nach dem psychischen Befinden kommen in der langen ersten Erzählung weder ein Tief, eine depressive Verstimmung noch Angst vor. Psychische Störungen sind nicht existent. Nur auf diesem Hintergrund erhält beispielsweise folgender Satz Bedeutung: „Wenn man auf die Baustelle kommt, die Leiter sieht und erst einmal pieseln gehen muss."
- Wie abstrakt ist das Konzept? (***Grad der Theoretisierung***) Gutachterinnen wie Exploranden bringen Wissen unterschiedlichen Theoriegrades ein: Auf Seiten der Exploranden ist zuerst das Alltagswissen im Blickfeld. Auch bei ihnen

aber finden sich theoretische Konzepte, wenngleich sich der Grad der Theoretisierung in der Regel unterscheidet: Deutungsmuster, Kognitive Schemata, Skripte oder Wissensbestände bezeichnen „Konstruktionen erster Ordnung“. Sie beschreiben einen Abstraktionsgrad, der sich auf ein in ihrem Alltag gängiges theoretisches Konzept bezieht, der in aller Regel aber alltagsnah, d.h. von geringem Theoretisierungsgrad, aber hohem empirischem Gehalt ist. Dem steht das theoretische Wissen der Gutachter gegenüber, das unter Umständen hoch theoretisiert, dadurch aber sehr abstrakt und wenig alltagsnah ist. Das Theoriewissen der Gutachterin und das Alltagswissen des Exploranden wird nun ergänzt durch jenes Theoriewissen des Exploranden und das „soziale Weltwissen“ bzw. Alltagswissen der Gutachterin. Schwierigkeiten bei der Entwicklung und Explizierung theoretischer Konzepte im Laufe des Begutachtungsprozesses können in diesem Zusammenhang entstehen, wenn die Gutachterin die Deutungsmuster und Konstruktionen des Befragten unkritisch übernimmt. Schwierigkeiten können aber auch dadurch entstehen, dass sie ihre theoretischen Konzepte nicht durchgängig reflektiert und Bestände aus ihrem eigenen Alltagswissen in die soziologischen, psychologischen, medizinischen Konzepte aufnimmt. Dies würde dem methodischen Vorgehen entgegenlaufen.

Herr Pfändler flicht in seine Erzählung einen Nebensatz ein, dass er irgendwann habe wissen wollen, ob er noch normal sei. Er spricht nicht über Angst. Angst ist keine psychische Störung. Auch die Depression nicht. Es gibt nur Gründe, belastet zu sein wegen Schmerzen, finanzieller Sorgen, einer Ehekrise, weil man sich seiner Inkontinenz schämt oder weil man „am Limit läuft“. Da kann man schon einmal von allem genug haben. Aber das ist keine Krankheit. Ist Herr Pfändler also einfach überarbeitet gewesen und durch seine körperlichen Einschränkungen behindert? Haben ihn doch einfach die Schmerzen gehindert aufs Dach zu steigen? Erst über das beharrliche Nachfragen – ob „die Leiter sehen und erst einmal pieseln gehen müssen“ nicht heißt, dass er Angst hatte, wieder aufs Dach zu steigen – kommt die Höhenangst explizit zutage: Er stieg nach dem ersten Unfall noch aufs Dach, aber nur kurz. Er konnte die Angst in den Hintergrund drängen. Aber nach dem zweiten Unfall wollte er nur noch innerhalb des Hauses auf eine Leiter steigen und nur noch auf eine Bockleiter.

- Wie empirisch gehaltvoll ist das theoretische Konzept? (***Grad des empirischen Gehalts***) Unter den Krankheitskonzepten gibt es neben Konzepten mit hohem empirischem Gehalt auch solche mit hohem theoretischem, aber geringem empirischem Gehalt. Das heißt, sie können nur schwer mit der Realität in Konflikt geraten. Der Theoriekern solcher Aussagen ist leer und empirisch gehaltlos. Kluge und Kelle merken dazu jedoch an: „für die Anwendung einer explorratorischen, hypothesengenerierenden Forschungsstrategie, wie sie für qualitative Untersuchungen charakteristisch ist, ist dies jedoch kein theoretisches Manko, im Gegenteil: Solche allgemeinen, abstrakten und empirisch gehaltlosen theoretischen Konzepte sind in idealer Weise als Heuristiken einsetzbar. Dadurch
  - stellen sie dem Forscher und der Forscherin jene ‚Linsen‘ oder theoretischen Perspektiven zu Verfügung, durch die er oder sie soziologisch (psychologisch, medizinisch) relevante Phänomene überhaupt erst wahrnehmen und beschreiben kann,
  - sind diese Konzepte gleichzeitig ‚offen‘ genug, wodurch die Gefahr verringert wird, dass die Relevanzsetzungen der Befragten durch die vorgängigen Forscherhypothesen überblendet werden“ (Kelle u. Kluge 1999: 34).

Heuristische Konzepte wie die Annahme, dass Diagnosen zeitgenössische gesellschaftliche, medizinische und individuelle Funktionen erfüllen, entsprechen den beschriebenen ***„Sensitizing Concepts“*** nach Blumer. Das theoretische Raster wird mit zunehmenden empirischen Beobachtungen ‚aufgefüllt‘. Je nach Interesse steht eine andere theoretische Orientierung im Vordergrund und dient als Heuristik.

Die meisten Krankheitskonzepte geraten mit der Realität nicht in Konflikt:

bei Herrn Pfändler weder die Annahme einer organisch affektiven Störung noch die eines psychodynamisch reaktiven Zusammenhangs zum Unfallereignis, den körperlichen Einschränkungen und der beruflichen Situation.

Auf der unbestimmten Ebene kann solch ein Krankheitskonzept zwar als Linse dienen, wenn es aber in der konkreten Situation in die engere Auswahl kommen soll – wenn die Konzepte ausdifferenziert werden – zeigt sich, ob die Sammlung der erhaltbaren Hinweise eher für das eine oder andere Konzept sprechen: Treten z.B. depressive Episoden in engem Kontext mit auslösenden Ereignissen in der familiären, beruflichen oder gesundheitlichen Umgebung auf? Stehen die Episoden im Kontext der Überempfindlichkeit des Nichts-mehr-Verleiden-Könnens nach den Stürzen? Welche Zusammenhänge stellt Herr Pfändler selbst her? Je mehr Daten zusammengetragen wurden und je detaillierter sie ausgewertet wurden, desto eher zeigt sich, wo die konkreten Gegebenheiten in Konflikt mit dem Krankheitskonzept geraten, auf das Bezug genommen wird. Oder es werden Lücken sichtbar, die keine eindeutige Interpretation zulassen. Bleiben die Daten zu oberflächlich ist solch eine Art der internen Überprüfung nicht möglich.

3.7.3 Qualitative Kodierung

Der Schritt der qualitativen Kodierung ist einer von mehreren möglichen, durch den das Wissen aus der Datenauswertung und das theoretische Vorwissen zusammengefügt und in Hinblick auf die Diagnose überprüft werden. Diese Arbeitsschritte laufen während des gesamten Begutachtungsprozesses ab[86].

Die Ergebnisse der körperlichen Untersuchung, der Zusatzuntersuchungen, die Daten aus den Dokumenten im Dossier und die Äußerungen aus der Exploration müssen zusammengetragen werden und auf ihre unterschiedlichen Bedeutungsmöglichkeiten hin überprüft; zuerst jede für sich und danach in Kombination von Bedeutungsvarianten mit anderen (s. Kap. 3 Herr Signer S. 30 ff.).

So hatte Herr Pfändler zunächst in keiner Weise von psychischen Problemen gesprochen. In seiner biographischen Erzählung waren aber Szenen wie die auf den Baustellen aufgetaucht: „Wenn man dann auf die Baustelle kommt, die Leiter sieht und erst einmal pieseln gehen muss.“ In den Dokumenten war von Leistungseinbussen die Rede, von mangelnder Konzentration und von Zweifeln, ob er überhaupt noch seiner Arbeit nachkommen könne. Die Beschreibungen waren durch seine Schmerzen nicht mehr vollständig erklärbar. Und schließlich räumte er ein, dass er „nicht mehr aufs Dach“ wollte, obwohl er gerne die Arbeiten gemacht hätte. Aber da musste man ohne Gerüst – nicht ungeschützt, aber ohne Gerüst – aufs Dach steigen. Und das ging nicht mehr. Ja, er habe Angst, räumte er schließlich ein. Er steige „nur noch auf eine Bockleiter“. Das zuzugeben, war für einen Dachdecker nicht möglich gewesen.

Hinzu kam die Art seiner Darstellung: Er trug seine Beschwerden nicht vor sich her. Er erzählte auch auf Aufforderung nicht von ihnen. Er benannte sie auch nicht selbst, sondern verpackte sie in Szenen. Das tat er auch für die Suizidalität, die er zunächst weit von sich gewiesen hatte: Nein, er hatte sich nicht vom Baum stürzen wollen. Da hätte er ganz andere Möglichkeiten gehabt. Schließlich hatte er die Schlüssel für die Flachdächer mehrerer Hochhäuser über ein Jahr mit sich herumgetragen. Aber dann haben sie darüber nachgedacht „Wenn man das Vertrauen hat“ Er hatte die Fragen also nicht verneint, sondern erklärt, dass man das Vertrauen, das in einen gesetzt wird, wenn man den Schlüssel erhält, nicht enttäuschen darf. Er hatte darüber nachgedacht und die Möglichkeit verworfen.

3.7.4 Integration theoretischen Vorwissens

Beim Prozess der Integration theoretischen Vorwissens geht es um die Frage, ob mit Hilfe des gewählten Krankheitskonzeptes die Daten zu einem sinnvollen Ganzen zusammengefügt werden können und wie viele Fragen dabei offen bleiben? Steht also ein weiteres Krankheitskonzept zur Diskussion und muss gegenüber dem ersten abgewogen werden? Findet das Alltagswissen des Exploranden Eingang in das Krankheitskonzept oder nicht? Hat das Konzept ausreichenden Erklärungswert und dient es auch für das notwendige therapeutische Vorgehen und die Schlussfolgerungen?

3.7.5 Zuordnung zu einem Krankheitsbegriff und Diagnosestellung

Aufgrund des als ausreichend durch die Daten gestützt und erklärungsträchtig befundenen Krankheitskonzeptes geht es im letzten Schritt um die Gegenüberstellung der Befunde und Symptome mit den Kriterien der möglichen Diagnosen nach der ICD-10 oder dem DSM-IV:

- Was liegt beim Exploranden vor und was muss für die Diagnose nach ICD-10 gegeben sein?

- Die Ergebnisse werden gruppiert: Was spricht für welche Diagnose? Müssen mehrere Diagnosen gestellt werden?
- Gibt es einen inneren Zusammenhang der Daten? Die Überprüfung des inhaltlichen Zusammenhangs verhindert, dass bei der Diagnosestellung lediglich ein Kriterienkatalog abgehandelt wird.
- Wurde das zugrunde liegende Krankheitskonzept konsequent angewendet? Und schließlich: Ist der gewählte Krankheitsbegriff unter der gestellten Diagnose tatsächlich zulässig?

Wenn also der Krankheitsbegriff, der am ehesten zuzutreffen scheint, gewählt wurde, stellt sich abschließend noch einmal die Frage, ob er unter der gestellten Diagnose zulässig ist oder nicht. Im nächsten Kapitel werden wir uns damit befassen, was wir wissen, wenn wir die Diagnose gestellt haben.

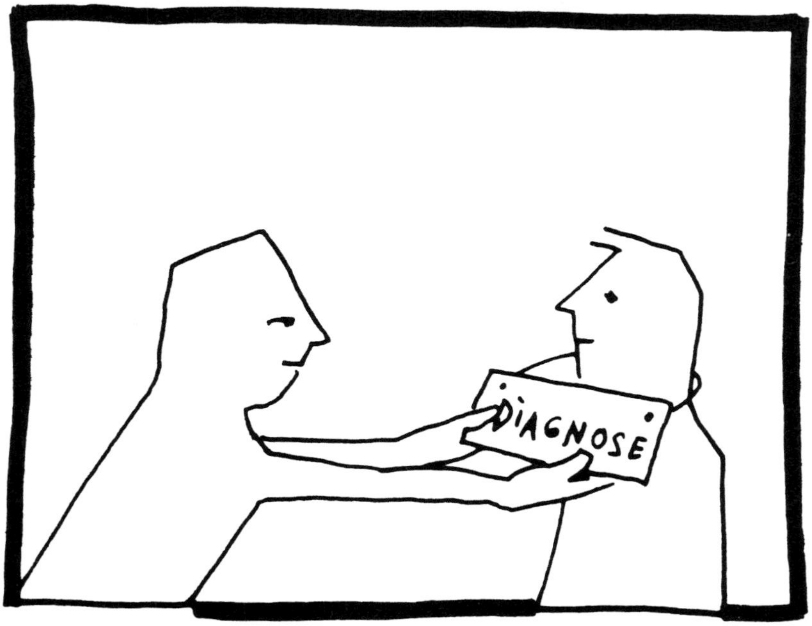

4 Diagnose

So besteht eine wesentliche Aufgabe der Wissenschaftstheorie gerade in der Analyse jener Begriffe, die von der Wissenschaft zwar ständig gebraucht, innerhalb ihrer jedoch niemals thematisiert werden. Diese Aufgabe ist alles andere als trivial.

(Wieland 1975, S. 4–5)

Die Ausdrücke „Krankheit“ und „krank“ leisten nicht nur Zustandsbeschreibungen. Das Sprechen von Krankheit impliziert vielmehr für die Beteiligten, also für Patient und Arzt, eine Aufforderung zum Handeln, die Intention zum Ändern des Zustandes. Diese Handlungsrelevanz eines jeden Krankheitsbegriffs … weist … als allgemeines Kriterium über die Einzelwissenschaft hinaus, aus deren gegenstandsbezogenen Gesetzen forscherbezogene Abstrakta wie handlungsrelevante Empfehlungen oder gar Wertnormen eben gerade nicht abgeleitet werden können.

(Hoff 1990, S. 120)

Der Begriff der Diagnose ist klärungsbedürftig. Wenn wir uns ihm auf dem bisherigen Weg über die Methodik genähert haben und aufgrund sorgfältigen methodischen Vorgehens zu einer Diagnose gekommen sind, scheint sich eine weitere Klärung zu erübrigen. Wir sind jedoch bei der theoretischen Sensibilisierung auf Formen theoretischen Vorwissens aufmerksam geworden, die wir bisher nicht näher betrachtet haben: Den Krankheitsbegriff bzw. die Krankheitskonzepte sowie eine Reihe von Hintergrundannahmen haben wir bisher ausgeklammert. Ihnen werden wir uns auf dem Weg zur Diagnose in folgenden Etappen zuwenden:

- Krankheitsbegriff,
- Begriff der Diagnose,
- Nosologie,
- Diagnose in der individuellen Situation.

4.1 Krankheitsbegriff

Wir haben festgehalten, dass die Medizin keine Naturwissenschaft, sondern eine Handlungswissenschaft ist. Krankheitskonzepte, Krankheitsvorstellungen wie Behandlungsmöglichkeiten erwachsen aus der Kultur, in der und für die Heilbehandlung betrieben wird (Unschuld 2003). Anlässlich der Methodologie der Begutachtung sind wir bereits damit konfrontiert gewesen, „dass Gesundheit kein wissenschaftlich objektivierbares Gut ist, sondern ein Tatbestand mit Alltagscharakter". Gesundheit wird im Alltag vorausgesetzt. Das heißt, Gesundsein wird nicht wahrgenommen, sondern erst der Zustand der Krankheit (Gerhardt 1993: 73–95). Dieser Gedanke ist bereits in der ausführlichen Diskussion zum Krankheitsbegriff in der Psychiatrie vor Einführung von DSM III und ICD 9[87] zu finden. Das heißt, es ist nicht möglich, Krankheit und Gesundheit wissenschaftlich exakt zu fassen. Deshalb stellt sich die Frage, welche handlungstheoretische Gestalt Gesundheit haben soll (s. Kap. 3.1 S. 32). Sie ist sehr schnell keine medizinische und keine psychiatrische Frage mehr, sondern eine juristische: Wann ist jemand arbeitsunfähig, nicht geschäftsfähig, nicht urteilsfähig bzw. nicht schuldfähig? Will die Medizin im Allgemeinen und die Psychiatrie im Besonderen nicht auf fremdem Terrain urteilen, sondern sich auf die ihr möglichen fachlichen Aussagen beschränken, kann sie keine allgemeine Aussage machen, sondern „nur spezielle Abgrenzungen in einer bestimmten Hinsicht" (Degkwitz u. Siedow 1981: 4–5). Angesichts des Kontinuums zwischen krank und gesund werden die Grenzen statistisch gesetzt. Dies gilt für Laborwerte ebenso wie für psychopathologische Befunde oder Testuntersuchungen (vgl. Kap. 3.2).

Nach der generellen Differenzierung zwischen krank und gesund ist auch die Unterscheidung zwischen bestimmten Krankheiten nicht ohne weiteres möglich, da die Krankheiten nicht für sich existieren, sondern beim erkrankten Menschen auftreten. Das heißt, die Aufgabe besteht darin, „dass jeweils Kranke am kranken Menschen zu erfassen und dabei von dem ‚Übrigen' des Kranken abzusehen, um so zu einem sog. Krankheitsbegriff zu gelangen"[88]. Auch hier führt der Weg über Modelle, die jeweils Teilaspekte berücksichtigen und reduktionistisch sind. Sie sind deshalb nicht falsch und können auch nicht durch bessere oder gar der Wahrheit eher entsprechende ersetzt werden. Ein Modell, das den Schwerpunkt in einem bestimmten Bereich setzt, kann lediglich durch ein anderes ersetzt werden. Dies gilt sowohl für die Dichotomie in somatische und psychische Modelle als auch für die Differenzierung in kognitiv behaviorale, psychodynamische, soziologische, deskriptive, biologistische[89]. Degkwitz und andere sehen deshalb keine Möglichkeit, dass es in der Psychiatrie je einen klar abgrenzbaren Krankheitsbegriff geben könnte:

„Die Antwort ist, dass es weder in dieser noch in jener Hinsicht einen klar abgegrenzten Krankheitsbegriff in der Psychiatrie gibt und geben kann. Das ist unser Dilemma. Wir sollten nicht versuchen, es durch Pseudoexaktheit zu verdecken. Denn die mit dem Dilemma gegebene Offenheit ist die unerlässliche Voraussetzung dafür, den Kranken als Menschen gerecht zu werden, und auch die Voraussetzung dafür, dass die Psychiatrie als Wissenschaft beweglich und damit lebendig bleibt" (Degkwitz u. Siedow 1981: 15).

4.1.1 Krankheitskonzepte

Gibt es also keine Lösung? Soll man sich damit begnügen? Und was hätte das für Konsequenzen? Paul Hoff hat den Versuch unternommen, theoretische Begründung und praktische Bedeutung des Krankheitsbegriffs zu verbinden[90]. Freilich, so räumt er ein, muss in wissenschaftlichen Untersuchungen **jeweils auf eine Theorie Bezug genommen** werden, die nicht den ganzen Menschen umfassen kann, wie Biologie, Empirie, Statistik, Soziologie, Psychologie. Deshalb sind diese Ansätze aber nicht falsch. Vielmehr ist es entscheidend, sich der Begrenztheit des gewählten Ansatzes bewusst zu sein. Er darf nicht absolut gesetzt werden. Eine Extrapolation auf alles – auf den ganzen Menschen – hieße, das Konzept zum Dogma zu erheben. Ideengeschichtlich lassen sich folgende theoretische Ansätze mit daraus erwachsendem Krankheitskonzept unterscheiden:

- ***Materialistisch-morphologischer Krankheitsbegriff:*** Er versteht Krankheit als sichtbare und/oder messbare Veränderung eines materiellen Substrats. Psychische Krankheit wird zum Epiphänomen einer organischen Schädigung. Kritikpunkte dieses Ansatzes sind, dass messbare Veränderungen noch nicht krankhaft sein müssen; die Veränderungen werden negativ bewertet und Normalität festgelegt, als würde sie aus den materialistisch-morphologischen Grundlagen hervorgehen, auf die Bezug genommen wird. So unverzichtbar die empirische Ebene für die wissenschaftliche Analyse ist, so wenig ist sie allein geeignet, einen umfassenden Krankheitsbegriff zu bestimmen.
- ***Quantitativer Krankheitsbegriff:*** Er definiert Krankheit als Abweichung von der statistischen Norm. Die in die Definition eingehenden Werte sind zwar messbar und damit überprüf- und wiederholbar, aber auch hier stellt sich die Frage der Grenzen bzw. der Normen[91].
- ***Metaphysischer Krankheitsbegriff:*** Er fasst Krankheit als Folge übersinnlicher Einflüsse auf. Krankheit in diesem Sinne ist weder messbar noch auf andere Weise überprüfbar und auch nicht wesentlich beeinflussbar, z. B. durch therapeutische Interventionen. Sie ist lediglich subjektiv wahrnehmbar und bleibt letztlich unverständlich. Unter diesen Krankheitsbegriff fällt das Verständnis von Krankheit als Strafe, Sühne u. a. m. Damit bleibt dieser Krankheitsbegriff subjektiv und spekulativ. Auf Anhieb scheint dieser Krankheitsbegriff nur noch ideengeschichtlich interessant zu sein. Er lässt sich aber in vielen subjektiven Krankheitskonzepten wieder finden; daneben in para- bzw. alternativmedizinischem Denken, das sich auch in Westeuropa zunehmender Beliebtheit erfreuen sowie in nicht wenigen außereuropäischen Gesundheitssystemen.
- ***Vitalistischer Krankheitsbegriff:*** Er geht zwar von einer materiellen Grundlage von Krankheit aus, nimmt daneben aber eine spezifische ‚Lebenskraft' an, die in der Krankheit beeinträchtig ist. In sie gehen alle klärungsbedürftigen Seiten von Krankheit ein, so dass dieses Konzept keinen Wissens- oder Erkenntniszuwachs erlaubt.
- ***Individualistischer bzw. existenzialistischer Krankheitsbegriff:*** Er leugnet die Existenz von Krankheit als überindividuelles Konstrukt. Es gibt demnach nur eine (krankhafte) Konstellation beim einzelnen Menschen. Während im materialistisch-morphologischen und statistischen Krankheitsbegriff die individuelle Seite von Krankheit leicht zu kurz kommt, wird hier ausschließlich eine subjektzentrierte Auffassung vertreten. Kritikwürdig sind die mit dem Ansatz verbundene teleologische Ausrichtung des Krankheitsverständnisses, die mit dem Begriff einhergehenden Aussagen über das Menschenbild und aus transzendentalphilosophischer Sicht vor allem die fehlende Auseinandersetzung mit dem Aspekt der Freiheit. Der Ansatz wird in der anthroposophischen Medizin, speziell der Homöopathie vertreten, aber z. B. auch in Binswangers psychiatrischem Diagnose- und Therapieansatz.
- ***Kybernetischer bzw. systemtheoretischer Krankheitsbegriff:*** Er sieht Krankheit als Störung biologischer und psychosozialer, zur Informationsverarbeitung fähiger Regelkreise. Deutlich wird bei diesem Ansatz, dass Krankheit ein dynamischer Prozess ist. Aber auch hier lässt sich ein teleologischer Gedankengang ausmachen, z. B. in der Beschreibung der Regelkreise, aber auch in der Konstitution und Wertigkeit empirischer Daten.

Weitere Krankheitskonzepte, wie z. B. das anthropologische oder das psychoanalytische, lassen sich als Kompromiss oder Mischformen der beschriebenen verstehen, das psychoanalytische z. B. als Übergangsform zwischen dem materialistisch-morphologischen, dem vitalistischen und dem individualistischen bzw. existenzialistischen Krankheitskonzept. Allen diesen Krankheitsbegriffen gemeinsam ist das **ätiologische Prinzip**, die fraglose Annahme, dass Krankheiten **Ursachen** haben. Dieses Prinzip ist aus drei Gründen zu überdenken:

- Der Begriff der Kausalität ist ähnlich dem Krankheitsbegriff in der Medizin nicht allein aufgrund empirischer Daten zu fassen.

- Die Frage nach den Ursachen einer Krankheit mündet häufig in die Suche nach einer einzigen mit exakt benennbaren Folgen.
- Daraus erwächst die Annahme, „dass die Erforschung der Ursachen auch das Verständnis der „Krankheit selbst" und deren Behandlungsmöglichkeiten verbessere" (Hoff 1990: 104).

Unter all diesen Gesichtspunkten stellt der **klinisch-pragmatische Krankheitsbegriff** einen Kompromiss dar. Er entspricht einem dezidiert eklektizistischen Modell ohne einheitliche Theorie. „Er fasst Ätiologie als konstitutiv für sich selbst auf, indem er Krankheit definiert als aufgrund bestimmter Ursachen entstandene Syndrome mit je charakteristischem klinischem Erscheinungsbild, morphologischem Befund und zeitlichem Verlauf" (Hoff 1990: 105).

4.1.2 Vom Konzept zum Vorurteil

Spätestens hier stellt sich jene bereits früher aufgeworfene Frage nach der ***Abgrenzbarkeit der einzelnen Krankheitsbilder***. Für die Psychiatrie bedeutete die Annahme und die Suche nach Möglichkeiten der Abgrenzung unterschiedlicher Krankheiten einen nicht zu überschätzenden Fortschritt[92]. Andererseits hat sich auch hier gezeigt, dass weder allein aufgrund empirischer Daten noch aufgrund eines (einzigen) theoretischen Konzepts[93] Krankheiten voneinander scharf abgrenzbar und beschreibbar sind[94] Das bedeutet, dass kein durchgängig systematisches Gebäude von Krankheiten (Krankheitslehre oder Nosologie) entwickelt werden kann. Auch wird die Frage, ob Krankheiten als idealerweise voneinander abgrenzbar (**kategorial**) oder ineinander übergehend (**dimensional**) verstanden werden sollen, zu einer dauerhaften, die weitere Forschung begleitenden Frage.

Theoretische Konzepte werden zu theoretischen bzw. philosophischen Vorurteilen, wenn sie generalisiert und als umfassendes Erklärungsmodell psychischen Geschehens aufgefasst werden. Hoff unterscheidet mit Karl Jaspers 6 **Vorurteile**. Sie finden sich zum Teil in den o. g. Krankheitsbegriffen wieder, zum Teil gehen sie darüber hinaus:

- Das ***philosophische und theoretische Vorurteil*** tritt in Form spekulativ-deduktiver, aber auch rigoros empiristischer Theorien auf: „Es wurden Stimmen laut, die behaupten, man sei seit langem darin nicht weitergekommen und könne so nicht weiterkommen, denn es handele sich überall um „vulgäre Psychologie", die allein für psychiatrische Zwecke brauchbar sei und die schon ebenso gut im Besitz der alten Psychiater war. Man klammert sich, um doch auch im Psychischen weiterzukommen an neu entdeckte körperliche Phänomene, oder man erwartet alles Heil von Experimenten, bei denen schließlich etwas Zählbares, Sichtbares, eine Kurve ans Licht kommt. Nur eines tun diese Kritiker nicht, sie üben sich nicht in psychologischer Analyse und wenden nicht die immerhin beträchtliche Denkarbeit auf, die bei vorhandener psychologischer Beobachtungskunst noch erforderlich ist, um die genügend klaren und mitteilbaren Begriffe und Unterscheidungen zu gewinnen, die die Grundlage aller weiteren Erkenntnis sind. Bei dieser Sachlage ist es begreiflich, dass jeder Psychopathologe notgedrungen Methodologie treibt" (Jaspers 1946: 5).
- Das ***somatische Vorurteil*** besteht in der Annahme, „dass die eigentliche Wirklichkeit des Menschen wie alles Biologische ein somatisches Geschehen sei" (Jaspers 1946: 15). Dies hat zur Vernachlässigung psychologischer Forschung, aber auch zu „Hirnmythologien" geführt (Hagner 1997).
- Im ***psychologisch-intellektualistischen Vorurteil*** wird Psychologie unreflektiert zu einem vermeintlichen Erklärungsmodell des gesamten menschlichen Erlebens und Verhaltens erweitert: „... wenn verstehende Psychologie angewandt wird als kausale Erklärung mit der Voraussetzung der universalen sinnhaften Determination alles Erlebens. Solche Auffassung beruht letztlich nicht auf Psychologie, sondern auf ungeklärten moralischen Vorurteilen" (Jaspers 1946: 16).
- „***Bildvorurteile*** entstehen aus transzendentaler Sicht genau dann, wenn der Erkenntnisprozess gleichsam halbiert, nämlich seines eigentlichen Kernstücks, des reflexiven Moments beraubt wird – um einer täuschenden Einfachheit willen" (Hoff 1990: 116).
- „Das ***medizinische Quantifizierbarkeitsvorurteil*** konfrontiert auch die Psychiatrie und die Psychologie mit dem Postulat, nur Quantifizierbares könne wissenschaftlich beschreibbar und erkennbar sein" (Hoff 1990: 116).

Zusätzlich zum Problem der Generalisierung von theoretischen Konzepten besteht ein weiteres Problem: sich der Tatsache bewusst zu sein, dass man sich täuschen kann, d. h. Fehler sind inbegriffen.

Wie es für den Krankheitsbegriff einen klinisch-pragmatischen gibt, wurde auch eine klinisch-pragmatische Nosologie entwickelt (s. Kap. 4.3), für die der Gedanke der abgrenzbaren Krankheiten eine Utopie bleibt:

„Die Idee der Krankheitseinheit ist in Wahrheit eine Idee im Kantischen Sinne: der Begriff einer Aufgabe, deren Ziel zu erreichen unmöglich ist, da das Ziel in der Unendlichkeit liegt; die uns aber trotzdem die fruchtbare Forschungsrichtung weist und die ein wahrer Orientierungspunkt für empirische Einzelforschung bedeutet" (Jaspers 1946: 476).

In diesem Sinne ist der klinisch-pragmatische Krankheitsbegriff eine Annäherung, solange er nicht polarisiert, weder in Richtung des empiristischen Pols in Form von statistisch definierten Syndromen mit dimensionalem Krankheitsverständnis noch in Richtung des idealistischen Pols mit kategorialem Krankheitsverständnis.

4.2 Begriff der Diagnose

In der Auseinandersetzung mit der Diagnose haben wir uns bisher mit dem Krankheitsbegriff beschäftigt. Wir haben festgestellt, dass im Alltag jeder weiß, was mit der Bezeichnung ‚krank' gemeint ist. Wir mussten dabei aber auch zur Kenntnis nehmen, **dass es keine klare wissenschaftliche Definition für den Begriff der Krankheit gibt**. Er kann nur im Hinblick auf ein bestimmtes theoretisches Konzept untersucht und betrachtet werden. Seine damit einhergehende Begrenztheit muss bewusst bleiben. Der Kompromiss besteht im klinisch-pragmatischen Krankheitsbegriff. Er folgt keiner einheitlichen Theorie. Krankheit wird als Syndrom definiert, das sich aufgrund bestimmter Ursachen entwickelt, ein charakteristisches klinisches Erscheinungsbild mit morphologischem Befunden und beschreibbarem zeitlichem Verlauf zeigt. Dieser Krankheitsbegriff ist noch nicht mit dem Begriff der Diagnose gleichzusetzen. Der Krankheitsbegriff stellt gleichsam den theoretischen Rahmen dar, auf dessen Grundlage, in dessen Grenzen eine Diagnose gestellt und verstanden werden kann. Wolfgang Wieland formuliert in seiner wissenschaftstheoretischen Untersuchung des Begriffs der Diagnose, dass durch die Aussage, die mit einer Diagnose gemacht wird, einem bestimmten Patienten zu einem bestimmten Zeitpunkt ein bestimmter Krankheitsbegriff zugeordnet werde (Wieland, 1975). Wesentliche Teile seiner Begriffsanalyse sind in folgendem Zitat zusammengefasst:

„In der positiven Singuläraussage, die die Diagnose darstellt, wird einem Individuum ein Begriff, nämlich ein Krankheitsbegriff, zugeordnet. Es ist ein Begriff, der nicht im Blick auf jenes bestimmte Individuum hin konstruiert ist. Wie jeder andere Begriff kann er prinzipiell auch unbestimmt vielen anderen geeigneten Individuen zugeordnet werden. Diese Art von Allgemeinheit ist jedem Begriff als solchem eigentümlich. An diese Stelle sollen nun noch keine inhaltlichen Probleme erörtert werden, die sich im Blick auf die in Diagnosen zugelassenen Krankheitsbegriffe stellen. Ein formales Problem stellt sich hier aber insofern, als man annehmen könnte, die schon früher mit guten Gründen erhobene Forderung nach einer Individualdiagnose ... ziele auf eine diagnostische Praxis, die den Allgemeinheitscharakter der Krankheitsbegriffe überwinden will. Doch das Problem der sogenannten Individualdiagnose ist kein formales oder logisches, sondern ein inhaltliches Problem. Es ergibt sich aufgrund der Erfahrung, dass die normale Diagnose, die ‚Lehrbuchdiagnose', selbst dann, wenn sie korrekt gestellt und begründet ist, nicht alle die Informationen enthält, die dem Arzt bei der Beurteilung des Patienten zu gewinnen möglich ist und der er zur Begründung seiner Handlungsentscheidungen bedarf" (Wieland 1975: 52–53).

Weil der Begriff der Diagnose für die Medizin, in therapeutischer wie gutachterlicher Hinsicht grundlegend ist, soll der nachfolgende Exkurs die theoretische Grundlage dafür liefern. Sie gilt nicht nur für die Psychiatrie, sondern ganz allgemein für die Medizin. Sie wird in einem weiteren Schritt für die Gegebenheiten in der Psychiatrie konkretisiert.

Wieland beschreibt die Tatsache, dass grundlegende Begriffe einer Wissenschaft in ihr benutzt, aber nicht thematisiert werden, als allgemeines Phänomen. Eben dies sei Aufgabe der Wissenschaftstheorie, die deshalb aber nicht die Erkenntnisse der von ihr untersuchten Wissenschaft erweitern könne. Vielmehr sei es ihre Aufgabe die Mittel zu untersuchen, mit deren Hilfe die untersuchte Wissenschaft arbeitet. Dazu gehören Grundbegriffe. Dass der Begriff der Diagnose in der Medizin nicht thematisiert werde, liege auch daran, dass die Medizin eine praktische Disziplin sei.

„Sie ist weder eine Natur- noch eine Sozialwissenschaft. Ihre Intention geht nicht darauf, ein Stück natürlicher oder sozialer Wirklichkeit zu erkennen, sondern darauf, in dieser Wirklichkeit bewusst und geplant zu handeln ... Der Begriff der Diagnose ist einer der Fundamentalbegriffe der Medizin und der zentrale Orientierungspunkt im Denken des Arztes. An der Betrachtung eines solchen Begriffes muss sich die These bewähren, dass die Medizin ihrem Wesen nach eine praktische Wissenschaft ist. Möglichkeiten und Grenzen der Diagnose wird man nicht übersehen können, wenn man nicht realisiert, dass man in ihr nicht nur ein Erkenntniselement, sondern auch ein Handlungselement vor sich hat" (Wieland, 1975: 5, 12).

Zum Verständnis dieses grundlegenden Begriffs klärt Wieland zunächst den logischen Status der Diagnose, beschreibt sie als Erklärung, betrachtet sie als Handlungselement und ordnet sie als solches in die Medizin als praktische Wissenschaft ein.

4.2.1 Logischer Status der Diagnose

Es ist durchaus möglich, erklärt Wieland, die Diagnose logisch zu beschreiben. Dazu muss man sich vom Zwang befreien, sie als Ergebnis eines wissenschaftlichen Experiments zu betrachten oder als allgemeine Aussage zu begreifen. Dieser Schritt fällt insofern schwer, als sich die Logik weit überwiegend mit allgemeinen Aussagen befasst. Die Diagnose ist nämlich keine allgemeine, sondern eine positive Singuläraussage. Das bedeutet, dass die Diagnose nicht Resultat einer naturwissenschaftlichen (oder psychologischen oder sozialwissenschaftlichen) Erkenntnisleistung ist. Wissenschaftliche Erkenntnis zielt auf das Erkennen von Regelmäßigkeiten, auf die Beschreibung von Gesetzen; Diagnostik aber ist auf die Klärung eines individuellen Sachverhalts aus. Dieser dient nicht als Beispiel für eine allgemeine Regel, sondern dem betreffenden kranken Menschen. Während ein Experiment der Gewinnung naturwissenschaftlicher Erkenntnis dient und deshalb stets wiederholbar und überprüfbar sein muss und zu allgemeinen Aussagen führen, führt eine gestellte Diagnose nicht zu einem allgemeinen Erkenntnisfortschritt. Die Gegebenheiten der individuellen Situation, unter der Diagnostik stattfindet, können nicht wie im Experiment soweit kontrolliert und konstant gehalten werden, dass einzelne Faktoren isoliert untersucht werden können. Vielmehr gehört es zur Kunst des Diagnostikers, die Fülle der relevanten Bedingungen nicht nur zu betrachten, sondern auch aktiv nach ihnen zu suchen. Die „Art des Interesses an den Störfaktoren" sei dem Experiment entgegengesetzt, so Wieland.

Unter dem Begriff der Diagnose werden nicht weitere Begriffe, sondern ***Aussagen subsumiert***. „Eine Diagnose ist also beispielsweise nur die Aussage, dass ein Patient (P) zum Zeitpunkt (t) an einer Meningitis leidet. Die Gewinnung und Begründung einer solchen Aussage gehört zu den Aufgaben des Arztes. Dagegen sind Aussagen über das Krankheitsbild der Meningitis, über die bei ihrer Entstehung und bei ihrem Verlauf bestehenden Regelmäßigkeiten, ebenso wenig eine Diagnose wie der isolierte Begriff „Meningitis" selbst. Der Arzt muss zwar die wichtigsten Aussagen über jedes Krankheitsbild kennen, wenn er Diagnosen stellt. Doch es gehört nicht zu seinen Aufgaben als Arzt, diese Aussagen aufzufinden und zu begründen" (Wieland 1975: 47).

Die nächste Aufgabe besteht in der Überprüfung, ob die Aussage, die mit der Diagnose gemacht wird, wahr oder falsch ist bzw. die ***Wahrscheinlichkeit*** zu klären, ***mit der sie eine wahre Aussage machen kann***. Irrtumswahrscheinlichkeiten müssen möglichst gering gehalten werden. „Es ist aber aus prinzipiellen Gründen unmöglich, absolute Sicherheit für die Wahrheit einer Aussage zu bekommen. Hier handelt es sich um einen Grenzwert, dem man sich wohl annähern, den man aber nicht erreichen kann. Diese Tatsache begründet die Notwendigkeit ständiger Selbstkritik, die für die wissenschaftliche wie auch für die ärztliche Haltung verbindlich ist" (Wieland 1975: 48).

Nun ist die ***Aussage***, die eine Diagnose macht, aber keine allgemeine, sondern eine ***singuläre Aussage***. Sie ist nicht verallgemeinerungsfähig. Statistisches

Wissen kann zwar herangezogen werden und Hinweise geben, es bleibt aber allgemein. Und schließlich ist die Diagnose in qualitativer Hinsicht eine ***positive Aussage***. Dies gilt auch dann, wenn eine Ausschlussdiagnose gestellt wird. Häufig ist es leichter zu klären, dass eine bestimmte Diagnose nicht vorliegt. Dabei handelt es sich aber genau genommen um ein Zwischenergebnis und von einer negativen Diagnose zu sprechen wäre verwirrend, weil damit verbunden würde, dass die gestellte (positive) Diagnose negativ bewertet wird. Damit sind wir bei der Zusammenfassung des Ausgangszitates angelangt: „In der positiven Singuläraussage, die die Diagnose darstellt ..." (s. S. 73).

Während es sich bei der einfachsten Gestalt einer wissenschaftlichen Erkenntnis um eine universelle positive Aussage handelt, entspricht die Diagnose als positive Singuläraussage inhaltlich und strukturell nicht einer wissenschaftlichen Erkenntnis im präzisen Wortsinn.

„Gleichwohl sind in einer Diagnose wissenschaftliche Erkenntnisse vorausgesetzt; von ihnen wird Gebrauch gemacht. Damit ist gemeint, dass die Krankheitsbegriffe, die als mögliche Prädikate in Diagnosen zugelassen sind, solche Erkenntnisse gleichsam aufbewahren. Dies spiegelt sich auf der formalen Ebene in der Tatsache, dass jeder Krankheitsbegriff in vielerlei Beziehungen zu gleichartigen Begriffen und zu andersartigen Hilfsbegriffen unterschiedlichster Art steht. In diesem Begriffsnetz schlägt sich das Ergebnis der pathologischen, der klinischen, ganz allgemein der nosologischen Forschung nieder. Jeder einzelne Begriff stellt immer nur eine Art Knotenpunkt in diesem von der empirischen Forschung stets verbesserten Begriffsnetz dar. Wenn daher der erfahrene Arzt eine Diagnose stellt, dann hat er zugleich das ganze Begriffsnetz im Blick, in dem der einzelne Begriff steht. Als diagnostizierender und behandelnder Arzt setzt er dieses Begriffsnetz und die in ihm gespeicherten Erkenntnisse voraus. Er kann es aber in seiner Eigenschaft als Arzt weder erweitern noch korrigieren" (Wieland 1975: 56).

4.2.2 Diagnose als Erklärung

Kann man nun die Diagnose als wissenschaftliche Erklärung begreifen? Im klassischen Sinne einer (naturwissenschaftlichen) Erklärung nicht. Denn die Diagnose kommt nicht auf induktivem Weg zustande, schon deshalb nicht, weil die Diagnose keine universelle Aussage ist. Die Theorie wissenschaftlicher Erklärungen beschäftigt sich mit der Erklärung von Einzelfaktoren aufgrund von Gesetzen. Empirische Singuläraussagen stehen hier üblicherweise nicht zur Diskussion. Sie sind deshalb nicht weniger elementar oder weniger problematisch als allgemeine Gesetzesaussagen. Innerhalb der Erklärungstheorie aber ist es nicht möglich, einen individuellen Fall ausschließlich aus allgemeinen Sätzen verständlich zu machen. Allgemeine Sätze erklären für sich allein genommen noch nichts. Für die individuelle Situation müssen dazu individuelle Randbedingungen – Antezedenzien – angegeben werden können. So führt die „deduktiv-nomologische" Erklärung über eine Gesetzesaussage und eine Singuläraussage über Randbedingungen (beides zum Explanans gehörend) zu einem erklärenden Satz (dem Explanandum). Konkrete wissenschaftliche Probleme können aber nicht ohne Rest auf logische Probleme reduziert werden. Ebenso wenig gehen sie in induktiv-statistischen Erklärungen auf.

Es zeigt sich, dass die Diagnose keine Erklärung ist, sondern eine bestimmte ***Funktion in einer Erklärung:*** Das Zustands- und Beschwerdebild des Patienten wird dadurch erklärt, dass die Patientin an einer bestimmten, wohl definierten Krankheit leidet. Das heißt die Diagnose ist im ärztlichen Erklärungsmodell eine Antezedens-Bedingung. Diagnostik zu betreiben heißt dann, nach einer Antezendens-Bedingung zu suchen, die das Beschwerdebild zusammen mit einer Gesetzesaussage zu erklären vermag.

„Man darf dabei nur nicht übersehen, dass es ebenso zu den Aufgaben des Arztes gehört, weitere Symptome von sich aus aufzuspüren. Das ist überall dort der Fall, wo das vom Patienten gebotene unmittelbare Symptomen- und Beschwerdebild mehr als eine Erklärung zulässt. In unserem formalen Modell bedeutet dies: es ist oft nicht nur genau eine Antezedens-Bedingung denkbar, die zusammen mit geeigneten Gesetzesaussagen die geforderte Erklärung leisten könnte. Was auf den ersten Blick wie ein explanatorischer Überschuss aussehen könnte, ist in Wirklichkeit ein Manko. Das System der ärztlichen Erklärung geht nämlich von der Voraussetzung aus, dass jedes Beschwerdebild auf eine und nur eine Weise durch eine Diagnose erklärt werden kann. Dies setzt natürlich zunächst einmal ein System von Krankheitsbegriffen voraus, das im Hinblick auf dieses Erfordernis geordnet und definiert ist. Ein solches System wird immer von der Struktur eines Ideals sein: es findet sich nicht in der Wirklichkeit vor, aber die Wirklichkeit soll nach ihm beurteilt werden. Wenn also ein Beschwerdebild im Hinblick auf das System der Krankheitsbegriffe noch auf mehrere Weisen erklärt werden kann, so muss der diagnostizierende Arzt so lange nach weiteren Symptomen suchen, bis Eindeutigkeit hergestellt ist" (Wieland 1975: 64–75).

Die Suche nach weiteren Diagnosen sollte dann aufhören, wenn sie keine therapeutischen Konsequenzen mehr hat. Ein weiteres Problem besteht darin, dass unter Umständen mehr als eine Diagnose gestellt werden muss. Kommen wir nach diesen Erläuterungen zurück auf die Suche nach der Gestalt der ärztlichen Erklärung „muss man berücksichtigen, dass der Arzt aus dem, was er beobachtend und befragend am Patienten feststellt, nun keineswegs irgendwelche logischen Schlüsse zieht. Das mag nur so scheinen, wenn man den alltäglichen ungenauen Sprachgebrauch wählt. In Wirklichkeit leitet aber der Arzt nicht aus seinen Feststellungen irgendwelche Schlussfolgerungen ab, sondern er sucht nach den Voraussetzungen, aus denen sich das, was er festgestellt hat, als Schlussfolgerung ableiten lässt. Der diagnostizierende Arzt suche nach Voraussetzungen, nicht nach Folgen" (Wieland 1975: 66).

Damit sind wir aber noch nicht am Ende der Schwierigkeiten angelangt: Das klassische Vollbild einer Krankheit ist nur selten vorhanden. Krankheitsbilder sind mit ihren Merkmalen wie die Merkmale untereinander nur im Sinne statistischer Gesetzmäßigkeiten verknüpft. Hier ist ärztliche Erfahrung gefragt, um mit diesen Gesetzmäßigkeiten sachgerecht umgehen zu können[95]. In der Theorie der Erklärung müsste das Antezedens einen empirischen Gehalt aufweisen. Bei der diagnostischen Erklärung aber ist eine unabhängige Überprüfung des Antezendens nicht möglich.

„Daher kann man das Modell wissenschaftlichen Erklärens auf die ärztliche Diagnose nur unter der Bedingung anwenden, dass man Konzessionen macht hinsichtlich der Forderung nach der empirischen Überprüfbarkeit des Antezedens. Insofern hat man es also bei der durch eine Diagnose vermittelten ärztlichen Erklärung nicht mit einer Erklärung zu tun, die allen Anforderungen gerecht würde, die man legitimerweise an sie stellen kann. Man kann also das Erklärungsmodell hier höchstens analog anwenden. Das ist verständlich: Denn die durch eine Diagnose vermittelte Erklärung ist kein Selbstzweck; sie soll vielmehr nur eine eindeutige Entscheidung über die Therapie ermöglichen. Hiernach bestimmt sich die Leistungsfähigkeit einer Diagnose, nicht nach ihrer Fähigkeit, Symptombilder bei Patienten theoretisch zu erklären" (Wieland 1975: 68–69).

4.2.3 Diagnose als Handlungselement

Mit den bisherigen Überlegungen sind nur Merkmale berücksichtigt, die die Diagnose als theoretisches Gebilde betreffen. Ebenso wichtig ist aber die Berücksichtigung der Diagnose im Handlungszusammenhang, in den sie gehört. Die Unterscheidung wird greifbar, wenn man die Einzelfallsituation, in der eine Diagnose gestellt werden muss, der Experimentalsituation gegenüberstellt[96]. Die Diagnose ist keine theoretische Aussage, die aus experimentellen Ergebnissen resultiert, sondern eine **praktische Aussage**. Theoretische Aussagen sind zeitunabhängig, allgemeingültig, verstehen sich aber zugleich als immer nur vorläufig und stets korrigierbar. Für eine praktische Aussage kann dies alles nicht gelten. Die Aussage zu machen schafft eine Tatsache. Sie entspricht einer Handlung. Als solche kann sie nicht „zurückgenommen, korrigiert, ungeschehen gemacht oder für ungültig erklärt werden". Die Handlung wurde zu einem bestimmten Zeitpunkt vollzogen. Sie „steht in der Zeit ... innerhalb eines Zukunftshorizontes ... kann, die ihr eigene Zeitstelle niemals verlassen ..." (Wagner 1975: 73).

„Ein Experiment kann man grundsätzlich jederzeit wiederholen, eine Diagnosestellung nie. Denn hier hat man es ... möglicherweise mit einer ganz anderen Situation zu tun, die vielleicht sogar durch frühere Diagnosestellungen und ihre Folgen mit hervorgerufen worden ist ... Denn die Diagnose bezieht sich auch dann immer nur auf einen jeweils gegenwärtigen Zustand, wenn die Vorgeschichte in ihre Begründung eingegangen ist" (Wagner 1975: 73).

Man kann die ***Diagnose als Hypothese*** verstehen, so Wagner, aber nicht wie eine wissenschaftliche Hypothese im Forschungskontext. Denn gerade für sie gilt, dass sie zeitunabhängig prospektiv angelegt ist. Sie ist als allgemeine Aussage konzipiert, in sich abgeschlossen, wiederholbar und auf eine benannte Variable ausgerichtet. Fasst man die Diagnose als Hypothese, ist sie ein ***hypothetischer Singulärsatz***. In dieser Beschreibung ist aber ihr praktischer Charakter noch nicht berücksichtigt. Wieland tut sich schwer, die Diagnose als ***praktische Hypothese*** zu bezeichnen. Dies ist nicht nur korrekt, sondern sorgt auch für die Differenzierung der Betrachtungsebenen, die der Aussage, die mit der Diagnose gemacht wird, eine unterschiedliche Bedeutung geben: Es macht einen Unterschied, ob man sie in logischem (also theoretischem) Kontext als positive Singuläraussage betrachtet oder als Handlung im individuellen Kontext, als praktischen Akt einer Medizin als Handlungswissenschaft. Eine Handlung kann man nicht zurücknehmen. Ist eine Diagnose erst einmal gestellt, führt sie zu weiteren Handlungen auf Seiten der Betroffenen wie der Behandelnden. Zu einem späteren Zeitpunkt, zu dem man die Diagnose in Frage stellen muss, hat man es „möglicherweise mit einer ganz anderen Situation zu tun ..." Deshalb kann man die Diagnosen nicht einfach korrigieren. „Man kann nur in der Gegenwart eine andere, neue Diagnose stellen und dabei seine Einsicht in frühere Irrtümer für die gegenwärtige Fragestellung fruchtbar zu machen suchen" (Wieland 1975: 75–76).

Dennoch vermag dies nicht ganz zufrieden zu stellen, auch und gerade wenn man die Medizin als praktische Wissenschaft begreift. Die Tatsache nämlich, dass das Stellen einer Diagnose in der Medizin in der Regel eine vorläufige Aussage ist, ist für das ärztliche Denken und Handeln etwas ganz Entscheidendes: „Gleichwohl wird mir Recht gefordert, dass die Diagnose immer wieder der Überprüfung bedarf. Insofern besteht also durchaus eine Analogie zwischen der Einstellung des Arztes zu seinen Diagnosen und der Einstellung des Wissenschaftlers zu seinen Hypothesen. Wenn man daher von der Pflicht des Arztes zur ständigen Überprüfung seiner Diagnose spricht, so kann man sinnvollerweise nur die Pflicht zur ständigen Prüfung meinen, ob zu einem späteren Zeitpunkt eine neue, aber immer noch inhaltsgleiche Diagnose gestellt werden kann" (Wagner 1975: 80–81). Eine praktische Hypothese ist zwar prospektiv, aber singulär, zeitgebunden, unabgeschlossen, nicht ohne weiteres wiederholbar und bezieht sich auf eine Fülle von Variablen, die nicht isoliert betrachtet werden können.

Andererseits erklärt die Trennung der theoretischen Betrachtung, wie sie Wagner vornimmt, das merkwürdig paradoxe Verhalten von Ärzten im Umgang mit gestellten Diagnosen: Die Beobachtung, dass sich einmal gestellte Diagnosen beharrlich halten und ein Eigenleben führen können, steht der Beschreibung von Fengler und Fengler in ihrer Feldstudie gegenüber, dass die beobachteten Ärzte scheinbar leicht imstande waren, ihre einmal gestellten Diagnosen zu korrigieren: „... die einmal gestellte Diagnose hat die Tendenz sich zu verselbständigen und sich zu verfestigen ... oft genug vermag sie es, sich gleichsam zwischen den Arzt und seinen Patienten zu schieben ... so ist besondere Aufmerksamkeit nötig, wenn man Krankheitszeichen, die durch die Diagnose nicht gedeckt sind, am Patienten nicht übersehen will ... Auch der beste Arzt läuft immer wieder einmal Gefahr, Diagnosen anstatt Patienten zum Partner zu haben ..." (Wagner 1975: 17).

„Wenn er im Lichte anderer Wahrnehmungserfahrungen davon überzeugt wird, dass eine Korrektur an seiner bisherigen Sicht der Realität nötig ist, dann sagt er sich: ‚Ich habe mich getäuscht; was ich bisher für ein Schizophreniesymptom gehalten habe, war tatsächlich immer schon eine psychologisch verständliche Unbeholfenheit. Die Unvollkommenheiten meines Wahrnehmungsapparates haben mich bisher daran gehindert, das korrekt wahrzunehmen, was immer schon tatsächlich der Fall war.' Zu dieser Feststellung kann der mundane Forscher jedoch immer erst im Nachhinein gelangen ..." (Fengler 1994: 321).

Wir können also die Diagnose als eine praktische Hypothese verstehen oder – um mit Pierce und Kelle zu sprechen – als hypothetisches Schlussfolgern auf umgekehrtem Weg wie in der wissenschaftlichen Forschung. Wir haben mit Wolfgang Wieland und Paul Hoff die Bedeutung des Handlungszusammenhangs erkannt, in dem die Diagnose gestellt wird. Wenn wir einem Individuum einen Krankheitsbegriff zuordnen, können wir uns am klinisch pragmatischen Krankheitsbegriff orientieren[97]. Der Prozess scheint abgeschlossen zu sein.

4.3 Nosologie

Mit der (gestellten) Diagnose haben wir aber noch nicht alles auf den Punkt gebracht. Es zeigt sich nämlich, dass eine ganze Reihe von Diagnosen mehrere Krankheitsbegriffe ‚zulassen' (Wagner 1975: 52).

4.3.1 Diagnose und Krankheitsbegriff

Das heißt, diese **Diagnosen** können **unter verschiedenen Krankheitsbegriffen verstanden** werden. Klassische Beispiele aus der Psychiatrie sind:

- Schizophrenie: Sie wird heute in der Regel als Entwicklungs- und/oder Reifungsstörung des Gehirns verstanden oder als charakteristische Reaktion des Gehirns auf vielfältige Schädigungen (Häfner 2000). Daneben existiert noch das psychoanalytische Konzept der schizophrenen Psychose als frühe Bindungs-, Ich- oder Persönlichkeitsstörung.
- Borderline-Persönlichkeitsstörung: Neben dem Konzept der Grenzpsychose im Sinne eines dimensionalen Krankheitsbegriffs zwischen Psychosen und Neurosen angesiedelt geht das psychoanalytische Konzept von einer ebenfalls frühen, in der Entwicklung nach den Psychosen angesiedelten Persönlichkeitsstörung aus (Rohde-Dachser 1979).
- Dissoziative Störung: Die ICD-10 enthält hier Züge, die an das klassische neurotische Konzept der Konversionsstörung erinnern im Sinne der unbewussten Abspaltung konflikthafter Erfahrungen vom Bewusstsein; das DSM-IV bezieht sich auf das biologische Konzept der funktionellen Störung von Assoziationen (Fiedler 1999).

4.3.2 Diagnosengruppen

Zur Klärung verhilft die **Ordnung der Diagnosen in Gruppen**. In der Krankheitslehre bzw. Nosologie wird mit der Zuordnung einer Diagnose zu einer Krankheitsgruppe bestimmt, welchem Krankheitsbegriff die Diagnose zugeordnet wird. In den aktuell gültigen Diagnosesystemen der ICD-10 und des DSM IV wird vorsichtig von „Störung" und nicht mehr von „Krankheit" gesprochen. Der noch weniger exakte Begriff kann Diagnosen von sehr schweren Krankheiten bis hin zu Syndromen fassen, die gerade nicht mehr als gesund betrachtet werden. Die Formulierung lässt also nicht nur den Krankheitsbegriff offen, sondern auch den Schweregrad der damit bezeichneten Symptomatik[98]. **Die Nosologie hat sich** in der Geschichte der Medizin **ständig verändert und entwickelt**. Die heute gängigen Diagnosesysteme wie die ICD-10 bzw. das DSM-IV sind aber nicht prinzipiell neu. Sie enthalten Spuren früher gängiger Krankheitsbegriffe und konkurrierender Krankheitskonzepte, obwohl beide Systeme als rein **deskriptiv** bzw. operational gelten, d. h. sich keinem theoretischen Konzept unterordnen wollen. Beispiele für die **nicht umgehbare theoretische Zuordnung** sind die dissoziative Störung und die Posttraumatische Belastungsstörung (PTBS oder PTSD). Die PTBS findet sich in der ICD-10 unter der Gruppe der neurotischen und somatoformen Störungen; im DSM-IV unter den Angststörungen. Während die ICD-10 trotz vordergründig deskriptivem Verständnis die PTBS psychodynamisch versteht, begreift das DSM-IV sie – wie die weiteren Angststörungen – als funktionelle Veränderung des hypothalamo-hypophysär-adrenalen Systems, also der Stressachse mit Tendenz zur dauerhaften Veränderung (Fiedler, 1999). Kendell hat in Vorbereitung auf die ICD-9 (und 10) eine Monographie zur Diagnose in der Psychiatrie verfasst, die alle wesentlichen Fragen an Notwendigkeit und Aussagemöglichkeiten der Diagnose zusammenträgt. Weil die Probleme mit der Einführung von ICD-10 und DSM-IV nicht grundsätzlich gelöst sind, hilft seine Darstellung auch in der gegenwärtigen Auseinandersetzung mit der Beurteilung von Diagnosen.

„Jede dieser technologischen Wellen hat neue Krankheiten hinzugefügt und aus jeder Phase sind einige übrig geblieben, sodass die Krankheiten, die in den zeitgenössischen Lehrbüchern dargestellt werden, sehr unterschiedliche begriffliche Grundlagen haben. Einige, wie Pruritus senilis und Proctalgia fugax, sind lediglich Symptome der Schule von Knidos. Andere, wie Migräne und die meisten psychiatrischen Erkrankungen sind klinische Syndrome, Symptomkonstellationen im Sinne von Sydenham. Die Mitralstenose und die Cholelithiasis haben ihre Grundlagen in pathologischen Tumoren aller Arten in histopathologischen Befunden. Tuberkulose und Syphilis gründen sich auf die Bakteriologie und den Begriff des ätiologischen Agens; Porphyrie auf die Biochemie, Myasthenia gravis auf die physiologische Funktionsstörung, das Down-Syndrom auf die Chromosomenstruktur, usw. Im Grunde genommen ist unsere jetzige Klassifikation etwa einem alten Haus vergleichbar, das häufig neu möbliert wurde, ohne dass man jedoch immer zuvor die alten Möbel beseitigt hätte, sodass zwischen den neuen aufblasbaren Plastiksitzen und gläsernen Kaffeetischen noch ein paar alte Schemel aus der Tudor-Zeit sowie Anrichten und Kommoden verschiedener späterer Stilrichtungen neben viel viktorianischem Mobiliar zu finden sind. Scadding kommt wahrscheinlich den Tatsachen nahe, wenn er sagt, dass es gerade auf diese logische Uneinheitlichkeit in den Definitionen einzelner Krankheiten zurückzuführen ist, wenn wir nicht in der Lage sind, eine befriedigende Definition von Krankheit schlechthin zu geben" (Kendell 1978: 21; Scadding 1972).

Bei der Klärung des Krankheitsbegriffs sind wir bereits zum Schluss gekommen, dass es nicht möglich ist, Krankheit eindeutig und allgemeingültig zu definieren (vgl. 4.1). Auch die Ordnung von Diagnosen in Gruppen kann hier keine Lösung bieten. d. h. **es ist nicht möglich, ein durchgängig systematisches Diagnosesystem zu beschreiben**. Es geschieht jedoch regelmäßig, dass ein Krankheitsbegriff oder einzelne Krankheitsbegriffe in den Vordergrund rücken und die Idee aufkommen lassen, dass auch alle anderen Diagnosen unter demselben Krankheitsbegriff fassbar seien. So wird aus der Anfangszeit der Psychiatrie Wilhelm Griesinger mit dem Satz zitiert, dass psychische Krankheiten Gehirnkrankheiten seien (Ackerknecht 1985). Die Lues cerebrospinalis ließ die Frage aufkommen, ob nicht auch andere psychische Erkrankungen auf Infektionen zurückzuführen seien. Im Gefolge des Eisenbahnbaus wurde die „Railway-spine" als eigenständiges Krankheitsbild beschrieben und darunter zunächst eine Rückenmarksverletzung, später eine Hirnverletzung und schließlich eine Neurose verstanden (Fischer-Homberger 2003). Eine ähnliche Entwicklung nimmt in den letzten Jahrzehnten das Schleudertrauma (Malleson 2003). Die PTBS wird einerseits als ‚Stresskrankheit' verstanden, die sich wie andere neuere Stresskrankheiten ausbreiten (z. B. Burnout). Daneben zeichnet sich eine Entwicklung zu ‚Gedächtniskrankheiten' als neuem Krankheitskonzept ab. Hierunter lassen sich sowohl die Alzheimerdemenz wie andere Demenzen fassen als auch die PTBS (vgl. auch Leys 2000).

4.3.3 Kontext und Ziel der Diagnosestellung

Neben den beschriebenen theoretischen und methodischen Gründen gibt es einen praktischen Grund, weshalb Diagnosen nicht allgemein, eindeutig und systematisch geordnet werden können: Die **Diagnosestellung** ist **abhängig von der Erfahrung der Diagnostiker**, von **der Situation**, **der** aufgewendeten **Zeit** und **dem Ziel**, dem sie dient, sei dies eine Handlungsanweisung in der Notfallsituation, die Arbeitsgrundlage in der allgemein- oder fachärztlichen Praxis, die Grundlage für eine klinische Studie oder ein internationales epidemiologisches Forschungsprojekt. Wie der klinisch pragmatische Krankheitsbegriff (s. Anm. 97) einen **Kompromiss** darstellt, gilt dies auch für die deskriptiven bzw. operationalen Diagnosesysteme. Die Beschreibung (Deskription) der Diagnose orientiert sich hierbei am klassischen Bild einer Diagnose (Idealtyp); die Beschreibung der Ausgangsbedingungen mit Kriterienliste (Operationalisierung) an den Rändern der Störungsbilder, die noch der Diagnose zugeordnet werden sollen:

- Dient die Diagnose als Grundlage für die klinische Prüfung eines neuen Medikamentes ist entscheidend, dass die Diagnose unzweifelhaft feststeht und keine weiteren Diagnosen einen Einfluss auf die Symptomatik haben. Darauf richtet sich die Reliabilität (Zuverlässigkeit, mit der die Diagnose gestellt wird) aus: Falsch negative Diagnosen werden in Kauf genommen. Wichtig ist einzig, dass keine falsch positiven Diagnosen gestellt werden.
- Für eine epidemiologische Studie orientiert sich die Reliabilität am Ziel, möglichst alle Personen zu erfassen, die an der entsprechenden Symptomatik leiden. Das heißt, falsch positive Diagnosen werden eher in Kauf genommen als falsch negative.
- Für die klinische Situation ist es dem gegenüber wichtig, möglichst keine falsch negativen Diagnosen zu stellen.

4.3.4 Reliabilität und Validität

Die **Reliabilität** wird dabei auf unterschiedliche Weise gemessen – als Beobachter-Übereinstimmung, Häufigkeitsübereinstimmung und Konsistenz. Entsprechend ist selbst die Reliabilität als Konstrukt nicht allumfassend.

Noch wichtiger ist die **Validität** (Kendell 1978: 41 ff.), die Frage, ob die gestellte Diagnose auch Gültigkeit hat. Die Validität kann niemals höher sein als die Reliabilität. Deshalb ist die Reliabilität ein Mittel, um eine ausreichende Validität zu gewährleisten. Unterschieden werden die Übereinstimmungsvalidität (der Nachweis, dass voneinander unabhängige Methoden der Diagnosegewinnung die gleiche Diagnose ergeben), die Voraussagevalidität (der Nachweis, dass die sich aus einer Diagnose ergebenden Voraussagen durch die nachfolgenden Ereignisse bestätigen), die Konstruktvalidität (dass bestimme psychopathologische Phänomene tatsächlich bei der genannten Diagnose auftreten und nicht bei einer anderen, bei der sich nicht erwartet werden) und die Inhaltsvalidität (dass die definierenden Merkmale einer bestimmten Störung untersucht und erfasst wurden, bevor die Diagnose gestellt wurde).

Die **Reliabilität** ist aber auch **von der Diagnosengruppe abhängig**, um die es geht. Denn die Exaktheit, mit der Diagnosen gestellt werden können, und ihre Differenzierbarkeit unterscheiden sich:

„... Diese Unterschiede werden weitgehend dadurch bestimmt, wie genau die definierenden Merkmale einzelner Kategorien festgelegt sind und sich von denen anderer verwandter Syndrome unterscheiden lassen. Wenn ein Syndrom pathognomonische Merkmale besitzt, wie die „Symptome ersten Ranges" der Schizophrenie oder wie die krankhafte Einstellung zur Nahrungsaufnahme und zum Körperschema bei der Anorexia nervosa, dann ist die Reliabilität mit großer Wahrscheinlichkeit hoch. Wenn dagegen eine Diagnose keine Merkmale hat, die nur für sie spezifisch sind, und deshalb hauptsächlich durch das Fehlen bestimmter Merkmale anderer Syndrome definiert werden muss, dann ist die Reliabilität mit großer Wahrscheinlichkeit niedrig, was zum Teil auch noch dadurch bedingt ist, dass diese Diagnose sich zwangsläufig als bequemer ‚Sammeltopf' für eine heterogene Auswahl von Patienten, die anderswo nicht hineinpassen, anbietet ..." (Kendell, 1978: 59–60).

4.3.5 Einheitlichkeit und neue Diversifizierung

Die **Vereinheitlichung der Diagnosesysteme** in die beiden international verwendeten ICD-10 und DSM-IV hat zu einem Verständigungsfortschritt geführt. Inzwischen wird aber immer sichtbarer, was alles mit diesen Systemen nicht erfasst werden kann. Für bestimmte Bereiche wurden inzwischen **ergänzende Diagnosesysteme** entwickelt, wie z. B. die ICF (WHO 1980), die Operationale Psychodynamische Diagnostik oder Pflegediagnosen (Arbeitskreis OPD 1998). Weitere Diversifizierungen dürfen erwartet werden.

Die deskriptiven Diagnosesysteme haben darüber hinaus noch mit dem Problem zu kämpfen, dass Krankheitskonzepte mit definierten **Ätiologien** in sie **hineingelegt** werden, obwohl dies dem Prinzip der Beschränkung auf die Beschreibung widerspricht. Schizophrenie, Borderline-Persönlichkeitsstörung und die dissoziative Störung sind Bespiele dafür. Aber auch Lehrbücher erliegen der Versuchung, die Kausalität nachträglich wieder einzuführen (Klosterkötter 2000). Die Tatsache, dass eine Sache, und das heißt auch eine Diagnose, nicht ohne theoretisches Konzept gedacht werden kann, zeigt sich darin, dass Diagnosen als real gegebene Objekte verstanden werden. Scadding spricht vom „essentialistischen Wolf im nominalistischen Schafspelz" (Scadding 1996). Diagnosen können außer ihrer **Reifizierung** noch in weiteren Formen ein **Eigenleben entwickeln**: Sie können wider neue Erkenntnisse im Krankheitsverlauf fortgeschrieben werden, einfach und allein, weil sie einmal genannt wurden, sie können mystifiziert werden[99] oder zur Hintergrundannahme aufsteigen, wenn sie zum Modell für einen allgemeinen Krankheitsbegriff erklärt werden (vgl. Kap. 4.1.2). Und schließlich können Diagnosen in der individuellen Situation zur Charakterisierung oder gar Abwertung des Menschen missbraucht werden, bei dem die Diagnose gestellt wird.

4.4 Diagnose in der individuellen Situation

Was wir wissen, wenn wir eine Diagnose gestellt haben, können wir jetzt theoretisch einordnen. Noch nicht berücksichtigt ist der Handlungsaspekt – das, was durch das Benennen der Diagnose unwiderruflich ausgelöst wird, selbst dann, wenn die Diagnose später korrigiert werden muss. Entscheidend ist deshalb zuletzt die Bedeutung, die der Diagnose im Umgang mit der Explorandin zukommt. Die Bedeutung kann durchaus aus dem theoretischen Bezug erwachsen, durch die Ausdrücklichkeit, mit der das theoretische Konzept bewusst ist oder gar als reale Gegebenheit angenommen wird. Sie kann aber auch aus weiteren Formen des Eigenlebens von Diagnosen erwachsen, indem z. B. negativ besetzte Diagnosen für Exploranden herangezogen werden, die sich dem Kontakt in der Untersuchungssituation verweigern oder zu denen der Untersucher eine negative Gegenübertragung entwickelt. Auch wenn die Singuläraussage, die mit der Diagnose gemacht wird, im logischen Sinne nicht überprüft werden kann, sind eine Überprüfung ihrer praktischen Konsequenzen und deren Plausibilität möglich:

„Medizin hat praktische Wissenschaft zu sein. Alle als theoretisch eingestuften Überlegungen etwa zur Diagnostik oder allgemeinen Krankheitslehre werden sich daher auf die Bedeutung hin untersuchen lassen müssen, die ihnen für den Umgang mit dem Patienten und seine Behandlung zukommt." (Hoff 1990: 148)

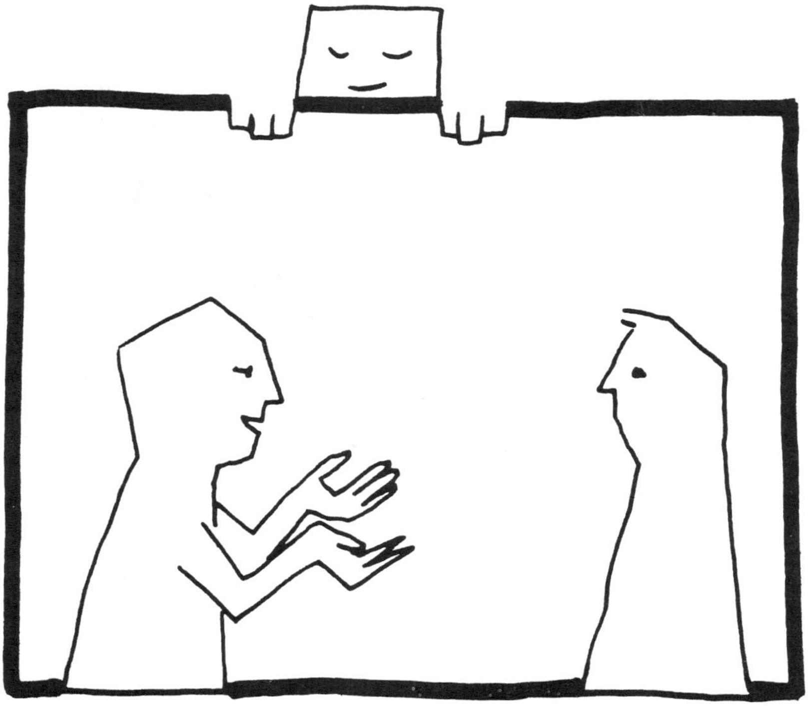

5 Beurteilung

Wenn praktische Wissenschaften primär nicht so sehr Erkenntnisse über das Handeln, sondern das Handeln selbst zum Ziel haben, so darf dies doch kein blindes Handeln sein. Es muss ein Handeln sein, das sich stets an Grundsätzen orientiert und das sich stets selbst muss darstellen, begründen und rechtfertigen können. Die praktischen Wissenschaften haben zu diesem Zweck besondere Kategorien und Hilfsmittel entwickelt. In der Medizin gehört die Diagnose zu diesen Hilfsmitteln. Ihre Leistung besteht, unter diesem allgemeineren Gesichtspunkt betrachtet, vor allem darin, die Verbindung zwischen dem individuellen Fall und jenen allgemeinen Gesichtspunkten herzustellen, aus denen das Handeln gerechtfertigt werden kann. So wird die Diagnose zu einem wichtigen Hilfsmittel sowohl bei der Bestimmung als auch bei der Nachprüfung des Handelns. In diesem Sinne wurde sie hier als eine im Bereich einer praktischen Wissenschaft fungierende Singuläraussage bestimmt. Die Sicherung einer Diagnose führt also nicht zu einer ein Erkenntnisinteresse befriedigenden Einsicht, sondern zu einer mögliches Handeln bestimmenden Beurteilung eines Einzelfalls. Es gehört zum Kern jeder Erkenntnis, dass sie sich in einem Satz ausdrücken lässt, in dem wenigstens zwei Begriffe in eine bestimmte Beziehung zueinander gesetzt werden. Eine Beurteilung behauptet jedoch lediglich, dass ein individueller Sachverhalt der Fall einer allgemeinen Regelmäßigkeit ist ... Daher setzt jede Beurteilung immer schon ein System von Regeln und Begriffen voraus.

(Wagner 1978)

Das System von Regeln und Begriffen, das die medizinische Beurteilung voraussetzt, haben wir in den vorausgegangenen Kapiteln durchdacht. Die Beurteilung ist der Abschnitt des Gutachtens, in dem die Anwendung dieser Regeln und Begriffe dargelegt und begründet werden muss. Aus ihr werden auch die praktischen Konsequenzen abgeleitet. Die Beurteilung ist demnach die Antwort auf die Frage, was wir wissen, wenn wir eine Diagnose gestellt haben und was wir mit diesem Wissen tun (können). Sie beschäftigt sich mit der zweiten und dritten Ebene unseres gutachterlich methodischen Arbeitens: mit der Diagnose, ihren Schlussfolgerungen und der Übersetzung in juristische Begriffe. Die Diagnose ist Teil, nicht Voraussetzung der Beurteilung. Sie ist das Bindeglied zwischen dem individuellen Fall und den allgemeinen Gesichtspunkten, die aus dem theoretischen und empirischen Wissen erwachsen sind.

5.1 Krank oder gesund?

Zur Aufgabe der Gutachterin gehört es, die beschriebenen Beschwerden, das beschriebene Verhalten und die erhobenen Befunde einem Begriff aus dem Diagnosesystem der ICD-10 (oder des DSM IV) zuzuordnen. Mit der Diagnose ist jedoch noch nicht die Frage beantwortet, ob die betreffende Person krank oder gesund ist. In Rückgriff auf den Krankheitsbegriff stellen sich jetzt eine Reihe von juristischen Fragen und praktischen Konsequenzen.

„So ist es zum Beispiel viel komplizierter, als wir es zugeben möchten, zwischen normaler Trauer und einer pathologischen Reaktion auf einen Verlust zu unterscheiden, oder zwischen einem Wahn und einer überwertigen Idee. Wo die Anomalie einer Teilfunktion vorliegt, ... ist die Situation jedoch noch nicht allzu hoffnungslos, da uns gewisse psychologische Kriterien zur Abschätzung der Normalität zur Verfügung stehen. Wo jedoch abnorme Phänomene sich nur auf das Gesamtverhalten des Individuums erstrecken und die Anomalie vorwiegend als Abweichung von der sozialen oder moralischen Norm auftritt, geraten wir bald ins Schwimmen. Wie Lewis (1953) betont hat, besteht die Gefahr, dass alle sozial abweichenden oder nicht gebilligten Verhaltensweisen als Krankheit betrachtet werden, sobald man erst einmal soziale Normen als Kriterien der Normalität herangezogen hat. Der Beitrag von Lewis zur Lösung dieses schwierigen Problems besteht darin, dass er fordert, unser Kriterium des Abnormen im Hinblick auf die Geisteskrankheiten müsse sich auf eine Störung psychischer Abläufe gründen, so wie unser Kriterium des physisch Abnormen in einer Störung somatischer Funktionen verwurzelt ist. Der Haken ist nur, dass wir gegenwärtig noch so wenig von der Psychologie wissen, dass ein solches Vorgehen bestenfalls angestrebt werden kann ... Jedenfalls ergibt sich kaum Anlass zu der Hoffnung, dass formale Krankheitsdefinitionen ein sicheres Kriterium für bestimmte Entscheidungen bieten könnten, wie etwa dafür, ob ein Psychopath oder ein Exhibitionist krank ist oder nicht, oder dafür, wie sich die Phobien, Stimmungsschwankungen und Rituale neurotischer Erkrankungen von den Ängsten, Launen und Eigentümlichkeiten, die noch dem Normalbereich zugehören, unterscheiden lassen" (Kendell 1978 S. 17).

Wir haben uns mit der Unmöglichkeit der exakten, allgemeingültigen Definition psychischer Krankheit oder einer psychischen Störung ausführlich befasst (s. Kap. 4). Für Juristen ist diese Gegebenheit und deren Hintergrund keineswegs klar. Gerade in der Auseinandersetzung mit psychiatrischen Gutachten wird die Befürchtung, dass der Begriff der psychischen Krankheit oder Störung auf nicht nachvollziehbare Weise erweitert oder eingeengt wird, regelmäßig geäußert. Diese Gefahr besteht. Ein Gutachter, der diese Gefahr leugnet oder stillschweigend übergeht, wird berechtigterweise verdächtigt, unerfahren zu sein oder etwas zu verbergen, nämlich Lücken der Aktenlage, die Ungewissheit seiner Beurteilung oder gar ein sekundäres Interesse an der von ihm vorgetragenen Interpretation. Diese Gefahr macht die Diagnosestellung weder hinfällig noch enthebt sie den Gutachter der Aufgabe, sie zu stellen.

„Aber dagegen lässt sich berechtigterweise einwenden, dass in der Praxis die medizinischen Klassifikationen diese Freiheit haben müssen. Um alle die Personen erfassen zu können, die den Ärzten in der Rolle des Patienten entgegentreten, unabhängig davon ob sie krank sind oder nicht. Wenn sonst gesunde Menschen, deren Ehen auseinander zu brechen drohen, häufig Hilfe beim Psychiater suchen, dann müssen die psychiatrischen Klassifikationen so konstruiert sein, dass sich auch diese Menschen damit erfassen lassen. Das gleiche trifft zu auf Jugendliche, die vom Gericht an einen Psychiater überwiesen werden, weil sie Drogen nehmen, oder auf Kinder, die von ihren Eltern gebracht werden, weil sie Feuer gelegt haben. Die Entsprechung dazu – und dies wird nicht in dem Umfang erkannt, wie es nötig wäre – besteht darin, dass jemand, der von einem Psychiater untersucht, einer diagnostischen Kategorie zugeordnet und behandelt worden ist, nicht notwendigerweise psychisch krank ist oder es jemals war" (Kendell 1978 S. 20).

Da der erste Adressat des Gutachtens bzw. zumindest ein wichtiger sekundärer Adressat fachfremd ist, muss erläutert werden, ob und warum die beschriebene Symptomatik als gesund, als krank beurteilt wird, oder ob bereits hier die offenen Fragen beginnen:

Sind die beschriebenen Symptome eindeutig? Gibt es organisch nachweisbare Befunde? Entspricht die Diagnose einer psychischen Störung oder nicht? Welche Auswirkungen und welches Ausmaß hat sie? Entsprechen die Symptome einer Störung psychischer Abläufe oder liegt der Beurteilung allein das gestörte Verhalten der Person zugrunde?

5.2 Begründung der Diagnose

Die Diagnose wird zu Beginn oder nach einer zusammenfassenden Einführung in die Beurteilung genannt. Aber eine Diagnose ohne Begründung ist wertlos. Folgende Fragen stellen sich:

In welchem Zusammenhang und auf welcher Grundlage wurde die Diagnose gestellt? Diagnostik wird immer im Hinblick auf eine Handlungskonsequenz betrieben – sei dies die notfallmäßige Versorgung, die vorübergehende oder dauerhafte Behandlung oder im Hinblick auf die Beantwortung einer gutachterlichen Fragestellung. Daraus werden folgende weitere Fragen mit beantwortet: Wie sicher ist die Diagnose? Können sämtliche Differenzialdiagnosen ausgeschlossen werden und warum? Oder welche Differenzialdiagnosen kommen noch in Frage? Was spricht für welche Diagnose? Auf welchem theoretischen Hintergrund sind sie entstanden? (s. Kap. 3.7 u. Kap. 4) In welchem Zusammenhang und mit welchem Ziel wurde die Diagnose gestellt (s. Kap. 4.3 S. 78)? Wie wahrscheinlich ist welche Diagnose? Und wenn aktuell keine sichere Diagnose möglich ist, ist das zukünftig möglich, wann und mit welcher Wahrscheinlichkeit? Da der Krankheitsverlauf zu den Faktoren gehört, die eine Diagnose ausmachen, kann es sein, dass sie erst in der Folge von Jahren, also nach dem Untersuchungszeitpunkt gestellt werden kann. Neben dem charakteristischen oder idealtypischen Krankheitsverlauf wurden bereits von Anselm Strauss die „Verlaufskurven kumulativen Schlamassels" beschrieben – die Entwicklung nach einem negativen einschneidenden Lebensereignis, dass fast regelhaft weitere negative Ereignisse nach sich zieht[100]. Das Unfallereignis, das „Life Event" bzw. die erste relevante Diagnose beginnt nicht selten ein Eigenleben zu führen mit weiteren sich dynamisch entwickelnden Faktoren. Wie all diese Dinge weiter verlaufen, welche Versuche unternommen werden, sie zu unterbinden, oder wie schnell sich jemand willig, resignativ bzw. aufbegehrend verhält, sich fügt oder unablässig weiter hadert – aus alledem erhält man weitere Hinweise für die Diagnose[101]. Alle relevanten Daten müssen bedacht, beschrieben und weiter verfolgt werden.

Selbst im Rahmen der Begutachtung aber sollte bedacht werden, dass die Diagnostik nur soweit getrieben wird, wie sie eine Handlungsrelevanz hat:

„Die Lösungswege, die im übrigen im Zusammenhang mit dem Problem der Differentialdiagnose zur Verfügung stehen, lassen sich optimieren, je nachdem mit welchen Konstanten man in personeller, apparativer oder zeitlicher Hinsicht zu arbeiten hat. Dies gilt natürlich nur unter der Voraussetzung, dass eine Diagnose gestellt werden muss. Diese Voraussetzung ist keineswegs selbstverständlich: man ist nämlich berechtigt, auf dem Weg der Krankheitserkennung spätestens an dem Punkt einzuhalten, von dem ab eine weitere Sicherung oder Präzisierung der Diagnose keine möglichen therapeutischen Alternativen mehr entscheiden kann" (Wagner 1975 S. 65).

Für die Begutachtungssituation stellt sich die Frage der Handlungsrelevanz spätestens in dem Moment, in dem die Kausalität geklärt ist und der weitere Verlauf abgewartet werden muss, selbst wenn die Diagnose nicht eindeutig gestellt werden kann. Die Grenzen der weiteren Diagnostik stellen sich überdies an dem Punkt, an dem die relevanten Fragen vielleicht nicht bis ins Detail geklärt sind, die weitere Klärung aber keine juristische Relevanz hätte, wohl aber einen weitreichenden Eingriff in die Intimsphäre der Explorandin zur Folge hätte.

So entscheidend die Diagnose als medizinischer Grundbegriff und als Ausgangsbasis für Therapie, soziale Folgen und juristische Konsequenzen ist, so wichtig ist es, den Zwang wahrzunehmen, der auf der Diagnosestellung lastet und kommentiert, im Zweifelsfall auch zurückgewiesen werden muss. Die soziale und juristische Relevanz einer Diagnose entsteht nicht erst bei der Begutachtung. Sie ist auch schon Teil der Arzt-Patienten-Beziehung. In der Gutachtensituation tritt sie jedoch in den Vordergrund. Der Akzent wird von den therapeutischen auf die sozialen und juristischen Folgen verschoben und droht, ihr eine andere Bedeutung zu geben. Umso sorgfältiger muss dieser Schritt abgewogen werden:

„Zwang zur Diagnose resultiert aber auch aus den sozialen Systemen der Vorsorge und der verwalteten Krankheit. Krankheitszustände werden in diesen Systemen zu einem guten Teil erst durch die Diagnosen zu fungiblen und verwaltungsfähigen Größen. Schon um seiner Funktionsfähigkeit willen bedarf ein derartiges System der Möglichkeit, sich an bestimmten Fixpunkten, zu denen nun vor allem auch die Diagnose gehört, zu orientieren. Schon längst ist hier die Diagnose zu einer justiziablen Größe geworden. Soziale Rollen können auf dem Wege über eine Diagnose verändert, Rollenverpflichtungen endgültig oder vorübergehend aufgehoben werden. Diagnosen, mit Hilfe derer eine Entschädigungspflicht, eine Invalidisierung oder die Feststellung einer Unzurechnungsfähigkeit legitimiert wird, sind nur besonders hervorstechende Beispiele aus einer langen Reihe von Möglichkeiten, mittels der Diagnose in die sozialen Beziehungen und in den sozialen Status des Patienten einzugreifen. In solchen Fällen gehört die Diagnose gleichsam zu der Drehscheibe, über die die Verteilung sozialer Leistungen und sozialer Chancen läuft. Unter den Bedingungen der Sozialen Systeme der verwalteten Krankheit stehen nur noch scheinbar ein individueller Arzt und ein individueller Patient einander gegenüber. Wenn der Patient den Rat des Arztes beansprucht, stehen beide, jeder in seiner Rolle, bereits in vielfältigen Abhängigkeitsbeziehungen. Deswegen braucht das individuelle Verhältnis von Patient und Arzt noch lange nicht vom anonymen System der verwalteten Krankheit aufgesogen zu werden. Umgekehrt sollte es ja gerade eine Aufgabe dieses Systems sein, den Raum für jene individuelle Beziehung freizugeben. Doch das Verwaltungssystem bedarf im Hinblick auf seine Leistungen und seine Versagungen schon um seiner eigenen Funktionsfähigkeit willen verlässlicher Orientierungspunkte. So wird hier der Zwang zur Diagnose auf sehr sinnenfällige Weise durch entsprechend Rubriken auf Formularen ausgeübt, die der Arzt auszufüllen hat. Dass es sich bei der Eintragung einer derartigen Formulardiagnose gelegentlich auch um eine Farce handeln kann, ist bekannt. Doch gerade damit wird der Diagnosezwang für den Arzt besonders augenfällig. Er ist immer wieder gezwungen, sich auch dann auf eine Diagnose festzulegen, wenn er sie ärztlich nicht oder noch nicht begründen kann" (Wieland 1975 S. 19–20).

Noch geht es um die Diagnose als medizinischen Sachverhalt, aus dem die sozialen und rechtlichen Konsequenzen erwachsen. Aber wir befinden uns bereits in einem nicht trennscharfen Übergangsbereich zur juristischen Bedeutung der Diagnose bzw. zur Übersetzung der Diagnose und ihrer Implikationen in juristische Termini.

5.3 Übersetzungsarbeit

Damit sind wir auf der dritten methodischen Ebene angelangt, der Übersetzungsarbeit in juristische Begriffe. Die Schwierigkeiten, die aus der Ableitung der juristischen Konsequenzen aus den medizinischen Gegebenheiten erwachsen, sind kaum überschätzbar: Ich nenne sie Übersetzungsprobleme oder setze sie mit Übersetzungsarbeit[102] gleich, weil es um die Übersetzung handlungswissenschaftlicher in normative Begriffe geht, um die Übertragung von Befunden und ihrer Interpretation von einem Fachgebiet ins andere. Streng genommen wird sie in zwei Etappen durchgeführt: in der Übersetzung von lebensweltlichen Erfahrungen der Exploranden in medizinische Sachverhalte (s. Kap. 2.4, 3.3 u. 3.4) und in der Übersetzung der medizinischen Sachverhalte in juristisch normative Begriffe. Die Beschreibung als Übersetzungsarbeit macht bewusst, dass in der ersten Etappe die Kontingenz von Äußerungen und Verhalten reduziert wird und dass dabei Irrtümer unterlaufen können; und in der zweiten Etappe, dass der medizinische Sachverhalt nicht identisch ist mit dem juristischen Begriff (Eingangskriterium), nach dem gefragt wird. So sehr Interdisziplinarität propagiert wird, so schwierig ist es, in der konkreten Situation Gegebenheiten als Teil eines Diskurses wahrzunehmen und sie nicht absolut zu setzen. Eine pointierte Äußerung von Roland Barthes hat James Clifford als Leitzitat seinem Aufsatz zum ethnographischen Schreiben vorangestellt:

„Die heutzutage viel diskutierte interdiziplinäre Arbeit besteht nicht darin, bereits existierende Disziplinen (von denen keine bereit ist, sich selbst entwickeln zu lassen) einander gegenüberzustellen. Etwas Interdisziplinäres zu tun geht nicht darin auf, ein „Subjekt“ (ein Thema) zu wählen und darum zwei oder drei Wissenschaften zu versammeln. Interdisziplinarität besteht darin ein neues Objekt zu schaffen, das niemandem gehört“! (Clifford 1986 S. 1).

Diese Übersetzungsarbeit obliegt der Gutachterin. Sie muss diese Aufgabe nicht nur ausführen, sondern auch um ihre Techniken, Begrenzungen und Fallen wissen. Im strafrechtlichen Bereich wird beispielsweise bei Fragen der Handlungs- und Urteilsfähigkeit bzw. der Schuldfähigkeit von ‚Eingangskriterien‘ gesprochen, wenn es darum geht zu klären, ob die Paragraphen des Strafgesetzbuches auch angewandt werden dürfen. Im Bereich der Sozialversicherungen ist dieser Akt der Übersetzung weniger bewusst[103]. Auch er vollzieht sich in mehreren Etappen, wovon die erste darin besteht, eine Diagnose in den Kontext einer Krankheit oder eines Unfalls zu stellen. Diese erste und in mehrerer Hinsicht wichtigste Etappe soll detaillierter ausgeführt werden, da sie Voraussetzung für alle weiteren Etappen und für sie paradigmatisch ist.

5.3.1 Gesundheitsschaden

Weil die Medizin erklärt, dass sie keine klare Grenze zwischen krank und gesund ziehen kann, wird die Grenze juristisch bestimmt. Sie wird in jedem Rechtsbereich etwas anders gezogen. Im Zusammenhang mit dem Krankheitsbegriff sind wir darauf bereits gestoßen. Sie wird hier für die Übersetzungsarbeit noch auf andere Weise relevant:

„Dementsprechend findet man im Sozialrecht, im Straf- und Zivilrecht juristische Versuche, zwischen krank und nicht-krank eine Grenze zu ziehen. In allen Rechtsbereichen wird gefragt, ob bestimmte Fähigkeiten des Betroffenen beeinträchtigt sind, sei es die Fähigkeit zu arbeiten, berufs- oder erwerbsfähig zu sein, sei es die Fähigkeit verantwortlich zu handeln oder seine Angelegenheiten zu besorgen. Anders ausgedrückt heißt das, dass offenbar die Fähigkeit eines Menschen, dieses oder jenes zu leisten, in den verschiedenen Rechtsbereichen das Kriterium dafür ist, ob er krank ist oder nicht, und ob ihm die Gemeinschaft infolgedessen Hilfe oder Schutz gewährt. Die so umschriebenen Grenzen in den verschiedenen Rechtsgebieten zwischen krank und nicht-krank decken sich nicht. Ein Arbeitsunfähiger ist nicht regelmäßig gleichzeitig schuldunfähig, ein zu einem bestimmten Zeitpunkt Schuldunfähiger kann durchaus in der Lage sein, seine Angelegenheiten zu besorgen etc. Auch dies verallgemeinernd, kann somit gesagt werden: es gibt keine generelle Abgrenzung von krank, sondern nur eine spezielle Abgrenzung in einer bestimmten Hinsicht“ (Degkwitz u. Siedow 1981 S. 4–5).

Zunächst fällt auf, dass in den Sozialgesetzen zumeist nicht von Krankheit, sondern von einem Gesundheitsschaden oder von einem regelwidrigen Zustand gesprochen wird[104].

- Im ***deutschen Sozialrecht*** geht man zunächst von Krankheit „in medizinischem Sinn“ als „jeder regelwidrige Körper- oder Geisteszustand[105] (aus), der von der Norm abweicht, die durch das Leitbild des gesunden Menschen geprägt ist“. Zusätzlich muss dieser Zustand „Krankheitswert“ erreichen. Da die moderne medizinische Diagnostik „Regelwidrigkeiten“ schon sichtbar machen kann, bevor sie krankhaft in Erscheinung treten, wird festgehalten, dass zur Krankheit die klinisch-funktionelle Symptomatik vorhanden sein muss oder Beschwerden, die behandlungsbedürftig sind oder zu Arbeits- und Erwerbsunfähigkeit führen. Krankheit besteht nur, „wo sie Grundlage für bestimmte Rechtsfolgen oder Leistungen“ ist. Die Voraussetzungen unterscheiden sich je nach Rechtsgebiet[106]. Der Begriff des Gesundheitsschadens oder der Gesundheitsstörung ist in der Regel mit dem der Krankheit identisch (§§ 8, 26 SGB VII; 1, 10 BVG). Unter Umständen schließt er auch Störungen ohne akuten Krankheitswert ein (Erlenkämper 2004 S. 582–641).

- In der ***Schweiz*** sind verschiedene Definitionen seit 2003 im Allgemeinen Teil der Sozialversicherungsgesetze (ATSG) für alle Sozialversicherungen übergreifend festgelegt. Danach ist Krankheit „jede Beeinträchtigung der körperliche oder geistigen Gesundheit, die nicht Folge eines Unfalles ist und die eine medizinische Untersuchung oder Behandlung erfordert oder eine Arbeitsunfähigkeit zur Folge hat" (Art. 3 ATSG). Der Unfall „ist die plötzliche, nicht beabsichtigte schädigende Einwirkung eines ungewöhnlichen äußeren Faktors auf den menschlichen Körper, die eine Beeinträchtigung der körperlichen oder geistigen Gesundheit oder den Tod zur Folge hat" (Art. 4 ATSG).
- In ***Österreich*** wird Krankheit als Störung des körperlichen oder seelischen Wohlbefindens verstanden, d. h. als Abweichung von der Norm der Gesundheit. Im Sozialversicherungsrecht deckt sich der medizinische Begriff der Krankheit mit dem juristischen. In der Krankenversicherung wird Leiden nur dann als Krankheit anerkannt, wenn es behandlungsbedürftig ist[107] Der krankhafte Zustand muss äußerlich wahrnehmbar sein. Der Leidenszustand allein genügt nicht.

Aus medizinischer Sicht ist ein Gesundheitsschaden noch sehr viel weiter und weniger klar zu fassen als eine Krankheit oder eine Störung. Denn dabei geht es nicht mehr nur um medizinische, sondern sehr schnell auch um soziale Gegebenheiten[108] Man kann sich fragen, ob Gutachter und Gerichte überhaupt von derselben Sache sprechen, oder ob sie erst gemeinsam klären, oder um mit Barthes zu sprechen „erfinden" müssen, was sie unter Krankheit im jeweiligen Gesetzesbereich verstehen wollen[109]. Für die weiteren Etappen der Übersetzung in juristische Begriffe ist vor allem wichtig, dass aus der Diagnose die weiteren Gegebenheiten nicht automatisch abgeleitet werden. So sagt die Diagnose einer Depression oder einer Schizophrenie oder auch eines organischen Psychosyndroms für sich allein noch nichts über die Kausalität, die Arbeitsfähigkeit, Invalidität aus. Jede Etappe muss für sich von medizinischer Seite überprüft und in den juristischen Begriff übersetzt werden. Und aus der Begründung muss hervorgehen, worauf die Beurteilung gründet, worauf Bezug genommen wird[110]. Weder in der Medizin noch in der Rechtsprechung gelingt es also, eine allgemeine Definition von krank oder gesund zu formulieren. Die Abgrenzung wird über die Qualifizierung vorgenommen, ob die betreffende Person, die in Frage stehenden Aufgaben ausführen kann: Wenn sie dies kann, gilt sie als gesund; wenn sie es nicht kann als krank. So fragt der Jurist den medizinischen Experten, ob der Explorand in der Lage ist, einer Arbeit nachzugehen und in welchem Umfang, unter welchen Umständen etc. Oder er fragt, ob ein natürlicher Kausalzusammenhang zwischen den geklagten Beschwerden und dem Unfallereignis bzw. der Erkrankung besteht[111].

5.3.2 Kausalität

Für alle kausalen Versicherungen ist die Frage der Kausalität Ausgangsbedingung für Leistungen und sämtliche weitere Fragen. Sie wird prinzipiell juristisch geklärt. Psychiatrische Expertisen haben zu bestimmten Ausschnitten der Kausalitätsprüfung Stellung zu nehmen. In den einzelnen Ländern werden auch hier verschiedene kausalen Gegebenheiten voneinander abgegrenzt.

- In der ***deutschen Rechtsprechung*** gilt als Ursache in logischem Sinn „jede Bedingung, die nicht hinweggedacht werden kann, ohne dass gleichzeitig der Erfolg entfiele, die so genannte ‚conditio sine qua non'"(Erlenkämper 2004 S. 588–599). Für die einzelnen Rechtsgebiete haben Rechtsprechung und Rechtslehre aber unterschiedliche Kausalitätslehren entwickelt[112]. Der Ursachenzusammenhang zwischen Schaden und ursächlichen Ereignis muss in der Regel in mehrfacher Hinsicht bestehen als **innerer Zusammenhang**[113], als **haftungsbegründende Kausalität**[114] und als **haftungsausfüllende Kausalität**[115] Die Vielzahl der bedeutsamen sozialrechtlichen Gesichtspunkte und sozialmedizinischen Überlegungen erschweren die psychiatrische Beurteilung. Das Bundessozialgericht (BSG) hat deshalb entschieden, dass die Beurteilung der Kausalität in einzelnen Schritten vorgenommen werden muss: zuerst müssen die tatsächlichen Grundlagen festgestellt werden. Sie werden erst theoretisch für die Wertentscheidung in Betracht gezogen. Danach hat die Abwägung der ursächlichen Bedeutung der einzelnen Kausalfaktoren zu folgen[116].
- In der ***Schweiz*** ist insbesondere die Unfallversicherung eine kausale Versicherung. Die Inva-

lidenversicherung gilt als final, weil sie die Erwerbsunfähigkeit unabhängig von deren Ursache versichert. Ihre (marginale) kausale Komponente besteht darin, dass der Gesundheitsschaden eine Erwerbsunfähigkeit bewirken muss, sonst bleibt er unbeachtlich. Grundsätzlich muss zwischen der Ermittlung des Tatbestandes und den Rechtsfolgen unterschieden werden. Psychiatrische Expertisen sind zur **Klärung des natürlichen Kausalzusammenhanges** gefragt[117]. Die Invalidenversicherung kommt zu Zug, wenn zwischen unfall- oder krankheitsbedingter Gesundheitsschädigung und Erwerbseinbusse („Invalidität") ein **genügender Kausalzusammenhang** besteht (Art. 4 Abs. 1 IVG). Die Leistungspflicht des Unfallversicherers setzt voraus, dass zwischen dem Unfallereignis und dem eingetretenen Schaden ein natürlicher Kausalzusammenhang besteht[118]. Aber nicht jeder Kausalzusammenhang ist rechtserheblich. Ziel der gesetzlichen Regelung ist es, die Haftung bzw. Schadensdeckung zu begrenzen. „Im Rahmen einer Gesamtwürdigung" will man „zu einer versicherungsmäßig vernünftigen und gerechten Abgrenzung Haftungsbegründender und Haftungsausschließender Unfalle ... gelangen" (BGE 123 V 102 Erw. 3b). Die rechtlich relevanten Ursachen werden nicht logisch-deduktiv abgeleitet, sondern gewertet. Deshalb geht es um eine Rechtsfrage. Die Zurechnung wird nach der Adäquanztheorie vorgenommen (**adäquater Kausalzusammenhang**)[119].

- In ***Österreich*** kommt dem Kausalitätsprinzip in der Krankenversicherung kaum Bedeutung zu. Nach § 119 ASVG sind auch für die Folgen eines Arbeitsunfalls oder einer Berufskrankheit KV-Leistungen zu gewähren[120]. Dem gegenüber hat die Kausalität in der **Unfallversicherung** eine wichtige Rolle, da sie die Aufgabe hat, „den Menschen in seiner Rolle als Erwerbstätiger, Lernender oder Hilfeleistender zu schützen"[121]. Auf die Verantwortung des Verletzten wird nicht zurückgegriffen, d. h. Verschulden scheidet grundsätzlich aus. Zwischen Verletzung und geschützter Tätigkeit muss ein örtlicher, zeitlicher und ursächlicher Zusammenhang bestehen. Entscheidend ist jedoch, dass ein **„innerer Zusammenhang"** in Form eines „Sinnzusammenhangs" besteht[122]. Und die Ursache muss für die Verletzung wesentlich sein. Die UV wird somit leistungspflichtig, „wenn mindestens eine aus dem Schutzbereich der UV stammende und in einem Sinnzusammenhang mit der geschützten Tätigkeit stehende Ursache **wesentliche Bedingung**[123] für die Körperverletzung war".

5.3.3 Arbeitsfähigkeit, Erwerbsfähigkeit, Berufsfähigkeit, Invalidität (MdE, GdB, IE)

- In ***Deutschland*** ist der Begriff der ***Arbeitsunfähigkeit*** im Wesentlichen im Rahmen der gesetzlichen Krankenversicherung relevant. Beurteilt werden muss, ob die unmittelbar vor der Erkrankung ausgeübte Tätigkeit verrichtet werden kann. Entscheidend sind die Begriffe der ***Erwerbsfähigkeit***[124] und der ***Berufsfähigkeit***[125]. In den einzelnen Rechtszweigen (Krankenversicherung, Rentenversicherung, Unfallversicherung) müssen dabei unterschiedliche Dinge im Hinblick auf Erwerbs- bzw. Berufsfähigkeit beurteilt werden. Hinzu kommt, dass seit 1.1.2001 eine neue gesetzliche Regelung für all diejenigen gilt, die danach anspruchsberechtigt werden, während für die andern das alte Recht weiterhin gilt (Erlenkämper 2004 S. 600–634). Die „Beeinträchtigung der vollen Erwerbsfähigkeit im allgemeinen Erwerbsleben infolge eines bestehenden Gesundheitsschadens" entscheidet über die Höhe der Rentenleistungen (Erlenkämper 2004 S. 586). Die **Minderung der Erwerbsfähigkeit (MdE)** wird in Prozentsätzen ausgedrückt, die in der Regel durch 10 teilbar sein sollen. Sie ist für die Gesetzlichen Unfallversicherung (GUV) und das soziale Entschädigungsrecht (SozEntschR) maßgebend[126], während im Schwerbehindertenrecht (SchwbR) der Begriff der MdE seit 1986 durch einen eigenen **Grad der Behinderung (GdB)** ersetzt wurde. Seelische Begleiterscheinungen und/oder außergewöhnliche Schmerzen müssen besonders berücksichtig werden. Die medizinischen Bewertungsmassstäbe der MdE sind im gesamten Sozialrecht nicht gleich[127]. Die Schadensfeststellung für die MdE ist abstrakter Natur, also losgelöst von den konkreten Lebens- und Erwerbsverhältnissen des Einzelnen[128]. Im Übrigen sind MdE und GdB individuell zu bewerten, ausgehend von der individuellen Erwerbsfähigkeit des Betroffenen unmittelbar vor Eintritt des schädigenden Ereignisses. Sie wird für die Beurteilung der MdE als 100 v. H. gesetzt, auch wenn die Erwerbsfähigkeit durch frühere Krankheit oder Unfallfolgen bereits herabgesetzt war[129].

- In der ***Schweiz*** wird unter Arbeitsfähigkeit, die Fähigkeit verstanden, im angestammten Berufsfeld tätig zu sein, während sich die Erwerbsfähigkeit auf alle Tätigkeiten bezieht: Die ***Arbeitsunfähigkeit*** ist in Art. 6 des ATSG folgendermaßen definiert: „Arbeitsunfähigkeit ist die durch eine Beeinträchtigung der körperlichen oder geistigen Gesundheit bedingte, volle oder teilweise Unfähigkeit, im bisherigen Beruf oder Aufgabenbereich zumutbare Arbeit zu leisten. Bei langer Dauer wird auch die zumutbare Tätigkeit in einem anderen Beruf oder Aufgabenbereich berücksichtigt." Die ***Erwerbsunfähigkeit*** ist in Art. 7 ATSG definiert: „Erwerbsunfähigkeit ist der durch Beeinträchtigung der körperlichen oder geistigen Gesundheit verursachte und nach zumutbarer Behandlung und Eingliederung verbleibende ganze oder teilweise Verlust der Erwerbsmöglichkeiten auf dem in Betracht kommenden ausgeglichenen Arbeitsmarkt." Die ***Invalidität*** definiert Art. 8 ATSG: „Invalidität ist die voraussichtlich bleibende oder längere Zeit dauernde ganze oder teilweise Erwerbsunfähigkeit."[130] Auf diese Definitionen nehmen sämtliche Gesetze und Sozialverordnungen Bezug, wenn Ansprüche auf Leistungen zu prüfen sind. Das Ausmaß der Arbeitsunfähigkeit wird in Prozent angegeben[131]. Zusätzlich gibt es in der Unfallversicherung seit 1984 die **Integritätsentschädigung** (IE) als Einmalzahlung. Durch sie soll der immaterielle Schaden anerkannt werden, der durch einen Unfall entstanden ist[132].
- In ***Österreich*** wird die geminderte Arbeitsfähigkeit in den einzelnen Systemen der Pensionsversicherungen unterschiedlich definiert und bezeichnet: Bei Arbeitern wird von Invalidität gesprochen, bei Bergleuten von Invalidität oder **Dienstunfähigkeit**[133], je nachdem ob sie im erlernten Beruf tätig waren oder nicht, bei Angestellten und Notaren von **Berufsunfähigkeit**[134], bei gewerblich Selbständigen und Bauern von **Erwerbsunfähigkeit**[135]. Zum Begriff der **Invalidität** gehören zwei verschiedene Bedeutungen: Er gilt für Arbeiter, die überwiegend in erlernten Berufen tätig waren und zweitens für alle übrigen (ungelernten) Arbeiter[136]. Was unter der **Minderung der Erwerbsfähigkeit (MdE)** zu verstehen sei, wird im ASVG nicht klar gelegt. Nach der Rechtsprechung handelt es sich bei der MdE um die Beeinträchtigung der Fähigkeit des Versicherten, „sich unter Ausnutzung der Arbeitsgelegenheiten, die sich ihm nach seinen Kenntnissen und Fähigkeiten im gesamten Bereich des wirtschaftlichen Lebens bieten, einen Erwerb zu verschaffen" (OGH SSV-NF 1/64). „Dabei ist auch die Fähigkeit des Versicherten zu beachten, sich neue Kenntnisse anzueignen und in bisher fremden Berufen tätig zu sein; speziell von einem jüngeren Versicherten könne daher auch eine entsprechend Umschulung verlangt werden" (OGH SSV-NF 9/81).Das Ausmaß der MdE ergibt sich durch einen Vergleich der Erwerbsfähigkeit vor dem Unfall mit der so ermittelten Resterwerbsfähigkeit nach dem Unfall: die Erwerbsfähigkeit vor dem Unfall wird mit 100 bewertet, die Differenz zwischen ihr und der Resterwerbsfähigkeit ergibt einen Prozentwert der früheren Erwerbsfähigkeit (MdE)[137].

5.3.4 Zumutbarkeit/Zumutbare Willensanspannung

Erwerbsfähigkeit bzw. Arbeitsfähigkeit werden mit Hilfe eines entsprechenden ärztlichen Gutachtens festgestellt. Teil des Fragenkatalogs ist in diesem Zusammenhang die Frage, ob eine bestimmte Tätigkeit und in welchem Umfang zumutbar ist. Unter Umständen stellt sich zuvor im Verlauf der Behandlung die Frage, ob eine bestimmte Therapie ‚zumutbar' ist. Der Begriff der Zumutbarkeit ist ein problematischer Rechtsbegriff, bei dem es um die Beurteilung „konkreter menschlicher Entscheidungs- und Motivationsspielräume geht" (Foerster 1998). Der Gutachter soll überprüfen, ob empirische fassbare Einschränkungen bestehen, die aufgrund von benenn- und beschreibbaren Krankheitssymptomen entstanden sind und quantifiziert werden können. Es geht also um die Schwere der bestehenden Symptomatik, das dadurch entstandene Ausmaß der Beeinträchtigung und um Verlauf und Prognose. Zumutbarkeit wie zumutbare Willensanspannung sind juristische Begriffe. Konvention und gesellschaftliche Realität prägen in hohem Maß, was zumutbar ist und was nicht. Zwischen einer medizinischen Diagnose und beruflicher Leistungsfähigkeit besteht kein unmittelbarer Zusammenhang, allenfalls zwischen krankheitsbedingten Einschränkungen und beruflichem Leistungsvermögen.

- In ***Deutschland*** wird von der **zumutbaren Willensanspannung** gesprochen, zu der ein Versicherter in der Lage ist oder nicht. Unter bestimmten Umständen ist die Willensanspannung nicht mehr möglich, so dass die Frage der Zumutbarkeit klar verneint werden kann. Foerster nennt folgende Aspekte, die im Einzelfall zu klären sind und nicht als Checkliste missverstanden werden dürfen: psychiatrische Komorbidität z. B. mit Persönlichkeitsakzentuierung, Missbrauchsproblematik und organischer Beeinträchtigung auch geringeren Ausmaßes; chronisch körperliche Erkrankungen; Verlust der sozialen Intergration z. B. durch Scheidung, Arbeitsplatzverlust, sozialen Rückzug; mehrjähriger Krankheitsverlauf bei unveränderter oder progredienter Symptomatik; unbefriedigende Behandlungsergebnisse trotz konsequenter Behandlungsmaßnahmen unterschiedlicher Art; gescheiterte Rehabilitation; ausgeprägter sozialer Krankheitsgewinn (Foerster 2004 S. 649–650).

- In der ***Schweiz*** wird die Gutachterin üblicherweise in folgenden Zusammenhängen nach der **Zumutbarkeit** gefragt: Wenn eine versicherte Person von ihrer Erwerbsfähigkeit keinen Gebrauch macht, obwohl sie dazu nach ihren persönlichen Verhältnissen und gegebenenfalls nach einer gewissen Anpassungszeit in der Lage wäre, wird gefragt, welche Tätigkeiten ihr in welchem Umfang zumutbar wären. Sie soll in diesem Fall nach der Tätigkeit beurteilt werden, „die sie bei gutem Willen ausüben könnte. Fehlt es an der erforderlichen Willensanstrengung, so liegt nur dann eine für die UV relevante – psychisch bedingte – Arbeitsunfähigkeit vor, wenn der Willensmangel bzw. die Willensschwäche auf einen unfallbedingten geistigen Gesundheitsschaden mit Krankheitswert zurückzuführen ist (BGE 115 V 133 f. E. 2. Murer et al. 2003 S. 129–130). Auch im Rahmen des IVG fragt die Juristin, was an Willensentspannung zumutbar wäre. Die so bestimmte zumutbare Arbeitsfähigkeit wird in IV und UV als Resterwerbsfähigkeit festgelegt.
- In ***Österreich*** ist eine **Beschäftigung zumutbar, wenn** der Arbeitsplatz erreicht werden kann. Dazu gehören 500 m Fußweg. Die Tätigkeit muss außerdem aufgrund des Berufsverlaufs zumutbar sein: Wenn jemand eine qualifizierte Berufsausbildung abgeschlossen hat und in den 15 Jahren vor Antragstellung überwiegend in diesem Beruf tätig war, besteht Berufsschutz. In diesem Fall ist lediglich der Beruf zumutbar, für den Berufsschutz besteht. Von medizinischer Seite muss nur im seltenen Ausnahmefall zur Zumutbarkeit Stellung genommen werden[138].

5.3.5 Schuldunfähigkeit/ Unzurechnungsfähigkeit/ Zurechnungsunfähigkeit

Die Frage nach der Schuldfähigkeit bzw. Zurechnungsfähigkeit ist der Kern psychiatrischer Begutachtungen im strafrechtlichen Bereich. Sie ist so dominierend, dass sie zuweilen alle anderen Fragen in den Hintergrund drängt[139]. In nahezu allen Ländern werden Menschen, die durch schwere psychische Erkrankungen in ihrem Denken und Handeln beeinträchtigt sind, für ihr Tun und Handeln nur bedingt oder gar nicht verantwortlich gemacht. Die Bedingungen hierfür sind aber durchaus unterschiedlich. Und auch mit denselben Begriffen ist nicht ohne weiteres das Gleiche gemeint. Die Gesetze der deutschsprachigen Länder unterscheiden sich nicht nur in ihrer Wortwahl. Für die Details sei auf die umfangreiche forensische Literatur verwiesen (Rasch 1999 Nedopil 2000, Venzlaff u. Foerster 2004). Die Paragraphen der Strafgesetzbücher werden nachfolgend zitiert, nicht zuletzt auch deshalb, weil der Begriff der Urteilsfähigkeit im Zivil- und Sozialrecht aus der Zurechnungsfähigkeit bzw. Schuldfähigkeit im Strafrecht hervorgegangen ist.

- § 20 StGB (**D**): „Ohne Schuld handelt, wer bei Begehung der Tat wegen einer krankhaften seelischen Störung, wegen einer tiefgreifenden Bewusstseinsstörung oder wegen Schwachsinns oder einer schweren anderen seelischen Abartigkeit unfähig ist, das Unrecht der Tat einzusehen oder nach dieser Einsicht zu handeln“.
- § 21 StGB (**D**): „Ist die Fähigkeit des Täters, das Unrecht der Tat einzusehen oder nach dieser Einsicht zu handeln, aus einem der in § 20 bezeichneten Gründe bei Begehung der Tat erheblich vermindert, so kann die Strafe nach § 49 Abs. 1 gemildert werden“[140].
- Zurechnungsunfähig und damit strafrechtlich nicht verantwortlich ist bzw. ohne Schuld handelt nach § 11 StGB (**A**) „wer zur Zeit der Tat wegen einer Geisteskrankheit, wegen Schwachsinns, wegen einer tiefgreifenden Bewusstseinsstörung oder wegen einer anderen schweren, einem dieser Zustände gleichwertigen seelischen Störung unfähig ist, das Unrecht seiner

Tat einzusehen oder nach dieser Einsicht zu handeln".

- Ein Milderungsrund ist nach § 34 StGB (**A**) insbesondere, wenn der Täter „die Tat ... unter dem Einfluss eines abnormen Geisteszustandes begangen hat, wenn er schwach an Verstand ist oder wenn seine Erziehung sehr vernachlässigt worden ist"[141].
- Art. 10 StGB (**CH**): „Wer wegen Geisteskrankheit, Schwachsinn oder schwerer Störung des Bewusstseins zur Zeit der Tat nicht fähig war, das Unrecht seiner Tat einzusehen oder gemäss seiner Einsicht in das Unrecht der Tat zu handeln ist nicht strafbar."
- Art 11 StGB (**CH**): „War der Täter zur Zeit der Tat in seiner geistigen Gesundheit oder in seinem Bewusstsein beeinträchtigt oder geistig mangelhaft entwickelt, so dass die Fähigkeit das Unrecht seiner Tat einzusehen oder gemäß seiner Einsicht in das Unrecht der Tat zu handeln, herabgesetzt war, so kann der Richter die Strafe nach freiem Ermessen mildern ... "[142].

5.3.6 Freie Willensbestimmung/ Urteilsfähigkeit

Suizidhandlungen werfen im Rahmen von Begutachtungsaufträgen die Fragen auf, ob der Entschluss zum Suizid und die Durchführung bzw. der Versuch ein Akt freier Willensbestimmung war oder nicht. Die Rechtsprechung aller deutschsprachigen Länder gehen davon aus, dass in der Regel die Urteilsfähigkeit gegeben bzw. die Willensbestimmung frei ist und nur im (sehr) seltenen Ausnahmefall vollständig aufgehoben. Der Begriff der freien Willensbestimmung bzw. der Urteilsfähigkeit ist im Zivil- und Sozialrecht noch weniger klar als die Schuldfähigkeit bzw. Zurechnungsfähigkeit im Strafrecht[143]. In der Psychiatrie besteht Einigkeit insoweit als die Möglichkeit eines Suizids aus freiem Willen anerkannt wird. Uneinigkeit besteht aber darüber, ob in der Regel von der ausgeprägten Einschränkung wenn nicht gar Aufhebung des freien Willens ausgegangen werden muss oder von der erhaltenen Urteilsfähigkeit[144].

Norbert Nedopil erachtet die Beurteilung von vollendeten Suiziden als eine der schwierigsten Begutachtungsaufgaben, zumal sie nach der Aktenlage und mit Hilfe von Bezugspersonen durchgeführt werden muss, „so dass die eigentliche Kompetenz der Psychiater, ihre Untersuchungs- und Explorationstechnik, nicht eingesetzt werden kann. Es ist deshalb besonders wichtig, die Erkenntnisse der Suizidforschung zu berücksichtigen und zu prüfen, ob daraus abgeleitete Erfahrungssätze auf den Einzelfall zutreffen" (Nedopil 2000 S. 231). Risikofaktoren müssen bestimmt und gewichtet werden. Dann aber geht es wie bei jeder Begutachtung um die individuelle Situation zum fraglichen Zeitpunkt im Hinblick auf den Suizid. Folgende Erhebungs- und Beurteilungsschritte sollten nacheinander vollzogen werden:

- Biographie und soziale Situation,
- Ermittlungsunterlagen um die fragliche Situation und ihre Hintergründe,
- Krankengeschichte bzw. Hinweise auf eine psychische Störung,
- Rekonstruktion des Befundes zum fraglichen Zeitpunkt bzw. Hinweise auf psychische Symptome,
- Rekonstruktion einer Diagnose bzw. Hinweise auf eine Diagnose und Diskussion möglicher Differenzialdiagnosen,
- Rekonstruktion der Handlungsablaufs,
- Beurteilung der Urteilsfähigkeit zum fraglichen Zeitpunkt im Hinblick auf den Suizid bzw. die suizidale Handlung.

Für die Begutachtung relevant sind folgende Zusammenhänge:

- die Frage der mangelnden Sorgfaltspflicht bei der Behandlung,
- Haftungsansprüche gegenüber behandelnden Ärzten oder Spitälern (Organisationsversagen),
- die Frage, ob ein Todesfall auf einen Unfall zurückzuführen ist oder auf einen Suizid.

In ***Deutschland*** betreffen die meisten Gutachtenaufträge bei Suiziden Fragen der (strafrechtlich zu untersuchenden) mangelnden Sorgfaltspflicht und (zivilrechtlich zu untersuchende) Haftungsansprüche. Lebensversicherungen gehen bei Verstorbenen, die weniger als 3 Jahre versichert waren der Frage nach, ob sie sich zum Zeitpunkt des Suizids „in einem die freie Willensbestimmung ausschließenden Zustand krankhafter seelischer Störung der Geistestätigkeit" befunden haben (§ 104 Abs. 2 BGB; § 8 der Allg. Versicherungsbedingungen für kapitalbildende Lebensversicherungen). Im Arbeitsrecht geht es um die Frage der Lohnfortzahlung[145]; im Sozialrecht um die Fragen, ob ein Suizid ein Arbeitsunfall war, weil die betrieblichen Umstände den Suizid herbeigeführt haben (Nedopil 2000 S. 229–235; Venzlaff 2004 S. 729–746).

In der ***Schweiz*** betreffen die meisten Gutachtenaufträge den Unfallversicherungsbereich mit der Frage, ob ein Suizid mit überwiegender Wahrscheinlichkeit im Zustand vollständiger Urteilsunfähigkeit begangen wurde[146].

In ***Österreich*** stellt sich die Frage, ob ein Suizid unter Ausschluss der freien Willensbestimmung begangen wurde, im Bereich der Privatversicherungen (§ 169 VersVG). Die gesetzliche Unfallversicherung kommt bei einem Suizid nur zum Zug, wenn er auf einen Arbeitsunfall oder eine Berufskrankheit zurückzuführen ist, und wenn in einem Zustand ausgeführt wurde, der die freie Willensbestimmung ausschließt[147].

5.4 Interpretationsfallen

Interpretationsfallen sind zum ersten um die Denk- und Übersetzungsarbeit aufgestellt. Sie ergeben sich zum zweiten aus der Tatsache, dass Diagnosen nicht für sich existieren, sondern am kranken Menschen, und zum dritten daraus, dass die Diagnose wie die weiteren Beurteilungs- und Übersetzungsschritte aus der Begegnung oder zumindest Auseinandersetzung eines Menschen mit einem anderen entstehen. Den Fallen gemeinsam ist, dass unreflektiert, zuweilen auch unbewusst Denk-, Übersetzungs- und Entscheidungsschritte verknüpft werden, die nicht ohne weiteres zusammen gehören. Klaus Reichert spricht im Zusammenhang mit der „unendlichen Aufgabe" des Übersetzens von der Notwendigkeit der „Entautomatisierung" (Reichert 2003 S. 20).

5.4.1 Fallen in der Denk- und Übersetzungsarbeit

Aus der ganz konkreten Übersetzungsarbeit kann bei sprachfremden Exploranden eine Falle entstehen, wenn deren ***Sprachkenntnisse*** für den Alltag ausreichen, nicht aber für eine eingehende psychiatrische Exploration. So banal der Hinweis klingt, so nötig ist er doch immer wieder: mangelnde Verständigung bei begrenzten Sprachkenntnissen darf nicht in die Beurteilung mangelnder Differenziertheit oder begrenzter Intelligenz umgemünzt werden. Das Problem besteht bei Exploranden, die eine völlig unbekannte Sprache wie Albanisch, Chinesisch oder Suaheli sprechen in anderer Weise als bei Menschen, die Italienisch, Spanisch, Französisch sprechen und die Sprachkenntnisse auf beiden Seiten begrenzt sind[148].

Um Übersetzungsarbeit in metaphorischer Weise oder besser um Rückübersetzung geht es, wenn sich **Sprachregelungen** abzeichnen, **die** wie in der Archäologie ***unterschiedlichen Schichten*** des Krankheitsverlaufs **entstammen** oder aus den Kontakten mit wichtigen Bezugspersonen übernommen wurden (vgl. Kap. 3.4). Die letzte Schicht bildet sich in der Regel im Kontakt mit dem Anwalt; die (Psycho-)Therapie liegt meist davor, kann aber auch danach begonnen haben; davor liegt der Hausarzt; noch weiter zurück eigene Wahrnehmungen, die Familie. Zeitlich nicht klar festzulegen sind Formulierungen und Konzepte aus Selbsthilfeorganisationen und Medien.

Ganz unterschiedliche Fallen sind in den Konzepten verborgen, die einer gesamthaften Einordnung von Beschwerden und Ereignissen dienen (vgl. Kapitel 2.4 u. 3.4; 4.1). Fallen bei der gesamthaften Einordnung bestehen darin, dass ***Denk- und Interpretationsschritte*** nicht nacheinander, sondern gleich alle ***auf einmal vollzogen*** werden. Routine kann zu vereinfachten Konzepten und zur Reduktion von Konzepten verführen. Solche Verkürzungen können sich z. B. hinter folgenden Beschreibungen verbergen:

- dem Verweis auf hirnorganische Defekte, die nicht mehr behandelbar seien,
- Erschöpfung oder Dekompensation,
- der Unterstellung von Aggravation und/oder Simulation,
- der Annahme, dass jemand seine Rente durchsetzen möchte, um davon in der Heimat zu leben,
- der Annahme, dass Menschen nach schweren Unfällen möglichst wieder integriert werden wollen, nach leichteren Unfallereignissen aber eher klagen und kränkeln.

Eine weitere Falle besteht in der ***Suche nach der einzigen Ursache***; eine weitere im ‚Unfall-Scheuklappen-Blick': Nach dem Unfallereignis sei alles, was danach kommt, auf den Unfall zurückzuführen (post hoc, ergo propter hoc). Zur Falle kann aber auch das Bemühen werden, alle Dinge mit demjenigen Konzept erklären zu wollen, das als naheliegend plausibel erscheint: ***Ungereimtheiten*** sollten weder wegerklärt noch zu schnell interpretiert werden. Veränderungen der Symptomatik, der Wahrnehmung, der Diagnose, der Kausalfaktoren können sich mit dem Verlauf nach dem Krankheitsbeginn bzw. dem Unfallereignis einstellen.

Herrn Pfändlers Schmerzen wurden über Jahre ausschließlich in den Zusammenhang mit seinen Frakturen gebracht. Über seine Angst sprach er nicht. Selbst für die Gutachterin tauchte sie als mögliche Ursache erst nach der ersten Exploration auf. Sie hatte u. a. jene Erzählsequenz notiert, die sie während des Interviews nicht verstanden hatte: „Und wenn man auf die Baustelle kommt und die Leiter sieht und erst einmal pieseln gehen muss ...“

Geschildertes sollte nicht sofort gedeutet oder interpretiert werden, sondern als das genommen, als das es berichtet wurde. Die Sicht der Erzählenden sollte nicht sofort beiseite gelegt werden. Die ***Kontingenz aller Äußerungen*** muss berücksichtigt werden: Äußerungen haben nie nur eine einzige Bedeutung. Es ist ein Irrtum, dass der Gutachter oder die Gutachterin sofort wissen könnten, welche Bedeutungen die (einzig) relevanten sind.

Bei Herrn Pfändlers Erzählsequenz lag es nahe, zuerst an seine Urininkontinenz zu denken. Sie spielte auch eine Rolle. Aber sie allein erklärte nicht, warum er angesichts der Leiter gleich „pieseln“ müssen sollte.

Probleme, Symptome werden zuweilen für das eigene ***Fachgebiet*** beansprucht. Zuweilen werden sie auch mit zu großer Gewissheit in ein anderes Fachgebiet verwiesen. Oder Befunde, die von einem Spezialisten beurteilt werden, werden eigenwillig und ohne die entsprechenden Fachkenntnisse uminterpretiert.

Am häufigsten stellt sich die Frage, ob Schmerzen aufgrund einer Verletzung oder degenerativer Veränderungen nach Ablauf einer bestimmten Zeit (noch) erklärbar sind. Die Liste von Symptomen, die aus der Perspektive eines Fachgebietes allein nicht verständlich werden, kann jedoch beliebig verlängert werden: Bewegungseinschränkungen, Harn- und Stuhlinkontinenz, Schlafstörungen, Konzentrationsstörungen ...

Wenn etwas nicht stimmig ist, muss das noch kein Beweis für ***Aggravation** oder **Simulation*** sein. Die Hypothese von Aggravation besagt zunächst noch nicht viel. Der Vorwurf der Simulation erschlägt alle anderen möglichen Erklärungen und sollte deshalb nicht zu schnell herbeizitiert werden[149].

Varianten von Interpretationsmöglichkeiten müssen ähnlich affektiven Erfahrungen in der Therapie ***‚durchgearbeitet‘*** werden: Von den ersten Eindrücken über die Eindrücke während der Exploration zu den Nachgedanken und den Interpretationsvarianten, die dazu gezielt gesucht werden.

5.4.2 Fallen aus Hintergrundannahmen

Den Begriff der Hintergrundannahme hat Alwin Gouldner im Rahmen seiner Wissenschaftskritik an der Soziologie geprägt. Er machte darauf aufmerksam, dass Hintergrundannahmen aus dem Alltagswissen auch in wissenschaftliche Konzepte eingingen. Neben den wissenschaftlich formulierten Postulaten gebe es eine zweite Ebene von Annahmen, die nicht postuliert seien, weniger konzis und den Theoretikern nur teilweise bewusst seien. Sie gingen unreflektiert in eine Theorie ein. Wenn sie in ein theoretisches Konzept aufgenommen würden, sei dies zweifellos nicht geplant. Mit Nützlichkeit hätten sie nichts zu tun.

„... Das liegt daran, dass wir sie oft schon sehr früh internalisiert haben, lange bevor wir alt genug sind, sie mit unserem Verstand überprüfen zu können. Sie sind affektiv besetzte Wahrnehmungshilfen, die am Beginn unseres Sozialisationsprozesses in einer bestimmten Kultur entwickelt werden und die tief in unserer charakterlichen Struktur verwurzelt sind. Der lebenslange Lernprozess, in dem sich die Hintergrundannahmen herausbilden, beginnt gleichzeitig mit dem Erlernen der Muttersprache. Denn sie stellt uns die Kategorien zur Verfügung, die die Bereiche begründen, auf die sich die spezifischen Annahmen beziehen. Indem wir uns die Kategorien – und die Bereiche, die sie markieren – aneignen, übernehmen wir zugleich eine Anzahl von Annahmen bzw.

Überzeugungen, die sich auf alles diesem Bereich Zugehörige beziehen. Kinder, denen die Kategorie ‚Neger' beigebracht wird, lernen zugleich bestimmte Hintergrundannahmen und ‚Vorurteile' über Neger. Es sind einerseits bestimmte existenzielle Hintergrundannahmen darüber, wie Neger vermutlich sind, z.B. ‚dumm und faul'. Andererseits lernen wir normative Hintergrundannahmen, d.h. Grundeinstellungen, die sich auf den moralischen Wert – ob Neger ‚gut' oder ‚böse' sind – beziehen. Faktisch sind normative und existenzielle Annahmen derart eng miteinander verflochten, dass sie allenfalls analytisch trennbar erscheinen ..." (Gouldner 1974 S.44).

Das Konzept macht zum einen deutlich, dass es selbst in wissenschaftlichem Kontext notwendig ist, sich über die herangezogenen Konzepte Rechenschaft abzulegen. Zum zweiten zeigt es, dass nicht alle herangezogenen Konzepte selbstverständlich bewusst reflektiert sind (s. Kap. 3.7.1). Die folgenden Begriffe müssen nicht zwingend unreflektiert oder unbewusst sein, und idealerweise sind sie es nicht. Es kommt jedoch vor, dass sie in Beurteilungen eine relevante Rolle spielen, ohne dass sie als solche bedacht werden. In diesem Falle sind sie den Gouldnerschen Hintergrundannahmen gleichzusetzen.

Kausalitätsbedürfnis: Zur Hintergrundannahme wird die ***Suche nach Kausalität***, wo sie fortgesetzt oder gar bestimmt wird, selbst wenn Kausalitäten nicht klar auszumachen sind. Dies geschieht besonders dann, wenn mehrere schwere Unfallereignisse, Life Events und/oder Erkrankungen in einer Biographie zusammentreffen. Nicht nur für die Betreffenden selbst, sondern auch für die Untersuchenden ist es schwer nachvollziehbar, dass so viele – womöglich noch gleichzeitige oder in einen nahen Zeitraum fallende – Ereignisse zusammentreffen.

Zur Hintergrundannahme wird ein ***Krankheitskonzept***, wenn es auf die ganze Person oder ihr gesamtes psychisches Sein ausgeweitet wird oder wenn es auf alle Arten psychischer Störungen ausgeweitet wird (vgl. Kap. 4.1).

Parteinahme: Hiermit ist gemeint, dass für oder gegen den oder die Explorandin Partei ergriffen wird, nicht in bewusster Weise und nicht aus wahrnehmbarer Sympathie, sondern ‚aus Prinzip', ohne das dieses Prinzip reflektiert oder hinterfragt wird. Ebenso gibt es eine Parteinahme gegen oder für große Institutionen (z.B. die relevante Sozialversicherung, ein Gericht, ein Spital etc.) aus einem unreflektierten, grundsätzlichen Misstrauen gegen solche Institutionen (vgl. Kap. 1.3.4).

Zu unterscheiden ist der Begriff der ***Glaubwürdigkeit*** von Aussagen vor Gericht. Hier geht es also um eine juristische Überprüfung im Kontext von Vernehmungen und Aussagen von Zeugen und Angeklagten. Daneben wird von Glaubhaftigkeit gesprochen, wenn die Aussagen von Opfern durch Sachverständige auf ihre Konsistenz, Detailtreue etc. überprüft werden (vgl. Anm. 39). In medizinischem Kontext, insbesondere im Zusammenhang mit Explorationen und Begutachtungen wird aber häufig von Glaubwürdigkeit gesprochen, wenn die Objektivierung von Beschwerden nicht gelingt. Dies betrifft insbesondere Klagen über Schmerzen, Ohrgeräusche (Tinnitus), Schwindel, Müdigkeit, Erschöpfbarkeit, Konzentrationsstörungen. Bis zu einem gewissen Grad ist es möglich, die Konsistenz solcher Beschwerden durch Skalierungen und Tests zu überprüfen[150]. Dieser Überprüfung sind aber enge Grenzen gesetzt. Letztlich kann damit nur die Stimmigkeit, Konsistenz und Konstanz der Beschwerden in unterschiedlichen, unbeobachteten oder unkontrollierbaren Zusammenhängen überprüft werden.

Immer wieder wird gerade bei somatischen Beschwerden davon gesprochen, dass sie trotz fehlendem objektivierbarem Befund ‚glaubhaft' seien. Glaubhaftigkeit wird hier in der Regel mit der Annahme eines organischen oder zumindest funktionellen Substrats gleichgesetzt, selbst wenn es nicht nachgewiesen werden kann.

Herr Römp war als junger Mann mit dem Snowboard mehr als 100m in die Tiefe gestürzt und hatte sich dabei einen Lendenwirbelkörper gebrochen. In der Folgezeit klagt er über Kopfschmerzen, Konzentrationsstörungen und Erschöpfbarkeit. Begutachtungen durch Neurologen, Anästhesisten, Internisten und Chirurgen hatten keine Erklärung für seine invalidisierenden Beschwerden. Fast 10 Jahre später begab er sich in Psychotherapie. Der Psychiater teilte der Versicherung mit, dass der Römp an einem organischen Psychosyndrom leiden müsse. Er glaube ihm seine Beschwerden, und sie seien nicht auf andere Weise erklärbar.

An dieser Stelle wäre statt der Versicherung, dass die Beschwerden glaubhaft seien, die Auseinandersetzung mit den Konzepten im Kopf unerlässlich, beispielsweise der Hintergrundannahme, dass nur organisch begründbare Beschwerden eine reale Existenz haben. Denn subjektiv wahrgenommene Beschwerden sind grundsätzlich andere Phänomene[151]. Um aus der Falle der unreflektierten Hintergrundannahme herauszufinden, müsste der Gutachter sich neuerlich die Frage stellen, woher er was weiß, was er sagen kann, was nicht, was ihn allenfalls dazu veranlasst zu ‚glauben'[152].

Dem Psychiater von Herrn Römp lag das umfangreiche Dossier seiner Unfallgeschichte, der Operation und des Verlauf bis zu ersten psychiatrischen Untersuchung nicht vor. Dem Dossier war u. a. zu entnehmen, dass Herr Römp eine sehr enge Beziehung zu seiner Mutter gehabt hatte. Sie war in der Zeit seines Unfalls bereits schwer krank. Das Karzinom war nicht mehr heilbar. Wenige Monate später verstarb sie, und in mehreren Berichten wurde vermerkt, dass Herr Römp über den Tod seiner Mutter nicht hinwegkomme.

5.4.3 Fallen aus Übertragung und Gegenübertragung

Übertragung und Gegenübertragung sind als Konzept bekannt, aber für die Gutachtensituation bisher nicht systematisch herangezogen worden. Immerhin sind sie eher beschreibbar als das Konzept der Glaubwürdigkeit: Zu einer positiven Gegenübertragung gehört die Glaubwürdigkeit einer Person notwendigerweise dazu. Überschneidungen zu Parteinahme und Sympathien bzw. Antipathien sind ebenfalls vorhanden. Die Konzepte entstammen aber unterschiedlichen Kontexten und können nicht füreinander stehen (vgl. Kap. 1.3.3, 6.3, 6.6, 7.2, 7.6 u. 8).

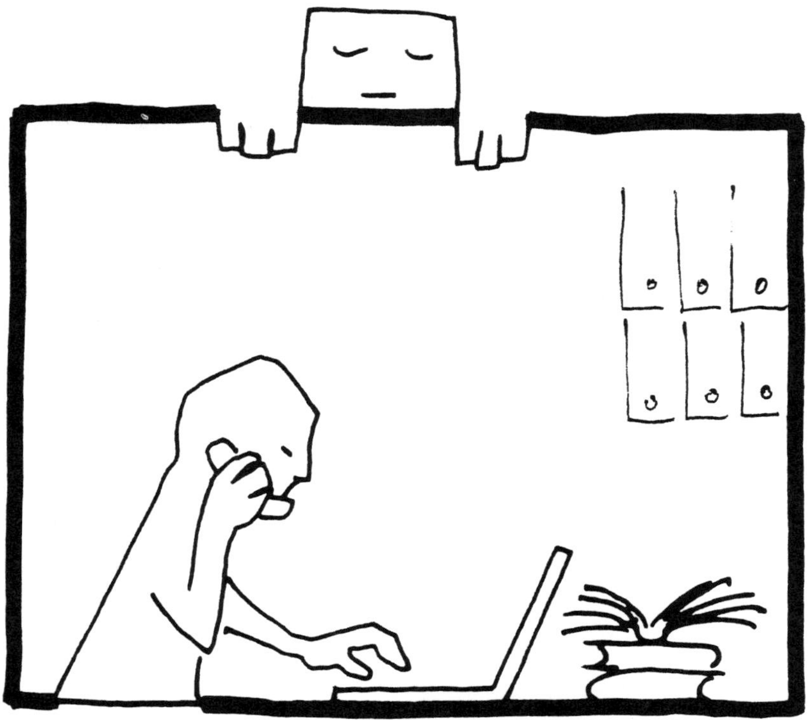

6 Praktisches

Die Gefahr, dass die Analyse der Kultur auf der Suche nach allzu tief verborgenen Schildkröten die Verbindung zur harten Oberfläche des Lebens, zu den Realitäten von Politik, Ökonomie und sozialer Schichtung verliert, mit denen es die Menschen überall zu tun haben, und dass sie überdies die biologischen und physikalischen Notwendigkeiten aus den Augen verliert, auf denen diese Oberfläche ruht, diese Gefahr lauert überall. Der einzige Schutz dagegen ... ist es, eine derartige Untersuchung hauptsächlich auf jene Realitäten und Notwendigkeiten zu richten ... (auf) ganz bestimmte Versuche ganz bestimmter Menschen, Dingen einen verständlichen, bedeutungsvollen Rahmen zu geben.

(Geertz 1995, S. 41–43)

Ich spreche bewusst von Praktischem oder praktischen Hinweisen und nicht von Leitlinien oder gar Vorschriften. Sie sind aus jahrelanger Erfahrung und Übung erwachsen. Das muss nicht heißen, dass sie sich für alle gutachterlichen Situationen – und für alle, die gutachterlich tätig sind – eignen. Trotzdem mag das eine oder andere nützlich sein, oder zur Reflexion der eigenen Arbeits- und Denkwege anregen. Ich bin überzeugt, dass es sich lohnt, eingespielten Abläufen hinterher zu denken. Implizites praktisches Wissen explizit zu machen gibt Aufschluss über mögliche systematische Erfolgs- und Fehlerquellen, Probleme, Lücken oder einen möglichen methodischen Bias.

6.1 Akten

Mit dem Gutachtenauftrag kommen die Akten. Nach der Überprüfung von Auftraggeber und Fragestellung beginnt das Aktenstudium. Aus dem Begleitschreiben müssen Auftraggeber und Fragestellung hervorgehen. Sind dazu noch Fragen offen, sollten sie vorab geklärt werden. Das Aktenstudium ist mit so viel Mühe und Aufwand verbunden, dass sich mit verlässlicher Regelmäßigkeit die Frage aufdrängt, ob man sich diese Mühe nicht ersparen kann: Würde es genügen die Akten lediglich zu überfliegen? Die Lektüre zu delegieren? Oder wenigstens nur einmal zu lesen?

Zeit beim Aktenstudium zu sparen beinhaltet den hohen Preis der unvollständigen Ausgangsbedingungen mit der Folge einer unvollständigen Exploration. Die Beurteilung ist entsprechend grob gestrickt oder geht gar von falschen Bedingungen aus. Beim Überfliegen nimmt man zwangsläufig Lücken in Kauf. Bei der Delegation ebenfalls. Die Lektüre durch unerfahrene Assistentinnen oder Assistenten ist keine verlässliche Alternative: sie wird in letzter Zeit in Praxen geübt, die Gutachten schematisch erstellen. Dies schlägt sich formal und inhaltlich im Ergebnis nieder: Aus den Gutachten wird die mangelnde oder lückenhafte Auseinandersetzung ersichtlich. Oder die Vorgeschichte wird in der Beurteilung ganz außer Acht gelassen. Bei der Arbeitsteilung müssen die Denkwege und -gepflogenheiten der Kollegen gegenseitig so vertraut sein, dass man sich darauf beziehen kann. Auch dann ist die einmalige Lektüre nicht zu umgehen. Die Aktenzusammenfassung kann im Wesentlichen einer von mehreren Gutachtern übernehmen. Ergänzend sollten die Akten durch die weiteren Beteiligten aus ihrer fachärztlichen Perspektive gewürdigt werden.

Der einmalige Aktendurchgang kann auch bei aufmerksamer Lektüre nicht verhindern, dass Details entgehen: Es ist nicht möglich im Vorhinein alle Fragen zu kennen, die sich mit wachsender Kenntnis der Situation stellen. Die erste Lektüre ist deshalb eine nach allen Seiten offene; die zweite und u. U. dritte eine mit gezielten (ergänzenden) Fragen. Die erste Lektüre empfiehlt sich deshalb zur Vorbereitung auf die Begutachtung: Ist die Fragestellung mit einem Aktengutachten allein zu beantworten oder muss eine Exploration durchgeführt werden? Sind weitere Unterlagen einzuholen oder zusätzliche Auskünfte? Sollte eine Befragung am Arbeitsplatz, eine Fremdanamnese bei Familienmitgliedern oder anderen Nahestehenden durchgeführt werden? Gibt es Hinweise auf Gegenübertragungsphänomene? Manche Gutachter diktieren oder schreiben die Aktenzusammenfassung vor der Exploration quasi als intensive Lektüre unmittelbar vor der Untersuchung. Andere bevorzugen die Erstellung nach der Exploration. Wird die Aktenzusammenfassung vor der Untersuchung erstellt, wird in der Regel eine ergänzende Überarbeitung nach der Exploration nötig sein, da sie weitere Fragen aufwirft. Sehr nützlich sind Fragen, die aufgrund der Aktenlektüre notiert wurden und für die Exploration vorliegen. Sie können zwischendurch, vor allem aber gegen Ende zur internen Kontrolle darüber dienen, ob wesentliche Informationen fehlen[153].

Dennoch kann es geschehen, dass sich beim Diktat bzw. beim Schreiben des Gutachtens Lücken auftun. Das ist peinlich: warum habe ich das nicht früher gemerkt? Warum habe ich diese Frage nicht gestellt? Warum war ich nicht aufmerksam genug? Das Gefühl der Peinlichkeit verleitet dazu, über die Lücken hinwegzugehen, sie quasi mit Formulierungen oder Erklärungen zuzudecken. Statt dem peinlichen Berührtsein möglichst schnell zu entgehen, sollte es als Kontrollsignal – als Hilfe bei der seriösen Arbeit – begrüßt werden. Manche Frage stellt sich erst nach der Exploration. Manche Bedeutungen von Formulierungen treten erst nach weiterer Kenntnis der Gegebenheiten hervor. Und schließlich ist es auch in mehreren Sitzungen nicht möglich, alle Details vollständig zu erfassen und alle Eventualitäten zu berücksichtigen. Die erste Frage angesichts der Lücke sollte sein, ob es sich um wichtige Dinge handelt. Wenn das der Fall ist, ist es nicht zu spät, die Lektüre von vorn zu beginnen, weitere Informationen einzuholen, ein Telefonat zu führen oder – mit ausreichender Erklärung – einen weiteren Untersuchungstermin zu vereinbaren. Handelt es sich um weniger wichtige Dinge, können sich manchmal kommentarlos als Lücke stehen bleiben. Oder in der Beurteilung muss darauf verwiesen werden, dass die eine oder andere Frage offen bleibt, wie sie zukünftig beantwortet werden kann oder warum es sinnvoll ist, ihre weitere Klärung aufzuschieben.

6.2 Exploration

Notwendige ***Voraussetzungen*** für den Erfolg der Exploration sind:

- ein ruhiger Raum mit gesicherter Diskretion und ohne unerwünschte Zuhörer,
- keine Unterbrechungen durch Anrufe oder spontane Besucher,
- ausreichend Zeit, d. h. 1–3 Sitzungen mit nicht viel mehr als je zwei Stunden Dauer. Zu Beginn sollte das Angebot einer Pause auf Wunsch der Explorandin gemacht werden. Spätestens wenn die eigene Konzentration deutlich nachlässt, ist es Zeit für eine Pause,
- offene Atmosphäre mit der Möglichkeit der Mitgestaltung des Gesprächs durch die Explorandin,
- ein Mindestmass an Vertrauen,
- Information zu Beginn der Exploration, wozu die Untersuchung dient,
- eine gemeinsame Sprache[154]

So wie wichtige ergänzende Informationen in den Akten zwischen den Zeilen stehen, spielen sich in der Untersuchungssituation viele Dinge gleichzeitig ab. Nicht alle können zeitgleich bewusst zur Kenntnis genommen werden. Fehlende Daten sind nicht immer oder besser nicht allein Resultat mangelnder Vorbereitung oder mangelnder Konzentration auf Seiten der Untersucherin. Sie können auch eine szenische Information enthalten: die empathische Wahrnehmung, dass das Gegenüber darüber nicht sprechen möchte[155].

Wir sind in der Lage, sehr viel mehr im Moment des Geschehens wahrzunehmen, als uns in diesem Augenblick bewusst wird. Einiges davon ist nicht vergessen und tritt später ins Bewusstsein. ***Notizen während der Exploration*** werden von den einen dringend empfohlen; von den andern abgelehnt, weil sie den unmittelbaren Kontakt stören. Ich habe Versuche mit beiden Modellen: Keine Notizen während der Exploration zu machen fordert zwingend, sie unmittelbar nach Beendigung nachzuholen. Ich habe mich schließlich trotz der Einschränkungen für die Notizen während des Gesprächs entschieden[156], denn

- mit einiger Übung ist Zuhören dennoch möglich.
- die meisten Exploranden interpretieren Mitschreiben als Zeichen für die Bedeutung ihrer Äußerungen. Im Ausnahmefall muss das Schreiben erklärt werden.
- Notizen erlauben Originalzitate festzuhalten. Für das Verständnis vieler Zusammenhänge ist der exakte Wortlaut unersetzlich. Dazu gehören die subjektive Krankheitstheorie, Haltungen zum Leben allgemein, zum Schicksal und zu Vorstellungen von sich selbst. Manchmal ist der genaue Wortlaut in seiner Bedeutung nicht sofort erfassbar. Er wird es aber oft mit dem weiteren Erzählen. Durch die wörtliche Mitschrift der Äußerungen kann die Mehrdeutigkeit festgehalten werden, die in Umschreibungen leicht verloren geht.
- Beobachtungen und Wahrnehmungen während der Exploration können nebenbei notiert werden: die Erscheinung; Stimme, Tonfall; Haltung; Atmosphäre; Besonderheiten der Psychopathologie, Übertragungs- und Gegenübertragungsgefühle oder auch Fragen, die nach einer Erzählsequenz noch offen bleiben.
- Anmerkungen zur Psychopathologie können ebenfalls in dem Moment notiert werden, in dem sie bemerkt werden und allenfalls durch weitere zu notierende Eindrücke differenziert, ergänzt oder korrigiert.
- Die Sprache der Explorandin, unterschiedliche Sprachschichten und Wechsel von Dialekt und Hochdeutsch sowie weitere paraverbale Signale können auf diese Weise ebenfalls festgehalten werden.

Eine vertrauensvolle Atmosphäre setzt voraus, dass die Begegnung von ***Offenheit*** und ***Empathie*** auf gutachterlicher Seite getragen ist. ***Zuzuhören***, sich in die Erzählung der Explorandin mitnehmen zu lassen heißt, unerwartete Wendungen im Gespräch nicht von vorn herein zu unterbinden. Es heißt auch, ***sich berühren zu lassen***. Dies hat wichtige positive Konsequenzen.

Schwierigkeiten sind mit der Bereitschaft zur Offenheit reduzierbar, aber nicht grundsätzlich vermeidbar. ***Konflikte*** entstehen am häufigsten wenn

- Vorbehalte festgefahren sind (aus häufigen negativen Erfahrungen), so dass Zuhören nicht mehr möglich ist,
- Absprachen des Exploranden mit dem Anwalt die individuelle Reaktion, das eigene Denken in der aktuellen Situation verhindern,
- erlernte Denkmuster, z. B. aus der Behandlung beim Hausarzt oder aus alternativmedizinischen Verfahren fixiert sind. Sie entsprechen zuweilen einer erlernten Antwort, die nicht ins eigene Denken aufgenommen wurde und geglaubt oder benutzt werden, einer kritischen Reflexion aber nicht zugänglich sind.

Eine Möglichkeit des Umgangs besteht im Ansprechen der Wahrnehmung, dass Abwehr oder Vorbehalte bestehen, oder dass das Gespräch nicht offen geführt werden kann. In den meisten Situationen wird dadurch doch noch eine Verständigung möglich. Kommt es trotz Ansprechen der Schwierigkeiten zu keiner Verständigung, muss der Abbruch des Interviews in Erwägung gezogen werden. Eine kurze Pause als beidseitige Bedenkzeit kann die Untersucherin nutzen, um für sich zu klären, ob sie trotz der Verständigungsschwierigkeiten mit ausreichenden Informationen rechnet oder nicht. Die ausführliche Schilderung der Interaktion und der eigenen Überlegungen ist in beiden Fällen von besonderer Bedeutung.

Enden sollte die Exploration nicht ohne Informationen über den momentanen Stand der Erkenntnis, die möglichen Schlussfolgerungen und den Hinweis, dass medizinische Erkenntnisse noch keine administrative Entscheidung sind (vgl. Kap. 2.4).

Gutachten ist ohne ***Beratung*** kaum möglich. Sie sollte nicht gemieden werden, zugleich sollte aber auch keine therapeutische Intervention begonnen werden, die der Situation entsprechend abgebrochen werden muss. Vielmehr geht es um das Anknüpfen an die laufende Therapie, Information und Motivation für die Aufnahme einer Therapie, Information über Selbsthilfegruppen, Literatur u. a. m.

6.3 Zum Denkprozess

Zwischen Exploration und Diktat bzw. Schreiben des Gutachtentextes sollte nicht zuviel Zeit vergehen. Die nötige Zeit, die Untersuchungsergebnisse auszuwerten und über Interpretationsvarianten nachzudenken, sollte aber bleiben. So können über Nacht neue Fragen auftauchen, Lücken sichtbar werden und vor allem weitere Bedeutungsvarianten von Äußerungen auftauchen, die unmittelbar nach der Exploration eindeutig zu sein schienen. Mit dem Nachdenken und Zusammentragen der Details nehmen die Facetten der Interpretationsmöglichkeiten zu. Sie betreffen vorhandene Daten, das Gehörte, die Erzählung, die Worte und Formulierungen wie die Szene. Auch in dieser Phase des Gutachtenprozesses können Notizen helfen, die Gedanken zu ordnen und Hypothesen nachzugehen. Die Diskussion oder Beratung mit Kollegen wird an manchen Orten inzwischen angeboten. Sie ist aber nach wie vor nicht selbstverständlich, und über ernsthafte Probleme wird kaum gesprochen.

Wichtig ist vor allem, sich der ***Grenzen des eigenen Wissens*** bewusst zu sein und sich über Literatur und spezialisierte Kollegen ergänzend zu informieren. Die Zusammenarbeit mit Kollegen anderer Fachgebiete erweitert das differenzialdiagnostische Denken und öffnet den Blick. Dabei ist es wichtig, Probleme weder zwischen den Fachgebieten hin- und herschieben noch für das eigene Fachgebiet zu okkupieren.

Die ***Denkarbeit*** muss in Etappen verrichtet werden. Dabei zeigt sich, dass es bei der Verfassung des Gutachtentextes einen ***Prozess des Durcharbeitens*** gibt, der dem der Selbsterfahrung nicht unähnlich ist. Übertragungs- und Gegenübertragungsphänomene können im Vordergrund stehen. Aber auch Interpretationsvarianten werden nicht affektfrei durchdacht. Sie benötigen ihre Zeit und das kognitive und affektive Überprüfen und Abwägen auf ihren Entstehungszusammenhang und auf eine mögliche persönliche Beeinflussung, die in die Beurteilung nicht eingehen sollte.

6.4 Zur Literaturrecherche

Lehrbuchwissen ist nach wie vor die erste Grundlage der Begutachtung. Lehrbücher müssen aber nur im Ausnahmefall – wenn es um besondere Hinweise geht – zitiert werden. Zu speziellen Fragestellungen reichen Lehr- und Handbücher selten aus. Spezielle Fachbücher, Monographien und Übersichtsarbeiten helfen, einen Überblick über den Stand des besonderen Wissens zu erhalten, über methodische Zugänge und offene Fragen. Sie geben auch Hinweise auf Autoren, die sich mit der Thematik wissenschaftlich auseinandergesetzt haben und auf Stichworte für die Suchsysteme. Der Umgang mit den Suchsystemen muss erlernt werden. Je spezifischer die Fragen sind, desto entscheidender ist die Kenntnis der Suchbegriffe und die „Advanced Search". Korrekterweise sollte bei der Stellungnahme zu ausgefallenen Fragen nicht nur die herangezogene Literatur zitiert werden, sondern auch die Suchsysteme genannt, in denen gesucht wurde einschließlich der gewählten Suchbegriffe. Die direkte Suche nach Studien oder Einzelergebnissen führt nur für Erfahrene zu brauchbaren Ergebnissen, da die Mitteilung von Einzelbefunden ohne Hintergrundwissen nur mit Mühe in seiner Bedeutung erfasst und gewichtet werden kann[157].

6.5 Aufbau des Gutachtens

Wie das Gutachten zu gliedern sei, ist verschiedentlich publiziert worden[158]. Die hier vorgeschlagene Gliederung unterscheidet sich davon nicht wesentlich. Wichtig ist, dass diejenigen Passagen, die für Diagnose, Beurteilung und Beantwortung der Fragen, besonderes Gewicht haben, auch entsprechend gründlich erhoben und dargestellt werden. Das betrifft z. B. die Sexualanamnese bei einem Sexualdelikt oder die subjektive Krankheitstheorie bei chronischen funktionellen Beschwerden[159]. Bisher war es nicht üblich, die Wiedergabe der Exploration im Gutachtentext in der Abfolge des Gesprächsverlaufs darzustellen. Dies entspricht den üblichen Gepflogenheiten und ist weiterhin gestattet. Für die Leserin ist die thematische Darstellung übersichtlich, weil sie die für sie interessanten Abschnitte schneller findet. Die Wiedergabe des Gesprächsinhalts in seinem Zusammenhang hat aber den großen Vorteil, dass der Gesprächszusammenhang, in dem ein Thema – und damit seine weiteren Bedeutungen – angesprochen wurde, nicht zerstört wird.

6.5.1 Gliederung des Gutachtens

- Gutachtenauftrag und Fragestellung
- Quellen
- Aktenauszug
- Exploration:
  - Aktuelle Beschwerden
  - Aktuelle Situation
  - Tageslauf
  - Familienanamnese
  - Eigene Anamnese
    Aktuelle bzw. relevante Erkrankung/Unfallereignis/Tat jeweils mit Vor- und Nachgeschichte
    Vegetative Anamnese
    Sexualanamnese
    Therapien
    Biographie und soziale Anamnese
    Subjektive Krankheitstheorie
    Perspektive
- Klinische Untersuchung
- Psychopathologischer Befund
- Zusatzuntersuchungen
- Fremdanamnese und ergänzende Befragungen
- Beurteilung
  - Zusammenfassung von Aktenlage, Exploration und Befund
  - Diagnose mit Begründung und Diskussion
  - Schlussfolgerungen
  - Beantwortung der Fragen

Die Abschnitte der Gutachtengliederung werden nachfolgend kurz kommentiert.

6.5.2 Zu den einzelnen Abschnitten

Gutachtenauftrag mit Fragestellung

Nach dem Briefkopf, der Adresse und den im Auftrag genannten Angaben über die zu begutachtende Person steht die Anrede des Absenders wie in einem Brief:

Sehr geehrter Herr Richter/Frau Staatsanwalt/ Herr Müller,
Das Gutachten beginnt mit einer kurzen Zusammenfassung über den Anlass der Begutachtung und die Fragestellung, z. B. …
Nachstehend erstatte ich Ihnen/erstatten wir Ihnen das mit Datum vom xx.yy.zzzz in Auftrag gegebene (ausführliche) psychiatrische Gutachten.

Herr FA erlitt am 4.7.1998 einen Verkehrsunfall, bei dem er sich ... zuzog ...
Sie haben uns gebeten, zur natürlichen Kausalität der psychischen Beschwerden, zur Dauerhaftigkeit bzw. allfälliger weiterer therapeutischer Maßnahmen, zur Arbeitsfähigkeit und zum Integritätschaden Stellung zu nehmen.

Quellen

Die herangezogenen Akten und sonstigen Quellen müssen aufgeführt werden:

Grundlagen unserer Beurteilungen sind:
Die von Ihnen übersandten Akten einschließlich der polizeilichen Untersuchungsakten;

Die Exploration vom ...

Ergänzende telefonische Angaben von ...

Sowie ein ausführliches Gespräch mit Frau ..., der Ehefrau von Herrn, die zum letzten Termin gemeinsam mit Herrn ... erschien.

Bei sehr begrenzten Fragestellungen ist es möglich, sich nur auf Aktenauszüge zu beziehen. Sie müssen dann im Einzelnen erwähnt werden. Oder als besonders relevant erachtete Aktenteile können hervorgehoben werden. Wenn Aktenteile fehlten und ergänzend eingeholt wurden, sollte dies auch erwähnt werden.

Kurzer Aktenauszug

Wichtig ist, dass die Akten selbst gelesen werden[160]. Falls ein Teilgutachten erstellt wird, sollte auf den Aktenauszug an anderer Stelle verwiesen werden. Auch dann muss das Dossier aus eigener, fachärztlicher Perspektive gelesen werden. Ob der Auszug erstellt werden muss, ist umstritten. Auf jeden Fall aber muss aus dem Gutachten hervorgehen, dass die Akten gelesen und in der Beurteilung berücksichtigt wurden.

Untersuchung

Exploration und Untersuchung müssen ausführlich geschildert werden. Deshalb empfiehlt sich eine weitere Untergliederung. Die Reihenfolge ist nicht einheitlich. Aus den o. g. Gründen empfehle ich die Darstellung des Gesprächsablaufs, wie er stattgefunden hat, nach dem roten Faden der Exploranden mit Kennzeichnung der Interventionen bzw. Fragen der Gutachterin. Zwischenüberschriften zu den Hauptthemen des Gesprächsabschnitts erleichtern die Lektüre. Die Gliederung ist also nicht als vorgegebene Reihefolge zu verstehen.

Aktuelle Beschwerden

Es ist am einfachsten, das Interview mit der Frage nach dem aktuellen Befinden zu beginnen. Die Beschwerden sind das, was den Versicherten am meisten drückt. Ihre Darstellung führt in aller Regel zur ersten Entspannung der Atmosphäre. Sie im Gutachten zum Beginn zu schildern stimmt auch die Leserin auf das Nachfolgende ein. Alle weiteren Themen ergeben sich aus dem Gespräch in unterschiedlicher Reihenfolge.

Aktuelle Situation

Mit der aktuellen Situation ist die Lebenssituation zu Hause – in der Familie bzw. in der eigenen Wohnung einschließlich der wichtigsten persönlichen Kontakte gemeint, Arbeit/ Beschäftigung, Finanzen sowie die drängendsten Fragen, Probleme oder bevorstehenden Aufgaben (Operationen, Umschulung, neuer Arbeitsplatz, Geburt eines Kindes, Umzug, zu pflegende Angehörige, Krankheitsfälle in der Familie etc.)

Tageslauf

Der Tageslauf muss nicht selten aktiv erfragt werden. Wer die Frage nicht kennt, ist erstaunt und weiß unter Umständen nicht, was damit gemeint ist. Die Fragen scheinen so banal wie, wann jemand aufsteht, wann und wie frühstückt, wann und wie zur Arbeit geht bzw. seinen Tag zubringt, wenn er nicht durch Berufstätigkeit oder Ausbildung vorgegeben ist. Fragen wie Antworten können viel Geduld erfordern. Aber die Mühe lohnt sich. Häufig gibt die Schilderung Aufschluss über den Alltag gerade dann, wenn es scheinbar nichts zu sagen gibt, z. B. wie geregelt, abgezirkelt, ungeordnet die Tage verlaufen; was trotz Behinderung und Schmerzen möglich ist oder was trotz scheinbar geordneter Verhältnisse alles nicht geht; wie die Wohnung aussieht, wer sich wann trifft, wer mit wem welche Mahlzeit einnimmt.

Familienanamnese

Die Familienanamnese kann meist ergänzend in der Schilderung der Biographie oder bei der Darstellung früherer Erkrankungen erhoben werden. Wichtig ist die Familienanamnese vor allem bei ersten Episoden psychischer Erkrankungen, deren genaue Diagnose noch nicht erkennbar ist. Hier können Erkrankungen im Familienkreis wichtigen Aufschluss geben.

Eigene Anamnese

Nach der eigenen Anamnese lässt sich unkompliziert im Kontext von Beschwerdeschilderungen, dem Verlauf einer Erkrankung oder den Unfallfolgen fragen, oder im Rahmen der Biographie, z. B.: Kennen Sie solche Beschwerden von früher? Haben Sie so etwas früher schon erlebt/gehabt? Wie ist es Ihnen damals gesundheitlich ergangen? Manchmal muss auch aktiv nachgefragt werden.

Aktuelle Erkrankung bzw. Unfallereignis und seinen Folgen bzw. zur Tat mit Vor- und Nachgeschichte

Vom Ereignis und dem weiteren Verlauf bis zur Exploration hängt ab, ob nach dem Ereignis selbst gefragt werden kann und soll, bzw. nach seinen Folgen. Müssen unmittelbare Reaktionen auf die konkrete Frage nach dem Ereignis selbst erwartet werden, sollte die Aufforderung zum Gespräch vermieden werden. Viele Aspekte kommen ebenso in der Schilderung des Verlaufs – den Beschwerden, den Ereignissen, den Bewältigungsversuchen, den Reaktionen der Umgebung, zusätzlichen Hindernissen, Ereignissen, Hilfen oder Hilflosigkeiten – zur Sprache. Die Tat samt ihrer Vor- und Nachgeschichte ist im strafrechtlichen Gutachten so entscheidend, dass das Thema sich früher oder später von selbst einstellt. Der Anknüpfungspunkt des Exploranden ist hier besonders wichtig. Je nach Gesprächsverlauf sollten nicht nur die Darstellungen der Explorandin, sondern auch die dazugehörigen Fragen des Gutachters bzw. der Verlauf des Dialogs wiedergegeben werden.

Vegetative Anamnese

Fragen zum Nikotin-, Alkohol-, Drogenkonsum (Abführ- Schlaf- und Schmerzmittel); zum Schlaf, Stuhlgang, Menstruation etc. müssen in aller Regel aktiv erfragt werden. Es empfiehlt sich, all die nicht beantworteten Fragen in einem späten Teil der Exploration anzukündigen und dann systematisch zu erfragen.

Bisherige Therapien

Es lohnt sich, eingehend nach bisher durchgeführten Therapien zu fragen, z. B. mit der offenen einleitenden Frage: Was hat geholfen? In der Regel ist es nötig nachzufragen, da die Frage unvertraut ist und deshalb nicht, auf den ersten Anlauf nur tastend oder erst auf interessiertes Nachfragen detailliert beantwortet wird. Manchmal müssen die Angaben durch den Hausarzt, die Psychiaterin, den Psychotherapeuten ergänzt werden. Die Behandlungsversuche entspringen nicht immer einem systematischen Behandlungskonzept und finden bei mehreren Behandelnden oft unkoordiniert statt. Nicht selten bleibt es auch bei der ersten Arbeitsdiagnose: Weil sie nicht korrigiert wird, bleibt auch das Behandlungskonzept eingeengt. Nebenbei treten Vorstellungen über die Wirkungsweise von Behandlungsmethoden zu Tage und indirekt subjektive Krankheitsvorstellungen und Erwartungen an Gesundheit. Die Antworten ermöglichen die Entwicklung einer Perspektive, gegebenenfalls eines angepassten Therapiekonzeptes. Und sie geben Hinweise auf die Prognose.

Aktuelle Therapien

Auch zur aktuellen Therapie lohnen sich detaillierte Fragen: Bei wem sind Sie aktuell (noch) in Behandlung? Was macht der Doktor? Hilft Ihnen das? Dasselbe gilt für die Medikamente – nicht nur Präparat, Dosierung und Dosierungsdauer sind wichtig, sondern auch zu erfahren, ob der Explorand weiß, wofür er ein Medikament einnimmt und ob der den Eindruck hat, dass es hilft. Häufig ist dies die Situation, in der Exploranden es wagen, über Nebenwirkungen zu sprechen, die sie skeptisch sein lassen oder deretwegen sie die Medikamente trotz Verordnung nicht einnehmen. Hieran können sich Informationen über Wirkungen und Nebenwirkungen von Medikamenten anschließen und die Ermunterung zur aktiven Mitarbeit an der Therapie.

Sexualanamnese

Nach der Sexualität zu fragen ist fast immer heikel. Sie ist für die Begutachtung von unterschiedlicher Bedeutung. Bedeutungslos ist sie fast nie: bei einer Sexualstraftat macht sie den Kern der Exploration aus. Im Zusammenhang mit Krankheits- oder Unfallfolgen können Anhedonie oder gesteigerte sexuelle Bedürfnisse Symptom der Erkrankung oder Nebenwirkung der Therapie sein. Am häufigsten wird die Anhedonie zum Therapiehindernis, wenn sie nicht angesprochen werden kann.

Biographische (und soziale) Anamnese

Im Verlauf der Exploration ergibt sich in der Regel ein Bezug zur Biographie. Er kann an ganz unterschiedlichen Stellen des Gesprächs auftauchen. Dann bedarf es unter Umständen nur der Bestätigung, dass die Biographie interessiert. Wenn die Bereitschaft zuzuhören, signalisiert wird, finden im Rahmen der biographischen Erzählung viele der genannten und für die Exploration wichtigen Themen einen Platz, ohne dass sie gesondert abgefragt werden müssen (vgl. Kap. 2.4). Manchmal fällt auf, dass die Biographie an keiner Stelle näher berührt wird. Dann ist es wichtig, nach einer Grundlage zu suchen, auf der es möglich wird, sie zu erzählen, in aktiver Anknüpfung an ein bereits angesprochenes Thema oder mit einem einleitenden Satz, z. B.: Jetzt haben wir sehr viel über Ihre Krankheit, ihren Unfall etc. gesprochen, aber noch gar nicht von Ihnen als Mensch oder Erzählen Sie mir Ihre Lebensgeschichte?

Subjektive Krankheitstheorie

Nur wenige Exploranden können explizit Auskunft über ihre subjektiven Krankheitsvorstellungen geben. Auch sind sie zuweilen uneinheitlich oder gar widersprüchlich, je nachdem in welchem Kontext die Vorstellung relevant ist (s. Anm. 40). Es macht deshalb wenig Sinn, direkt danach zu fragen. Im Verlauf der Exploration gibt es jedoch viele Aspekte, die Hinweise auf Krankheitsvorstellungen geben. Dazu gehören die aktuellen Beschwerden; der Krankheitsbeginn/das Unfallereignis und der Verlauf; Zeitpunkt/Phase in der Biographie und Situation des Beginns bzw. des Ereignisses; die Therapien; die Perspektive u. a. Wichtig ist deshalb in diesen thematischen Zusammenhängen nachzufragen, z. B. Wie erklären Sie sich die Beschwerden? Was denken Sie, was damals passiert ist? Was, denken Sie, ist kaputtgegangen? Haben Sie eine Idee, warum das alles nicht geholfen hat? Was könnte Ihnen helfen? Manchmal sind auch Lebenskonzept und Krankheitsvorstellung zu eng miteinander verquickt, dass sie nicht getrennt werden können[161].

Perspektive

Damit sind sowohl Erwartungen an die Zukunft – an das Leben allgemein, an die Besserung der Beschwerden, Rehabilitation, Genesung – gemeint, als auch so etwas wie die subjektive Prognose. All dies sind wichtige Faktoren für die reale Prognose.

Klinische Untersuchung

Zu jeder Begutachtung gehört eine klinische Untersuchung. Wenn das psychiatrische Gutachten im Rahmen einer interdisziplinären Untersuchung stattfindet oder wenn unmittelbar vorher eine allgemeinmedizinische oder chirurgische Untersuchung stattgefunden hat, kann sie mit Bezug darauf entfallen.

Fremdanamnese

Befragt werden sollte, wer als Bezugsperson im privaten, beruflichen Leben oder in der Therapie wichtig ist und noch nicht dokumentiert Auskunft gegeben hat. Manchmal sind in den dokumentierten Angaben offensichtliche Lücken erkennbar. Hier können ergänzende Nachfragen sinnvoll sein.

Psychopathologischer Befund

Der psychopathologische Befund sollte aus einem frei formulierten, beschreibenden Teil bestehen und aus einem systematischen Teil. Er orientiert sich idealerweise an Jaspers Psychopathologischer Systematik, an der Psychopathologie nach Scharfetter und an der Systematik des AMDP-Systems. Fakultativ sind standardisierte Erhebungsbögen (s. auch Kap. 3.2.4).

Zusatzuntersuchungen

Zu bildgebenden Verfahren, Labor, Tests u. a. sei auf den Abschnitt zu dem medizinischen Zusatzuntersuchungen verwiesen (s. Kap. 3.2).

Beurteilung

Die Diagnose wird manchmal vor der Beurteilung, manchmal als Teil der Beurteilung aufgeführt. Entscheidend ist, dass die Diagnose Teil der Beurteilung ist. Das heißt, sie ist Teil des Interpretationsprozesses der vorausgegangenen Darlegung der (durch andere und selbst erhobenen) Daten. Die Diagnose ist also keine objektive Tatsache, sondern die theoretische und praktische Fassung von Daten und Befunden[162]. Sie sollte auf alle Fälle eine kurze Zusammenfassung der Ergebnisse, die Diskussion von Diagnose und Differentialdiagnose samt einer Begründung beinhalten, eine Stellungnahme zur Kausalität und zur Perspektive im Sinne weiterer therapeutischer Maßnahmen, einer Perspektive und/oder Prognose sowie die kurze Beantwortung der Fragen. Wenn die Fragen nicht separat beantwortet werden, muss dies zu Beginn der Beurteilung angekündigt (und begründet) werden. Die Diskussion von Diagnose und Differenzialdiagnose muss in Auseinandersetzung mit der Aktenanalyse geschehen und darf sich nicht auf die eigenen Untersuchungen beschränken. Hier geht es um die Darstellung von Diskrepanzen, Widersprüchen, Lücken und um ihre mögliche Bedeutung. Klar werden sollte auch das eigene theoretischen Konzept, die Atmosphäre während der Untersuchungssituation, allfällig aufgetretene Schwierigkeiten im Lauf der Exploration und idealerweise Überlegungen zur Gegenübertragung.

Für die Gliederung der Beurteilung gibt es mehrere Varianten: Die Beurteilung kann mit der Nennung der Diagnose eröffnet werden, um danach ihre Herleitung nachvollziehbar darzustellen, Differenzialdiagnosen zu diskutieren und anzumerken, was wie sicher ist. Man kann auch mit der Symptomatik beginnen, sie im Hinblick auf den Verlauf interpretieren und den Kriterien der in Frage kommenden Diagnosen aus ICD-10 oder DSM IV gegenüberstellen, um danach die Diagnose zu begründen und die offenen Fragen anzuschließen. Weitere Varianten bestehen in der sukzessiven Darstellung mehrerer in Frage kommender Diagnosen, denen die Symptomatik und der Verlauf im relevanten Fall gegenüber gestellt werden. Bisher ist es nicht üblich, den Reflexionen zu Übertragungs- und Gegenübertragungsphänomenen einen eigenen Platz einzuräumen. Ihre Darstellung im Gutachten ist heikel, nicht zuletzt weil solche Informationen ohne Hintergrundwissen fehlinterpretiert oder gar missbraucht werden können. Hier stehen eine systematische Reflexion und die Entwicklung einer Darstellungsform noch aus (s. dazu auch Kap. 5.4.3).

6.6 Nach Fertigstellung des Gutachtentextes

Der Gutachtenprozess ist damit häufig noch nicht abgeschlossen. Rückfragen von Seiten der Versicherten oder ihres Rechtsvertreters sind nicht selten. Unter Umständen melden sich die Behandelnden. Im Streitfall werden weitere Rückfragen gestellt oder gar Untersuchungen und Gutachten veranlasst. In dieser Situation ist es wichtig, sich nicht in den Streit ums Geld oder Entschädigungen verwickeln zu lassen, sondern zu jener reflektierten Gelassenheit zu finden, die den kompetenten Gutachter auszeichnet (s. Anm. 69).

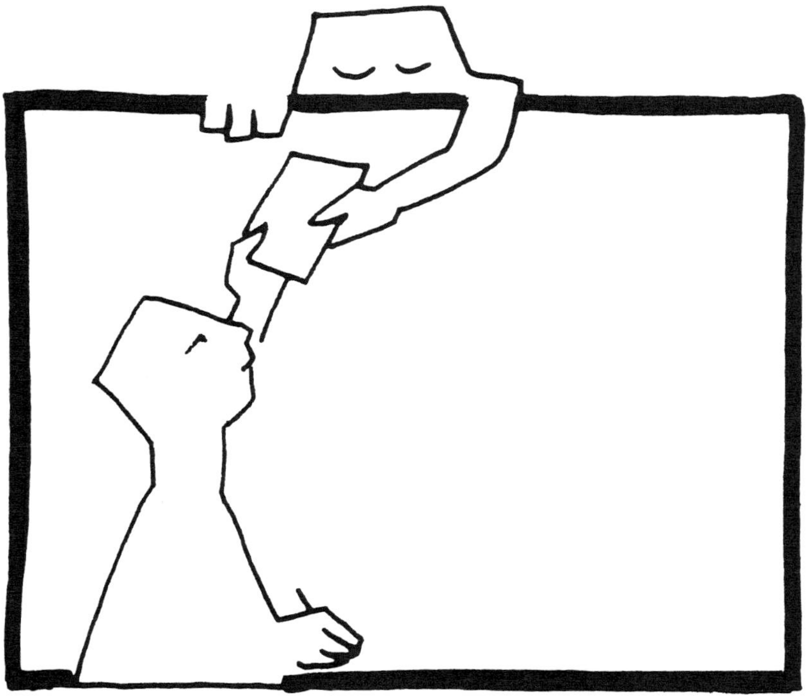

7 Textproduktion

Schreiben und Lesen psychiatrischer Gutachten[163] sind durch Kräfte überdeterminiert, die weit jenseits der Kontrolle des Autors und auch jenseits der interpretierenden Gemeinschaft liegen. Diese Kontingenzen von Sprache, Rhetorik, Macht und Geschichte müssen jetzt im Prozess des Schreibens offen angegangen werden. Die rigorose Begrenztheit, die ich hier betont habe, mag für manche Leser eine Quelle des Pessimismus sein. Aber liegt darin nicht auch eine Befreiung, anzuerkennen, dass niemand über Andere weiterhin schreiben kann, als seien sie bestimmte, klar umschriebene Objekte oder Texte? Und kann die Vision einer komplexen, problembehafteten, begrenzten psychiatrischen Begutachtung nicht zu ihrer Aufgabe, sondern zu subtileren, konkreten Arten des Schreibens und Lesens führen, zu neuen Konzepten von psychischen Prozessen, die interaktiv und „zeitbewusst" sind? Psychiatrische Gutachten sind eine hybride Textproduktion: sie überschreiten Genres und Disziplinen. Die Überlegungen in diesem Kapitel behaupten nicht, dass psychiatrische Gutachten „nur Literatur" seien. Aber sie bestehen darauf, dass sie immer Schreiben bedeuten.

(Clifford 1986, S. 25)

Mit der Verfassung des Gutachtens entsteht ein Text. In ihn gehen im Idealfall alle bis hierher beschriebenen methodischen Prozeduren und sämtliche Denk- und Beurteilungsschritte ein. Da die Daten, die Beurteilung und die Schlussfolgerungen in Form eines Textes wiedergegeben werden, müssen wir genau genommen auch die Textproduktion unter methodischen Aspekten betrachten und ihr systematische Aufmerksamkeit widmen. Dies ist bisher nicht geschehen. Es lohnt sich, andere Fachgebiete zu befragen, die sich der Textproduktion in ähnlicher Weise stellen müssen wie die Gutachterin in der Psychiatrie.

7.1 Textstruktur

Die ***Rechtsprechung*** sagt wenig zur Definition der Textstruktur. Kurze Erörterungen finden sich im Zusammenhang mit der Frage, welchen ärztlichen Texten welcher Beweiswert zukommt. Unterschieden wird zwischen ärztlichen Berichten (von Behandelnden und Untersuchenden) und eigentlichen Gutachten. Die Begriffe werden aber nicht näher definiert. So heißt es beispielsweise in Urteilen des Eidgenössischen Versicherungsgerichts der Schweiz:

„Eine klare Abgrenzung zwischen medizinischen Gutachten (insbesondere Administrativgutachten) und einfachen bzw. qualifizierten ärztlichen Stellungnahmen ... besteht nicht“ (EVGE 3.4.1997 i. S. Vögeli – U 4/9).

„Als (Sachverständige) gelten Drittpersonen, die vom Richter (bzw. der Verwaltung) aufgrund ihrer besonderen Fachkenntnisse zur Aufklärung des Sachverhaltes beigezogen werden, nicht dagegen (verwaltungsinterne) Personen, die eine Verfügung zu treffen oder vorzubereiten haben. Für diese sind die ... genannten allgemeinen Ausstandsgründe maßgebend, wie sie auch auf verwaltungsinterne Fach- und Rekurskommissionen Anwendung finden ... Auch wenn solchen Meinungsäußerungen entscheidwesentliche Grundlagen zum Gegenstand haben und materiell Gutachtenscharakter aufweisen, handelt es sich nicht um Sachverständigengutachten im Sinne von ... Sie sind in beweisrechtlicher Hinsicht vielmehr Amtsberichten gleichzustellen. Inhaltlich können solche Berichte sowohl einer Auskunft als auch einem Gutachten entsprechen (BGE 123 V 331)“[164].

Die ***Textlinguistik*** hat sich bisher mit Gutachten nicht systematisch befasst[165]. Nützliche Hinweise finden sich aber in allgemeinen Überlegungen zur Textproduktion: Jede Texterstellung verfolgt ein Ziel. Sie hat ein bestimmtes Interesse bzw. eine Aufgabe zu erfüllen oder ein Anliegen. Der Text richtet sich an einen oder mehrere bestimmte Adressaten. Beim Verfassen des Gutachtens ist die Gutachtenerstattung das Ziel. Die mit dem Auftrag gestellten Fragen müssen beantwortet werden. Primärer Adressat ist der Auftraggeber. Und die weiteren Adressaten müssen bei der Texterstellung mitgedacht werden[166]. Die Texterstellung verlangt aber über das fach- und fallspezifische Wissen hinaus allgemeines Diskurswissen[167], Textwissen bzw. Textsortenwissen[168] und allgemeines Weltwissen[169].

Grundsätzlich können Texte auf zwei Weisen beschrieben, erstellt wie gelesen, werden (Heinemann u. Heinemann 2002 S. 178 ff.):

- Bottom-up-Vorgehen (Analysemodell): Hierbei geht man von Oberflächenphänomenen kleiner Texteinheiten aus. Bei dieser traditionellen Analyse werden Schlüsselwörter und lexikalische Mittel zur Herstellung von Zusammenhängen und textgeleiteter Kohärenz u. a. näher betrachtet und auf diese Weise das Textuelle transparent gemacht. Üblicherweise beschränkt sich die Detailanalyse auf Textausschnitte. Die Textteilbedeutungen werden zu einander in Beziehung gesetzt und mit Hilfe der situativ pragmatischen Gegebenheiten die Textbedeutung insgesamt erschlossen, außerdem die Intention des Textproduzenten.
- Top-down-Vorgehen (Textbeschreibungsmodell): Dieses versucht zuerst die Textfunktion bzw. die Intention des Textproduzenten zu ermitteln. Aus diesen interaktionalen Faktoren werden die Einzelphänomene des Textes abgeleitet und erklärt.

Im Beispiel von Herrn Pfändler haben wir in Dokumenten aus den Jahren 1978 und 1979 Hinweise auf depressive Verstimmungen, Konzentrationsstörungen und Leistungseinbussen gefunden. Seine Frau hatte anlässlich der ersten psychiatrischen Hospitalisation 1999 auf die Zeit nach dem ersten Sturz im Jahr 1976 Bezug genommen und vermutet, dass die Ereignisse 1998 und 1999 mit der Blutung im Retroperitonealraum und der Rettung vom Dach in suizidaler Absicht geschehen seien. In der psychiatrischen Exploration hatte Herr Pfändler sich selbst dazu geäußert (s. Kap. 3.3). Dabei klang das je einzelne Dokument in seinen Äußerungen belanglos, z. B. dass Herr Pfändler depressiv sei oder dass er sich nicht konzentrieren könne. Unter Berücksichtigung der Textgattung, z. B. eines Gesprächsprotokolls, das auf ausdrücklichen Wunsch des Arbeitgebers zustande kam, und in dem die Äußerungen festgehalten wurden, während Hinweise auf psychische Symptome aus dieser Zeit fehlen, erhielten die Äußerungen ihre besondere Bedeutung.

Im Top-down-Vorgehen ginge man nicht von der Äußerung aus, dass Herr Pfändler im Jahr 1978 bereits als depressiv beschrieben wurde, sondern suchte zuerst nach psychiatrischen Dokumenten aus dieser Zeit. Nachdem keine vorhanden sind, geht es um die Frage, ob in anderen Dokumenten, und in welchen, Hinweise auf psychische Symptome auszumachen sind. Die Gesprächsprotokolle erweisen sich im nächsten Schritt als besonders gehaltvoll. Nun ist ihr Entstehungskontext gefragt, der Verfasser und der Adressat, und in Bezug auf sie die Beschreibungen des Verhaltens von Herrn Pfändler.

Für den Gesamtprozess der Textproduktion werden 3 Phasen unterschieden, die Planung, Versprachlichung von Gedanken (Translation) und Überprüfung.

Sie sind nicht als aufeinander folgende Phasen zu denken, sondern als Neben- und Miteinander. Bei der Versprachlichung werden vorgegebene Sprach-, Stil- und Textmuster herangezogen und idealerweise auf ihre Eignung überprüft. Denn vorgeformte Muster haben zwar den Vorteil, dass sie von den Adressaten (Rezipienten) erkannt werden. Sie können aber auch zu schnell für Bedeutungen herangezogen werden, die sie nicht oder nicht genau treffen oder auch Mehrdeutigkeiten zu schnell einengen (s. Kap. 3.3 S. 40).

So ist bei Herrn Pfändler in den Jahren nach dem Sturz 1976 von Leistungseinbussen die Rede. Es wird auf seine Schmerzen verwiesen, aber der Zusammenhang der verminderten Leistungsfähigkeit bleibt offen. Bei der Neubeurteilung jener Beschreibungen geht es nun darum, die Vieldeutigkeit der verminderten Leistung in ihrer Zuordnung nicht einfach zu übernehmen, wie sie zur Zeit der Dokumentation vorgenommen wurde (schmerzbedingte Einschränkung), aber auch nicht sofort die neue Zuschreibung einzuführen (Angst). Die Bewertung durch die Ehefrau 1999 (Depression, Suizidalität) und die Bewertung durch Herrn Pfändler („angefangen hat es schon nach dem Sturz 1976, aber richtig schlimm war's erst nach 1998") sollte also zunächst zitiert werden, Bezug auf Herrn Pfändlers nachgelieferte Ergänzungen genommen („Wenn man auf die Baustelle kommt und die Leiter sieht und erst einmal pieseln gehen muss ...") und erst dann von der Höhenangst die Rede sein („Ich gehen nur noch auf eine Bockleiter in geschlossenen Räumen; von irgendetwas muss man ja leben".)[170].

Auf diese Weise werden Missverständnisse eingeschränkt. Andernfalls könnte die Mehrfachadressierung des Gutachtens dazu führen, dass eine Formulierung, die primär als Teil des psychiatrischen Diskurses intendiert war, als Alltagsdiskurs verstanden und aufgegriffen wird – oder als Teil des juristischen Diskurses. Wichtig ist deshalb, zwischen Diskurs, Sprachstil und Denkkonzept zu unterscheiden.

Die Beobachtungen von Herrn Pfändler, seine Beschwerden und die Einschätzung seiner Frau werden in der Alltagssprache und möglichst in deren Sprachstil dargestellt (Es geht mir gut, besser als auch schon; wenn man auf die Baustelle kommt und die Leiter sieht und erst mal pieseln gehen muss; ich bin nicht mehr aufs Dach, aber von irgend etwas muss man ja leben; man kann das Vertrauen ja nicht enttäuschen). Der medizinische Diskurs wird vom administrativ-juristischen Diskurs unterschieden (Seit dem Sturz ist die Stimmung schlechter geworden ..., nicht mehr die gewünschte Leistung erbracht ..., Suizidgedanken und Vorbereitungshandlungen gegenüber Leistungseinbusse, Arbeitsunfähigkeit etc.). Es geht also nicht sofort um die Leistungsfähigkeit, sondern zuerst um die Klärung des medizinischen Sachverhalts und danach um dessen Konsequenzen. Der Autor benennt sein Denkkonzept: Ein depressives Syndrom, differenzialdiagnostisch eine organisch depressive Störung oder eine rezidivierende depressive Störung getriggert durch soziale und intrapsychische Konflikte und eine Höhenangst nach Sturz aus 20 m Höhe (s. Kap. 3.3).

Nicht nur Formulierungen oder Textmuster stehen bereits geformt zur Verfügung, sondern ganze Texte oder Textpassagen können aus anderen Texten herangezogen werden. Seit der Computererstellung von Texten denkt man dabei zuerst an Textbausteine. So ist es für die Gutachtenerstellung möglich, Fachbegriffe oder Diagnosen mit wiederkehrenden Textbausteinen zu erläutern[171]. Zitate sind dem gegenüber schon lange übliche Textpassagen, die aus dem Originaltext herausgenommen und in einen anderen eingebaut werden. Noch einen Schritt weiter geht die Theorie der ***Intertexualität*** (vgl. Pfisterer 1987, Wagner 2000: 15). Sie sieht jeglichen Text nicht als Neuschöpfung, sondern als Zwischenprodukt oder Bezugsetzung aus bereits bestehenden Texten, aus der Auseinandersetzung mit ihnen und ihrer Nutzung und Fortentwicklung in der Zukunft. Jeder Text ist dann zugleich ein Intertext. Für das Gutachten hilft diese Betrachtung in mehrer Hinsicht:

- Das Gutachten entsteht aus bereits existierenden Dokumenten in den Akten und aus der Niederschrift der Exploration. Bereits bestehende Texte werden exzerpiert, zusammengefasst und neu geordnet. Aus der Exploration entsteht ein neuer Textteil. Bezug genommen wird auf die Publikationen der Fachliteratur.
- Die Analyse und kritische Würdigung bereits bestehender Dokumente verlangt die Einhaltung von Regeln der Zitierung und der Kritik, die dem Umgang mit den Dokumenten Grenzen setzen.
- Der Gutachtentext ist nicht der Anfang einer Sache, sondern ein Teil ihrer Entwicklung. Er löst selbst weitere Prozesse aus, setzt begonnene fort, stört oder unterbricht sie.
- Gutachtenentstehung und Gutachteninhalte werden ohne den Rückgriff auf diese Texte und ohne die Betrachtung der Kontinuität, in dem das Gutachten eine Momentaufnahme ist, nicht verständlich. Sie werden missverstanden.

Man kann diese Form der Intertextualität auch als Technik bei der Gutachtenverfassung nutzen, z. B. durch ausführliche Zitierungen aus den Akten im Rahmen des Aktenauszugs. Diese Form der Darstellung legt die Annahme nahe, dass die Adressaten die Akten nicht gelesen haben, sondern erst im Rahmen des Gutachtens ausführlich informiert werden. Prinzipiell sollten die Adressaten die Akten kennen, um nicht zu sagen, detailliert gelesen haben. Dann wäre beim Aktenauszug interessant, wie der Autor sie gelesen hat, nicht was[172].

Die ***Psychiatrie*** selbst sagt zum Gutachten als Text wenig: Bisher hat sie ein Gutachten nicht als Text und den Gutachter nicht als Autor begriffen[173]. Seit der biologischen Wende der 80er-Jahre sind sprachwissenschaftliche Aspekte eher aus der Psychiatrie heraus- als in sie hineingewandert[174].

Die vorhandenen Lehr- und Handbücher stellen aber einige Anforderungen an die Gutachtenverfassung, die sich auf die formale Texterstellung beziehen: die Gliederung (vgl. Kap. 6.5.1); Aktenauszüge und Vorbefunde müssen von den Aussagen der Explorandin getrennt werden. Sie werden üblicherweise in indirekter Rede wiedergegeben. Subjektive Beschwerden des Exploranden dürfen nicht mit dem psychopathologischen Befund vermischt werden. Die körperlichen Untersuchungsbefunde sind ebenfalls gesondert darzustellen. Informationen aus den Akten sind von Fremdauskünften abzusetzen. Und die Stellungnahme der Gutachters bildet einen eigenen Textabschnitt. So unvermeidbar es ist, die Biographie und die Tat- bzw. Unfall- oder Krankheitsgeschichte zu erzählen, so wenig kann das Gutachten im Erzählen einer Geschichte aufgehen. Sigmund Freuds Krankengeschichten wurden wegen ihres literarischen Rangs bewundert. Sie stammen aber nicht aus seiner Zeit in der Psychiatrie (Hirschmüller, 1991). Und ihre literarische Seite galt in den letzten Jahren fast als Makel. Selbst die Psychoanalyse hat sich von dieser Seite ihrer Arbeit distanziert nach dem Motto, was Literatur ist, kann nicht Wissenschaft sein.

In der Kulturanthropologie (***Ethnologie***) hat die Auseinandersetzung mit der Darstellung wissenschaftlicher Ergebnisse in Form von Texten in den letzten 50 Jahren zu einer „Krise der Repräsentation" geführt. Dabei wurde eine Reihe von Bezügen zu den Literaturwissenschaften sichtbar. So zeigte Clifford Geertz Parallelen zwischen dem Bemühen auf, historisch entfernte literarische Texte zu verstehen und fremde, kulturell entfernte Gesellschaften. Statt dem unmittelbaren Verstehen, der „empathischen Horizontverschmelzung" (Bachmann-Medick 1996 S. 23) eröffnet sich ein Zugang über die „interpretative Karriere"[175]. Es geht darum, so Clifford Geertz, die Verstehensweise der Autors zu erkennen, nicht den semantischen Bedeutungsgehalt einzelner Formulierungen zu ergründen. Der Autor verfügt über Paradigmen, mit deren Hilfe er Ereignisse erklärt. Diese „Gebrauchsformen des Verstehens" sind im Text enthalten und erkennbar (Bachmann-Medick 1986 S. 23–26). Das heißt umgekehrt, dass die Autorin ihre Argumentation an ihren theoretischen Konzepten entlang entfalten kann: Sie beginnt bei den Alltagskonzepten der Exploranden und bei den Interpretationen der Behandelnden und Untersucher, wie sie sie in der Dokumentation vorgefunden hat und entwickelt an ihnen oder in Gegenüberstellung bzw. Abgrenzung zu ihnen ihr Konzept und ihre Neuinterpretation (s. Kap. 6.5 zur Gliederung der Beurteilung).

Betrachtet man die Auseinandersetzung mit der Textproduktion in der Ethnologie wird deutlich, dass es viele Ähnlichkeiten zu Aspekten psychiatrischer Tätigkeit gibt, und dass es nicht an der Tätigkeit selbst liegt, sondern wahrscheinlich an der Nähe bzw. Ferne zu den Natur- oder biologischen Wissenschaften, die der Ethnologie die Konfrontation mit der Ethnographie ermöglichte, während in der Psychiatrie die Auseinandersetzung mit dem Akt des Schreibens ausgeblieben ist[176].

7.2 Autorschaft

Der wichtigste Zugang des Ethnologen zur fremden Kultur besteht in der ***Beschreibung der ersten Begegnung*** mit ihr. Sie kann er in einer sachlichen Darstellung, einer Auflistung von Ereignissen und Dingen oder in einem Bericht nicht wiedergeben. Geeigneter ist die Erzählung der Ankunftsszene. Die Feldforscherin betritt das Land der fremden Kultur und nimmt den ersten Kontakt mit den dort lebenden Menschen auf. Die Kontaktaufnahme ist unwillkürlich von der Erwartung geprägt, eine ursprüngliche Situation anzutreffen, gleichsam unberührt von der eigenen Kultur, der westlichen Zivilisation. Aber diese Erwartung ist nicht realistisch. Es gibt immer schon ein Vorwissen, eine Vorerfahrung, Vorerwartung, auf deren Hintergrund sich die Protagonisten begegnen. Es gibt also keinen ‚reinen', von anderen Kulturen unbeeinflussten Ausgangspunkt, von dem aus das Fremde erforscht und beschrieben werden könnte. Die Forscherin muss mit der Verfremdung und Beeinflussung durch andere und durch sie selbst leben. Sie muss feststellen, dass sie die Situation nicht „genau wie sie ist" beschreiben kann (Pratt 1986 S. 27 ff.).

Die Vorstellung von der unverfälschten Ausgangssituation erinnert an Freuds ***‚Urszene'***. In der Entwicklung der Neurosentheorie wandelt sich Freuds Hypothese von realen Traumata, die sich hinter später aktualisierten und unaufgelösten Konflikten verbergen und in der neurotischen Symptomatik äußern zur Verdichtung einer Serie von erlebten oder phantasierten Szenen. In diesem Zusammenhang hält er fest, dass es ‚die Urszene' nicht gebe. Die Suche nach ihr ist also müßig. Die Aufgabe besteht im sorgfältigen Zusammentragen von Puzzleteilen, die sich im Verlauf der relevanten konflikthaften Beziehungen angesammelt haben. In der psychiatrischen Exploration käme niemand auf die Idee nach einer Urszene zu suchen. Und doch gibt es den Gedanken eines ursprünglich konflikthaften oder zumindest unbewältigten Ereignisses auch dort: Was bedeutet das erlebte Unfallereignis? Welche Krankheitsvorstellungen verknüpfen sich damit und warum? Wie kam es zu bestimmten Symptomen und warum bilden sie sich nicht zurück? Das Bestreben geht dahin, jene ursprünglichen, ureigenen subjektiven Verknüpfungen auszugraben, um zu den Krankheitsvorstellungen zu gelangen. Die sind jedoch immer schon vorgeformt durch erlernte Krankheitskonzepte und werden durch die nachfolgenden Beschwerde- und Behandlungserfahrungen weiter verändert. Wir müssen davon ausgehen, dass Veränderungen, die Exploranden einzelnen Ereignissen – dem Beginn einer Erkrankung, einem markanten Ereignis, einem Unfall – zuschreiben, die nicht punktuell entstanden sind, sondern mit den sich wandelnden Erinnerungen nachträglich einem bestimmten Ereignis zugeordnet werden.

Die Darstellung der ersten Begegnung und der Ereignisse um sie herum ist nicht möglich ohne ein Mindestmass an ***Selbstreflexion***. Das heißt, die Autorin kann sich selbst aus der Darstellung nicht ausschließen. Selbstreflexion und Selbstdarstellung aber gehören nicht zur wissenschaftlichen Tätigkeit. Einer der Schlüsseltexte für die Ethnographie ist Bronislaw Malinowskis „Argonauten des westlichen Pazifik", in dem Malinowski den Beginn professioneller, wissenschaftlicher Ethnographie zelebriert. Die Zeit, in der der Eingeborene als irritierte, kindliche Verkörperung eines menschlichen Wesens dargestellt wurde, ist für ihn vorbei. „Das Bild ist falsch, und wie viele andere Irrtümer ist es von der Wissenschaft vernichtet worden (Malinowski 1922 S. 11)." Mary Louise Pratt nutzt diese Abgrenzung wissenschaftlicher Ethnographie zu Beginn ihres Beitrags zu Feldforschung an „vertrauten Orten", um auf die Kontinuität der Ethnographie aus Reiseberichten, Darstellungen von Missionaren, Siedlern oder Kolonialbeamten hinzuweisen. Es geht ihr um die unvermeidliche autobiographische Seite, die Erzählung, die subjektive Darstellung in der Ethnographie, ohne die diese nicht authentisch und wenig aussagekräftig wäre. So sehr die Person des Ethnographen in seinem Text stört, so wenig kann er daraus verbannt werden. Mit der Entwicklung der Ethnologie haben sich auch die Formen verändert, in denen der Ethnograph in Erscheinung tritt und wie er seine Tätigkeit und seine Sicht auf die Dinge versteht.

Die Auseinandersetzung mit der ***Autorität des Ethnographen*** ist unvermeidlich. James Clifford hat die unumgängliche Bedeutung ethnographischer – der forschenden und schreibenden – Autorität in seinem Abriss der interpretierenden Ethnographie seit 1950 festgehalten. Er erinnert daran, dass die Feldforschung nicht von Anfang an zu den Aufgaben des Ethnologen gehörte, sondern lediglich die Auswertung, der von anderen erhobenen Befunde und erstellten Beschreibungen. In dem Moment, in dem der Theoretiker auch der Feldforscher war, wurde es notwendig, sich mit der Methode der Feldforschung zu befassen. Deshalb sieht Clifford Malinowskis Argonauten als Schlüsselwerk: Es sei nicht nur eine komplexe Erzählung über das Leben der Trobriander, sondern zugleich auch über ethnographische Feldforschung. Wie sie vonstatten geht, wurde in das Fachwissen so selbstverständlich aufgenommen, dass von da an darüber nicht mehr berichtet werden musste. Die Argonauten wie Margaret Meads Werk über Samoa sei „zur impliziten Erzählstruktur alle professionellen Berichte über exotische Welten" geworden, „eine auf teilnehmender Beobachtung beruhende, synthetische Kulturbeschreibung"(Clifford 1993 S. 120). Dadurch sei der Forscher aufgewertet worden. Man sei übereingekommen, dass der Ethnograph die Eingeborenen ‚benutzen' konnte, ohne sie zu ‚beherrschen', und dass Kenntnisse der Sprache ausreichten, die man in ein oder zwei Jahren Aufenthalt erlernen konnte. Die Beobachtung gewann an Autorität. Theoretische Abstraktionen (z. B. die genealogische Methode, ein Modell der sozialen Struktur) galten als Erleichterung der Erforschung einer Kultur. Die Konzentration auf ausgewählte Institutionen um eine Kultur erfassen und beschreiben zu können, galt als legitim. In der Psychiatrie wurde von verschiedenen Autoren eine Pendelbewegung der vorherrschenden Krankheitskonzepte beschrieben zwischen biologischen und psychodynamischen bzw. sozialen Konzepten (Shorter 1997). Eng verknüpft mit ihnen ist die Bedeutung der Persönlichkeit des Psychiaters. Sie rangiert vom schmückenden Beiwerk bis hin zum ausschlaggebenden diagnostischen und therapeutischen Faktor.

Teilnehmende Beobachtung erfordert eine Pendelbewegung zwischen dem Inneren und Äußeren von Ereignissen. Clifford versteht sie als ***Dialektik von Erfahrung und Interpretation***. Dabei hätten sich in den letzten Jahrzehnten die Ansprüche an beide sowie die Beziehung zwischen beiden verändert[177]. Ähnlich der klinischen Erfahrung in der Medizin rekrutiert sich die Autorität des Erfahrenen aus seinem Aufenthalt im Feld: Er ‚hat' Erfahrung oder er ‚hat sie nicht'. Damit wird der „empfindsame Kontakt" mit der zu erforschenden Welt verbunden, aber – so betont Clifford – zuerst einmal ist Erfahrung eine subjektive, ein individueller Wissenszuwachs. Sie hat nicht per se dialogische oder intersubjektive Eigenschaften. Erfahrung ist in der klinischen Medizin von entscheidender Bedeutung: Aus ihr erwachsen die Gestalten, mit denen Kliniker im Laufe der Jahre in unterschiedlicher Ausprägung in Kontakt kommt. Die Kenntnis des Variantenreichtums ist es, die ihnen zur Schnelligkeit und Treffsicherheit der Suche verhilft. Bewusst reflektiert wird dabei jedoch weder die Gestaltbildung noch der Zuwachs an Erfahrung (vgl. Kap. 3.5). In der Regel werden lediglich markante Patienten und Situationen erinnert. Die dialogischen bzw. intersubjektiven Eigenschaften dieser Erfahrung wurden in der Psychoanalyse herausgearbeitet. Aus ihnen entstand das Konzept von Übertragung und Gegenübertragung. Das Konzept erfasst die primärprozesshaften, affektiven Erfahrungen, die nicht bewusst erinnert, aber auf das Gegenüber projiziert werden. Sie gehorchen anderen Regeln als bewusste Denk- und Reflexionsprozesse und können diese ergänzen, aber auch stören. Ihre Wahrnehmung muss erlernt werden und kann bei fokussierter Aufmerksamkeit für das Verstehen der Interaktionsprozesse genutzt werden. Noch nicht darin eingeschlossen sind die (impliziten) Prozesse der Gestalterkennung und Beurteilung. Sie müssen zusätzlich explizit gemacht werden. Idealerweise können sich primär- und sekundärprozesshaftes Wahrnehmen und Denken gegenseitig unterstützen. Diese Synergie ergibt sich aber nicht von selbst. Voraussetzungen sind, sich von der Explorandin berühren zu lassen und sich auf den Prozess des kognitiven Durcharbeitens einzulassen, auf die Überprüfung der Denkschritte und die Bedeutungszuschreibung in der Überdeterminiertheit der Daten. Diese Arbeit ist durchaus ähnlich mühsam ist wie der Prozess des Durcharbeitens in der Psychotherapie (Kap. 6.3).

7.3 Subjektivität – Objektivität

Bei der Texterstellung ist also keineswegs die fachliche Kompetenz allein gefragt. Vielmehr steht das Verhältnis der Autorin zu ihrem Untersuchungsobjekt zur Diskussion. Die Frage von Subjektivität und Objektivität stellt sich deshalb nicht nur bei der Auswahl der Methoden, sondern auch und gerade bei der Verbalisierung der Dateninterpretation und des Beurteilungsprozesses. Zur Vagheit der meisten Daten kommt die Vagheit der Erfahrung während der relevanten Interaktionen. Der Vagheit bzw. Kontingenz sind wir bei den Methoden bereits als unhintergehbarer Eigenschaft der Daten begegnet. Bei der Texterstellung werden wir mit ihr noch einmal konfrontiert. Dabei zeigt sich, dass uns geeignete Formen der Verbalisierung zur Verfügung stehen. Sie gehören nicht zum in der Medizin üblichen wissenschaftlichen Repertoire. Ich spreche von Schilderungen, Beschreibungen und Erzählungen. Das heißt, die Medizin hat eine hermeneutische Seite, die wieder entdeckt und rezipiert werden muss (vgl. Gadamer u. Boehm 1978, Vogel u. Wingert 2003). Auch hier ist es möglich, sich am Umgang der Ethnologie mit ihren hermeneutischen Seiten zu orientieren. Clifford Geertz hat sich dieser Herausforderung als Literaturwissenschaftler und Ethnologe (s. Wolff 2000) gestellt. Geertz erachtet die „Textwerdung" als Vorbedingung für die Interpretation. Durch die Niederschrift werden Verhaltensweisen, mündlich Mitgeteiltes (gesprochene Sprache), Vorstellungen oder Rituale aus der unmittelbaren Situation herausgenommen. Schon Dilthey sprach von „fixierten Lebensäußerungen". Mit der Fixierung der Situation im Text geht sie ein mehr oder weniger stabiles Verhältnis zum Kontext ein (Clifford 1993 S. 131). Damit ist der laufende Diskurs nicht abgeschlossen. Aber mit dem Text entsteht etwas Eigenes, das ‚auf Reisen gehen' kann.

Dadurch gewinnt der ***Text ein Eigenleben***. Er wird nicht mehr (nur oder einfach) als Mitteilung bestimmter Personen verstanden. In der Ethnographie entsteht ein generalisierter Autor wie ‚die Nuer', ‚die Dogon' etc. Die Vieldeutigkeit der Forschungssituation und die Vielfalt der Bedeutung werden zur einheitlichen Schilderung. Außer Sicht gerät, dass der Forschungsprozess von den Texten, die er hervorbringt getrennt wird. „Die Aktualität diskursiver Situationen und individueller Gesprächsteilnehmer wird herausgefiltert ... Die dialogischen, situationsbedingten Aspekte der ethnographischen Interpretation werden, häufig genug aus dem endgültigen repräsentativen Text verbannt" (Clifford 1993 S. 134). Es ist eben dieses Phänomen, das Wolff in den von ihm untersuchten Gutachten beschrieben hat (vgl. Anm. 173). Mit erzählten Episoden oder Anekdoten wird der Autor zum allgegenwärtigen, kenntnisreichen Exeget und Sprecher. Der teilnehmende Beobachter verschmilzt mit dem Beobachteten und verschwindet so in der Darstellung (s. Anm. 184 u. Kap. 7.4). In der Weiterentwicklung der Ethnographie wird Wert darauf gelegt, nicht die andere Realität in Erfahrung und Deutung zu konzipieren, sondern die konstruktive Verhandlung zumindest zweier oder mehrerer Subjekte erkennen zu lassen. „Paradigmen der Erfahrung und Interpretation weichen Paradigmen des Diskurses, des Dialogs und der Polyphonie" (Clifford 1993 S. 134).

Die Autorität des Ethnographen kann sich in diesem Diskurs unterschiedlich konstituieren, sie ist jedoch nicht aufhebbar. Innerhalb der intersubjektiven Beziehung muss er **eine** bestimmte **Position einnehmen**. Diese Position ist nicht identisch mit der Form des Textes. Der Text muss z. B. nicht durchgängig als Dialog erscheinen. Viele Ethnologen haben die Erfahrung gemacht, dass ihre Informanten ihre Feldforschung beeinflussen: Sie versuchen sie zu lenken oder einzuschränken.

Versetzt man sich in die Situation der Informanten, ist diese Verhaltensweise nachvollziehbar. Wie sollte es in der psychiatrischen Begutachtung anders sein, als dass die Exploranden versuchen auf den Prozess der Begutachtung Einfluss zu nehmen? Statt diese Verhaltensweise als unerwünschten Störfaktor zu begreifen, sollte sie eher als Zeichen der aktiven Beteiligung verstanden werden. Dann wird es auch möglich, den Exploradinnen bewusst Gestaltungsmöglichkeiten anzubieten und die Interaktion in den Beurteilungsprozess aufzunehmen.

In der Darstellung nähern sich die Erzählformen der Ethnologen jenen der klassischen Erzähler, z.B. dem allwissenden Erzähler, dem mono- oder polyphonen Erzählform. Stile ethnographischer Autorität lassen sich unterscheiden, „aber eine kohärente Präsentation setzt einen kontrollierenden Autoritätsmodus voraus" (Clifford 1993 S.151). Der ethnographische wie der psychiatrische Autor kann sich nicht ausklammern. Er kann nicht aus dem Text verschwinden. Wo er scheinbar verschwunden ist, ist er weniger greifbar, aber nicht weniger präsent. Gerade als allwissender Erzähler bestimmt er den Text in dominierender Weise. Es geht somit um die Reflexion dieser Rolle, nicht darum, sie abzuschaffen.

Die Reflexion des intersubjektiven Prozesses garantiert jedoch noch kein methodisch wissenschaftliches Vorgehen. Vor allem darf sie sich nicht in narzisstischer Selbstreflexion erschöpfen. Bourdieu äußert ***Skepsis gegenüber der Selbstreflexion***: Das Nachdenken über die eigene Forschungspraxis und über sich selbst in den Geistes- und Sozialwissenschaften dürfe sich nicht darauf beschränken, die erlebte Erfahrung explizit zu machen. Die sozialen Bedingungen der Erfahrungsmöglichkeit und der Akt der Objektivierung müssten objektiviert werden[178]. Die Selbstreflexion berge die Gefahr zum Selbstzweck zu werden, sei es, indem die Beschäftigung mit sich selbst an die Stelle der Auseinandersetzung mit dem Feld tritt; sei es dass sie einem interpretativen Skeptizismus oder gar Nihilismus Platz macht anstatt die Erkenntnismittel zu verfeinern und zu verstärken.

Im phänomenologischen Zugang sieht Bourdieu die Gefahr, von der eigenen Welterfahrung als einzig möglicher auszugehen. Die ***Fremderfahrung*** in der Ethnologie könne die Tatsache bewusst machen, dass die unmittelbaren Entdeckungen – die unmittelbar eingängige ‚Welterfahrung' – keine universelle Bedeutung besitzen. Husserl und Schütz haben gezeigt, dass die Primärerfahrung des Gesellschaftlichen ein „Verhältnis unmittelbaren Glaubens" darstellt. Dadurch sind wir veranlasst, die Welt zu akzeptieren, wie sie ist. Solche Welterfahrung sei keine besondere Fähigkeit des (begabten) Forschers. Sie komme einer indigenen Welterfahrung gleich. Darauf dürfe man sich nicht beschränken, sondern müsse nach den Bedingungen einer solchen „doxischen Erfahrung" fragen[179].

Die fruchtbarste Form der Reflexivität sei ganz und gar paradox, nämlich „antinarzisstisch". Sie sorge für die Kontrolle über drei Formen von Verzerrungen: die Verzerrung durch Einstellungen und Interessen, die aus der sozialen, geschlechtlichen oder ethnischen Herkunft erwachsen; die Verzerrungen, die aus dem eigenen Mikrokosmos (einschließlich finanziellen Interessen) erwachsen; und die Verzerrungen, die aus der Gleichsetzung der eigenen Denkweise mit der der (untersuchten) Anderen erwachsen. Reflexivität impliziere nicht, dass man auf Objektivität verzichten müsse. Wissenschaftliches Subjekt und empirisches Subjekt gehen im Forschungsprozess eine Verbindung ein, durch die das empirische Subjekt objektiviert wird. „Absolutistische Ansprüche" an Objektivität können bei dieser Betrachtung nicht mehr aufrechterhalten werden. Das muss jedoch nicht zwangsläufig in Relativismus führen. Wenn stattdessen Subjekt und Objekt der reflexiven Analyse zum „wissenschaftlichen Feld" werden, erweist sich jeder Erkenntnisfortschritt über das wissenschaftliche Subjekt auch als Erkenntnisfortschritt für das wissenschaftliche Objekt (Barthes 1993 S.373–374).

Die Dialektik von Erfahrung und Interpretation ist auch Ausgangspunkt eines neuen ***Konzepts von Objektivität in den Geschichtswissenschaften***. Objektivität wird als „konstitutives Verhältnis des historischen Denkens zur Erfahrung" verstanden (Rüsen 1997). Der Sachgehalt einer narrativ konstruierten Geschichte kann nicht einfach erfunden werden. Er ist vorgegeben. Die historische Interpretation kann die Grenze der Erfahrung nicht überschreiten. Das Verhältnis zur Erfahrung schließt dabei subjektive Aspekte des Historikers im empirischen Umgang mit der Vergangenheit ein. In einer zweiten Bedeutung von Objektivität geht es sogar um die intersubjektive Geltung der historischen Interpretation. Damit sind nicht beliebige subjektive Elemente gemeint, sondern die Aspekte, die sich aus dem Verhältnis der historischen Interpretation „zum kulturellen Diskurs des jeweils gegenwärtigen sozialen Lebens (ergeben), innerhalb dessen die historische Erzählung initiiert und konstituiert wird, auf den sie ausgerichtet ist und innerhalb dessen sie ihre Rolle als Orientierung des praktischen Lebens spielt" (Rüsen 1997 S.320). In der ersten Bedeutung von Objektivität – dem konstitutiven Verhältnis historischen Denkens zur Erfahrung – bildet der Informationsgehalt der Quellen eine unzweifelhafte Grenze für den subjektiven Interpretationsspielraum. Über die Objektivität als Intersubjektivität ist die Auseinandersetzung noch nicht abgeschlossen. Relevant sind aber in jedem Falle Kriterien, die für die Konsistenz und Kohärenz einer historischen Erzählung stehen. Dabei geht es um theoretische Kohärenz als Deutungsmuster historischer Interpretation und um praktische Kohärenz als Funktion, die die Erzählung in der kulturellen Orientierung des menschlichen Lebens erfüllt. „Geschichte als Erfahrung liegt nicht außerhalb der Subjekte, die sie sich erzählen"(Rüsen 1997 S. 325). Jörn Rüsen beschließt seinen Beitrag zum interdisziplinären Projekt der „Metageschichte" mit dem Verweis auf die Unmöglichkeit historischer Erzählung ohne eine Perspektive[180].

Diese Notwendigkeit einer Perspektive und des praktischen Lebensbezugs gilt auch für die Texterstellung eines psychiatrischen Gutachtens. Sie ist wesentlich durch den „Vorsorgestaat" gegeben. Psychiatrische Gutachten im Sozialversicherungsbereich können sich nicht außerhalb des Rahmens stellen, der ihnen durch die Sozialversicherungsgesetze vorgegeben wurde. In ihrem Zentrum sieht Francois Ewald das Unfallereignis als Risiko, mit dem moderne Industriestaaten leben müssen. Sie haben im Gegenzug Verantwortung für die Verunfallten übernommen. Der Anspruch auf Behandlung, Rehabilitation und Entschädigung ist die gesellschaftliche Konsequenz. Er ist einklagbar. Und mit ihm ist das Bewusstsein der Entschädigung für Unfallfolgen – in ihrer Extrapolation für die Versehrtheit durch das Leben – in den Alltag gedrungen (Ewald 1993). Eine weitere Folge der Verantwortungsübernahme durch den Staat für das Unfallrisiko ist die Entwicklung der Unfallstatistik und der errechneten Unfallwahrscheinlichkeit, mit der die probabilistische Vernunft in die staatliche Vorsorge eingezogen ist: Wir gehen selbstverständlich davon aus, dass die Wahrscheinlichkeit von Unfallereignissen unter bestimmten Umständen berechnet werden kann, und in der Begutachtung die Wahrscheinlichkeit von Unfallfolgen benannt werden[181].

7.4 Erzähltheorien

Der Exkurs in die Ethnologie mit ihrer Krise der Repräsentation, und in die Geschichtswissenschaften mit ihrer Neufassung von Objektivität hat gezeigt, dass die Gemeinsamkeiten der Indizienwissenschaften nach Ginzburg (s. Kap. 3.5) wesentlich mit dem Bezug zum Untersuchungsobjekt und mit der Darstellung der Ergebnisse zu tun hat: In der Ethnologie wie in der Psychiatrie ist die persönliche Begegnung mit der Informantin bzw. dem Exploranden eine notwendige Voraussetzung. Zu ihr gehören Dialoge, Szenisches und die Unerlässlichkeit der Selbstreflexion beim Bemühen um Objektivität. Während in der Ethnologie die Begegnung der Beteiligten in der gemeinsam geteilten Zeit stattfindet, ist dies in den Geschichtswissenschaften nicht möglich: die Bezüge entstehen über die vorhandenen Quellen mit Personen und Dingen in der Vergangenheit. In der Psychiatrie spielen beide Formen von Quellen und Zeitbezügen eine Rolle. Hier eröffnet die Erzähltheorie Möglichkeiten, Darstellungsformen erkennbar zu machen, und das heißt auch systematisch zu erschließen.

Zunächst einmal ist die Erzählung keine Textgattung, die wissenschaftlichen Ansprüchen genügt. In der Ethnographie gibt es deshalb bis heute zwei Darstellungsformen – das unvermeidliche Erzählen einerseits und die wissenschaftliche Darstellung andererseits. Mit der Erzählung der Ankunftsszene legitimiert sich der Autor als Forscher[182]. Die Erzählung zu vermeiden hilft nicht weiter, da sie der intendierten Mitteilung nicht nur wichtiger Aspekte vorenthält, sondern sie auch der Lebendigkeit entleert[183]. Die persönliche Erzählung, so hebt Pratt hervor, sei durch die Wissenschaft nicht zerstört worden. Sie sei nach wie vor ein konventioneller Bestandteil ethnographischen Schreibens[184]. Das heißt, Erzählen ist selbst in bestimmten wissenschaftlichen Zusammenhängen unvermeidlich. Mit ***Erzählen*** ist in der Erzähltheorie nicht nur das Erzählen einer Geschichte im engeren Sinne gemeint, also in Abgrenzung zu Berichten, Schildern, Beschreiben, sondern es umfasst alles, was mit ***Darstellung über einen Mittler*** zu tun hat. Erzählen versteht sich dabei als Opposition zur unmittelbaren szenischen Darstellung – dem Dialog oder dem Drama. Die Unterscheidung zwischen ‚diegesis' und ‚mimesis' lässt sich bis zu Plato zurückverfolgen. Dabei wurden von den Theoretikern unterschiedliche Eigenheiten hervorgehoben: das Mittelbare gegenüber dem Unmittelbaren, die Abbildung gegenüber der Dynamisierung u. a. Ein Ausgangspunkt der Erzähltheorie, der auch und gerade für die Erstellung von Sachtexten entscheidend ist, ist die Mittelbarkeit der Darstellung bzw. die Mittlerfunktion des Erzählers.

Gegenüber dem Drama als unmittelbarer Inszenierung wurde die Erzählung als zweitrangig beurteilt und die Frage aufgeworfen, ob die Anwesenheit eines persönlichen Erzählers die Illusion des Lesers störe. Selbst in fiktionalen Texten wurde die Mittelbarkeit der Erfahrung als Analogon der Wirklichkeitserfahrung erkannt. In Sachtexten oder wissenschaftlichen Texten scheint die Vermittlung keine Rolle mehr zu spielen, da das methodische Vorgehen für die Abbildung der Wirklichkeit sorgen soll. Auch in wissenschaftlichen Texten aber – wie in Gutachten – wird Wirklichkeit aufgrund des Vorverständnisses des Autors dargestellt. Um zu erkennen, wie die Mittelbarkeit der Darstellung gestaltet ist, hat die Erzähltheorie Idealtypen (den auktoriale Erzähler, den Ich-Erzähler und den Reflektor) beschrieben. Franz K. Stanzels Theorie der Erzählung (Stanzel 2001) geht von den drei klassischen „Erzählsituationen" aus und entwirft aus ihnen mit den Oppositionen Modus, Erzähler und Perspektive den „Typenkreis":

- das Formenkontinuum ***Modus*** entfaltet sich zwischen dem eigentlichen Narrativen, bei dem der Leser die Vorstellung hat, einem persönlichen Erzähler gegenüberzustehen und dem Darstellen, der Spiegelung der Wirklichkeit im Bewusstsein einer Romangestalt (bzw. einer Person im Text), wodurch beim Leser die Illusion der Unmittelbarkeit seiner Wahrnehmung der dargestellten Welt entsteht. Im ersten Fall entsteht eine Wechselwirkung zwischen Erzähler und Romanfiguren bzw. beschriebener Welt; im zweiten zwischen Reflektor und Leser.
- Das Formenkontinuum ***Person*** entfaltet sich zwischen der Identität der Welten von (Ich-)Erzähler und der beschriebenen Welt und der Nicht-Identität von (Er-)Erzähler und der beschriebenen Welt. Im zweiten Fall steht der Erzähler also außerhalb der Welt, von der er erzählt bzw. die er beschreibt.
- Das Formenkontinuum **Perspektive** bewegt sich von der Innen- zur Außenperspektive bzw. vom Perspektivismus zum Aperspektivismus.

In der auktorialen Erzählsituation dominiert die Außenperspektive bzw. der Aperspektivismus; in der Ich-Erzählsituation die Identität der Seinsbereiche von Erzähler und Charakteren; in der personalen Erzählsituation der Reflektor-Modus. Übergänge und Zwischenformen sind in allen drei Formenkontinua möglich. Als Idealtypen sind sie keine Vorschriften, sondern eröffnen Möglichkeiten, eben jene Mittelbarkeit in einem gegebenen Text zu erkennen bzw. im Bemühen, die Darstellung in einem Text zu nutzen. Dabei gehört zu den „Grundformen des Erzählens" auch das Berichten, Darstellen, Beschreiben, Kommentieren; zu den nicht narrativen oder dramatischen Formen das Gespräch und die (dramatisierte) Szene.

In Gutachtentexten wird – so hat Stephan Wolff gezeigt – die auktoriale Erzählhaltung häufig gewählt: Der Verfasser steht außerhalb des Textes und nimmt eine ‚allwissende' Position ein. Diese Haltung steht jedoch im Widerspruch zu dem Wissen, dass wir wissenschaftliche Erkenntnisse immer nur aus einer bestimmten (theoretischen) Perspektive beschreiben können. Aus ihr sind die Erkenntnisse gültig, aber eben auch auf sie begrenzt. Für weitere Erkenntnisse müssen wir einen Perspektivenwechsel vornehmen. Für die Darstellung im Gutachtentext eignen sich statt der auktorialen Erzählhaltung eher zwei andere Darstellungsformen: die Reflektorposition bzw. der Wechsel zwischen ‚Erzählen' und ‚Nicht-Erzählen' und der Wechsel zwischen Identität und Nicht-Identität der Seinsbereiche.

Für die Bedeutung des Reflektor-Modus spricht vor allem eine Eigenschaft: Diese Mittlerposition orientiert sich am Handlungsablauf und nicht am Leser. Das heißt, sie lässt die Leserin ***die Entwicklung mitvollziehen***. Die Daten und Ereignisse werden in ihren einzelnen Aspekten dargestellt. Die Ungewissheit über die Zusammenhänge begleitet nicht nur die Gutachterin, sondern auch den Leser bis zum Schluss. Er vollzieht gleichsam den Erkenntnis- und Lernprozess mit der Gutachterin mit.

Die Bedeutung der ***Zeit*** im Prozess der Begutachtung, in der Biographie der Explorandin, ihrer Unfall- oder Krankengeschichte und die in der Regel punktuelle Begegnung von Explorand und Gutachterin kommt in der Reflektorposition am ehesten zum Tragen. Erzähltheoretisch haben sich mit der Zeit im Erzählprozess Genette und Ricoeur in besonderer Weise auseinandergesetzt. Gérard Genette beschreibt 4 Positionen der ‚erzählenden Instanz' gegenüber der erzählten Geschichte: die (häufigste) spätere, die gleichzeitige, aber auch die frühere und die eingeschobene. Am Beispiel des Tagebuch-Schreibens wird der Zeitbezug in seiner Annäherung zwischen dem späteren Erzählen und dem Reflektieren im Moment des Niederschreibens besonders deutlich (Genette 2002). Die Position, aus der ein Gutachten verfasst wird, hat gewisse Ähnlichkeiten mit der des Tagebuch-Schreibens, wenn man den Zeitpunkt der Exploration von dem der nachfolgenden Reflexion und des Schreibens oder Diktierens unterscheidet[185]. Für die Begutachtung sind mehrere zeitliche Positionen relevant, u. a. auch die „frühere Narration" oder „Retrognose"[186].

Stanzel hat seine 3 binären Oppositionen mit dem Nachweis begründet, dass ein Wechsel der Erzählsituation in einem Text zu einer Veränderung des Inhalts führt (Stanzel 2001). Dieser Hinweis verdient bei der Texterstellung psychiatrischer Gutachten besondere Aufmerksamkeit. Die folgenden Beispiele sind nur eine Auswahl von vielen der relevanten Sachverhalte:

- Die Darstellung der Biographie verändert sich, je nachdem, ob die Erzählung der Explorandin wiedergegeben wird oder aus gutachterlicher Perspektive Ereignisse der Biographie benannt werden.
- Der Aktenauszug kann nur dann die Ereignisse neu gewichten, „Ereignischarakter" nach Wolfgang Iser erhalten, wenn er chronologisch oder systematisch dargestellt wird und der Zusammenhang der jeweiligen Textteile mit berücksichtigt wird.
- Geklagte Beschwerden werden zuweilen in den Worten geäußert, die der Gutachter für den psychopathologischen Befund benutzt: „Ich bin depressiv" ist eine andere Information, als wenn der Gutachter im Befund von „Depressivität" spricht (vgl. Kap. 3.3.3 u. 3.4).

7.5 Aufweichung der Textgattungen

Die Analyse von Romanen, Erzählungen und anderen Textgattungen unter dem Blickwinkel der Erzählsituationen und der Grundformen des Erzählens lässt schnell sichtbar werden, dass die Textgattungen keineswegs so einheitlich sind, wie sie zu sein scheinen. Es ist nur folgerichtig, dass in der Literaturtheorie von einer Aufweichung der Textgattungen gesprochen wird. Während in der Literaturtheorie die Textgattungen nicht mehr so bestimmt voneinander unterscheidbar sind und von der Notwendigkeit einer Theorie der „Non-Genre-Literature" (Wagner 2002 S. 7 ff.) gesprochen wird, hat der ‚narrative turn' in Anthropologie und Ethnographie Einzug gehalten. Die Bewegung erscheint auf den ersten Blick gegenläufig, wenn in Geschichte, Sprachwissenschaften, Kunstgeschichte, Ethnographie und Anthropologie der Erzählung größere Aufmerksamkeit gewidmet wird. Auf den zweiten Blick zeichnet sich eine wichtige Konvergenz ab: Die Beschäftigung mit jener Mittlerfunktion in der Darstellung von wissenschaftlichen und Sachtexten auf der einen Seite und eine Verlagerung von der fiktionalen zur faktualen Erzählung in der Prosa auf der anderen.

7.6 Schlussfolgerungen für das Gutachten

Die Verfassung des Gutachtentextes ist eine eigene Aufgabe, der bisher zu wenig Aufmerksamkeit gewidmet wurde. Deshalb ist die Erstellung des Gutachtentextes nicht mit der Produktion von Prosa gleichzusetzen. Wohl aber ist der Gutachter Autor seines Textes. Er übt die Funktion eines Mittlers aus. Das heißt, die Person des Autors ist nicht irrelevant. Seine Subjektivität geht in den Gutachtentext ein. Seine Aufgabe besteht in der reflektierten Nutzung seiner subjektiven Wahrnehmungen, seiner Auseinandersetzung mit den Daten und seiner Aufgabe als Gutachter. Er muss seine Interpretationsschritte offen legen. Das Konzept der Objektivität aus den Naturwissenschaften kann nicht unbesehen übernommen werden.

Die Deklaration des jeweils gewählten theoretischen Ansatzes, auf dessen Hintergrund ein Sachverhalt verstanden und interpretiert wird, genügt nicht. Zum bewussten Umgang mit der Mittelbarkeit gehört es, sich der unterschiedlichen Formen der Darstellung (entsprechend den Erzählsituationen nach Stanzel in der Prosa) bewusst zu bedienen, d. h. sie für den Leser und die Leserin sichtbar zu machen und sie nicht zum Verschwinden zu bringen. Ohne die Mittlerfunktion sind viele Daten nicht darstellbar, da sie sich mit der Perspektive, aus der sie stammen und in der sie dargestellt werden verändern. ‚Nullstufen' der Mittelbarkeit sind deshalb keine Form, in der Daten quasi in Reinform präsentiert werden, sondern eine, in der der Inhalt der Daten verändert wird: Das Referieren von Akten in Form einer ‚Nullstufe' macht dann keine Aussage mehr, ihre Bedeutung ist mit der Beseitigung der Mittelbarkeit verloren gegangen.

Unterschiedliche Daten bedürfen dabei unterschiedlicher Übermittlung: So können Aktenauszüge unter Umständen in Form einer Inhaltsangabe zusammengefasst werden. Unter Umständen muss aber auch Szenisches und Dialogisches nacherzählt werden. Originalaussagen von Beteiligten einschließlich der berichtenden Ärzte müssen in ihrem Kontext erhalten werden, damit in der Interpretation auf sie Bezug genommen werden kann.

Für die Wiedergabe des Exploration ist in der Regel ein Wechsel der Darstellungsform notwendig mit einem Wechsel zwischen Reflektorposition, Ich-Erzählung, Dialogauszügen, szenischer Darstellung und Wiedergabe der Erzählung des Exploranden. Diskrepanzen und Widersprüche sind erwartbar. Das heißt, sie zeugen nicht von der mangelnden Überzeugungskraft einer Argumentationslinie, sondern sie sprechen für die Authentizität der unterschiedlichen Quellen. Überdies bieten sie die Möglichkeit, die Bedeutungsvielfalt der einzelnen Informationen und Aussagen einzuengen. Deshalb ist es zuweilen nötig, mehrere Geschichten und nicht eine einzelne zu erzählen.

Herr Pfändler hatte auf die Frage nach dem Verlauf seiner psychischen Beschwerden seine berufliche Erfolgsgeschichte erzählt. Sie war deshalb nicht falsch. Aber er hatte große Mühe, seine Krankengeschichte auch zu erzählen, und das heißt auch, sie als daneben bestehende Realität zu begreifen.

Die Darstellung des psychopathologischen Befundes entspricht darin einer fachlichen Beschreibung des Exploranden zum Zeitpunkt der Untersuchung. Die Krankengeschichte ist nicht mehr oder weniger korrekt als die berufliche Erfolgsgeschichte. Die einzelnen Textteile – oder die unterschiedlichen Geschichten – werden durch die Handlungsorientierung der Autorin verbunden: Sie erzählt, beschreibt, kommentiert, interpretiert, stellt dar, wie sie zu ihrer Diagnose gekommen ist, zu ihrer Beurteilung, zur Übersetzung in die juristischen Eingangskriterien, und wie sie zu ihren Schlussfolgerungen gekommen ist. Sie lässt den Leser an ihrer Untersuchung und Beurteilung teilhaben. Weil der medizinische Sachverhalt nicht einfach abgebildet werden kann, stellt sie die Situation, die Beschwerden der Explorandin und ihrer Geschichte nicht als medizinische Wirklichkeit dar. Vielmehr legt sie ihr Verständnis der Dinge offen und gibt Einsicht in die Form ihrer Darstellung. Gutachten sind eine Textform eigener Art, deren besondere Darstellungsformen und Darstellungsrhythmen noch der Erarbeitung harren[187].

Mit dem Text wird die Situation eines bestimmten Momentes fixiert. Das ist unvermeidlich, sollte aber bei der Übermittlung bewusst sein. Denn die Aufgaben bestehen nicht nur darin, Fragen zu beantworten, sondern sich auf einen Dialog mit dem Auftraggeber einzulassen. Und dieser Dialog bezieht sich wesentlich auf das Gespräch mit sämtlichen beteiligten Personen. Mit Diagnose und Beurteilung kann niemals der Mensch erfasst werden, dessen Beschwerden Ausgangspunkt der Begutachtung sind. Menschliches Leid ist nicht restlos psychiatrisch kategorisierbar. Es ist nicht ohne Rest justiziabel und lässt sich nicht ohne weiteres administrativ abwickeln. Der Text sollte das beschädigte Leben in den Raum stellen und nicht in einer justiziablen Diagnose mit entsprechender Arbeitsfähigkeit und Integritätsschaden aufgehen lassen. Das gelungene Gutachten erschöpft sich nicht in der Beantwortung von Fragen. Seine Funktion besteht auch und gerade in der Darstellung eines Menschen, seiner subjektiven Wahrnehmung gegenüber der seiner Umgebung, seiner Brechungen und Widersprüche und seiner Lebens- und Leidensgeschichte. Meines Erachtens ist es ein Zeichen für ein gelungenes Gutachten, wenn die Lücke zwischen der Darstellung der medizinischen Gegebenheiten, den juristischen Eingangskriterien und dem Leben und Leiden der Explorandin als nicht gelöste Aufgabe hörbar wird[188].

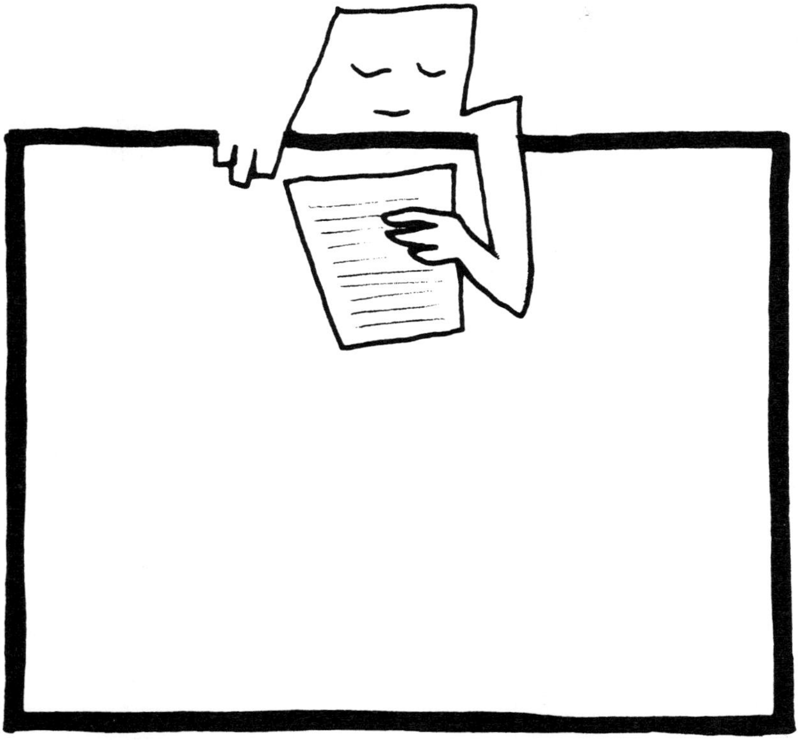

8 Leseanleitung für ein Gutachten

Wirkung ist … weder ausschließlich im Text noch ausschließlich im Leserverhalten zu fassen; der Text ist ein Wirkungspotential, das im Lesevorgang aktualisiert wird.

(Iser 1994, S. 7)

Woran können wir nun erkennen, dass ein Gutachten korrekt erstellt wurde und wir uns seinen Aussagen anvertrauen können? Wir können zuerst einmal überprüfen, ob alle dargestellten Arbeitsschritte durchgeführt wurden und im Text nachvollziehbar sind. Dazu müssen wir das Gutachten lesen[189]. Wir werden uns dabei auch die Frage stellen, ob das Gutachten seinen Auftraggeber erreicht (Wolf 1995). Oder – um bei der Textanalyse zu bleiben – ob die Übermittlung gelungen ist. Dazu ist zuerst der Verfasser gefordert in der Art, wie der seine Mittlerfunktion wahrgenommen hat. In zweiter Linie sind wir als Leserinnen und Leser gefordert. Denn der Text wird erst mit dem Lesen lebendig. Der Akt des Lesens erweist sich als komplementäre Aufgabe zum Akt des Schreibens. Damit der Text seine Wirkung entfalten kann, muss die Leserin ihre Rolle in der Interaktion mit dem Autor übernehmen. Sie kann nicht einfach ‚lesen, was dasteht'.

Einen Text lesen wir in der Erwartung, dass er einen klar erkennbaren Sinnzusammenhang aufweist. Ihn suchen wir beim Lesen, indem wir den vieldeutigen Begriffen und Formulierungen die Bedeutung zuordnen, die uns im Textzusammenhang als schlüssig erscheint. Der dabei ablaufende ***Sinnbildungsprozess*** kann jedoch immer nur eine oder wenige von den möglichen Interpretationsvarianten erfassen. Das heißt, wir vereindeutigen den Text und lassen seine Mehrdeutigkeit außer Acht. Wir wählen die Bedeutungen einzelner Passagen, die für uns als Leser dem Text als ganzem Konsistenz verleihen. Die Wahl, die wir dabei treffen – der Sinn, den wir dem Text geben – ist abhängig von unserer Disposition, unserem soziokulturellen Hintergrund und unserem Fachwissen. Nicht alle Bedeutungen, die wir den Textpassagen geben, hat die Autorin mitgemeint. Oder sie wollte die Bedeutungsvielfalt bewusst bestehen lassen, die wir durch das spezifische Verständnis reduzieren. Weil der Text eine Reihe von Interpretationsvarianten zulässt, ist die Sinnzuschreibung des Lesers nicht ohne weiteres identisch mit dem Pendant der Verfasserin – mit ihrer Weltzuwendung: Die Verfasserin des Textes hat eine Perspektive gewählt, aus der sie auf die Ereignisse blickt. Sie hat die ‚Welt' nicht einfach nur (vermittelt) dargestellt, sondern etwas in Gang gesetzt. Wolfgang Iser hat darauf hingewiesen, dass sich die Dinge selbst dann verändern, wenn sie durch den Text lediglich wiederholt werden. In der Wiederholung steckt eine Absicht, nach der der Leser suchen wird. Weil die Verfasserin eine Perspektive eingenommen hat, bleibt es nicht bei der Wiederholung. Die bis dahin vorgenommene An- und Zuordnung von Dingen, Ereignissen und Zusammenhängen wird verändert. Auch trifft die Autorin mit der Darstellung eine Auswahl. Sie setzt die ausgewählten Dinge in Bezug zueinander und verändert dadurch ihre Bedeutung. Es entstehen neue Bezüge. Das heißt, mit dem Text ereignet sich etwas Neues, der Text hat ***„Ereignischarakter"*** (Iser 1994 S. IV–VII).

Im Dossier von Herrn Pfändler waren jene Hinweise auf psychische Symptome in den Gesprächsprotokollen der Agentur mit dem Arbeitgeber enthalten. Sie wurden ergänzt durch Andeutungen in den chirurgischen, orthopädischen, neurologischen und urologischen Berichten. In der Ergänzung durch die wörtlichen Äußerungen von Herrn Pfändler während der Exploration zeigten sich neue Zusammenhänge von Symptomen und Verhaltensweisen: Die Äußerungen im Dossier waren nicht belanglos. Herr Pfändler litt unter Höhenangst. Sie war ihm allenfalls ansatzweise bewusst. Ein Teil der Explorationszeit diente dazu, mit Herrn Pfändler gemeinsam die Angststörungen näher zu betrachten. Durch die Neuordnung der Beschwerden und ihres Verlaufs konnte die Diagnose gestellt werden.

Der Sinn des Textes ist deshalb nicht einer Botschaft vergleichbar, die sich hinter, unter oder zwischen den Textzeilen verbirgt und den Text überflüssig macht, sobald er erkannt ist[190]. Sinn eröffnet sich, wenn man den Text als ***Prozess*** begreift.

„Er ist weder auf die Weltzuwendung des Autors noch auf die Akte der Selektion und Kombination noch auf die in der Verarbeitung erfolgenden Sinnbildungsprozesse, aber auch nicht auf die aus seiner Ereignishaftigkeit entstehende Erfahrung allein festzulegen; vielmehr ist der Text der ganze Verlauf, der von der Weltzuwendung des Autors bis zu seinem Erfahrbarwerden durch den Leser reicht …" (Iser 1994 S. VI–VII)

Zum Text gehört die intendierte Interaktion zwischen Autor und Leserin. Der Autor muss die Leserin mitdenken. Ob und inwieweit sie bei der Verfassung des Gutachtens üblicherweise mitgedacht wird, ist eine offene Frage. Wahrscheinlich existiert nur eine sehr vage und fragmentierte Vorstellung des Lesers oder der Leserin in Form der unterschiedlichen Adressaten, für die einzelne Textteile verfasst werden. Eine Vorstellung davon, wer nun die Leserin sei, ein Konzept des Lesers gibt es bisher nicht. Versteht man den Text als Interaktion zwischen Autor und Leser bzw. als Prozess, kommt dem Leserkonzept eine nicht zu vernachlässigende Bedeutung zu. Die Art, wie die Leserin den Text versteht, welchen Sinn sie ihm gibt ist dabei nicht allein ihrer subjektiven Wahl überlassen. Die Textstruktur lenkt die Sinngebung, kann sie aber nicht vollständig kontrollieren. Das hat damit zu tun, dass der Textinhalt aus der gewählten Perspektive dargestellt, aber nicht abgebildet werden kann. Die Unbestimmtheit der im Text enthaltenen Bedeutungen lässt zwar unterschiedliche Verständnismöglichkeiten zu. Sie erlaubt aber keine willkürliche Interpretation, sondern eröffnet gerade die Interaktion zwischen Autorin und Leser. Fragen wir nun, wer der Leser, wer das Gegenüber des Autor sei, geht es nicht um den Idealtyp des ‚idealen' oder ‚gebildeten' Lesers, sondern um ein Konzept, auf das der Autor seinen Text ausrichtet – um das Konzept des impliziten Lesers. Die Rezeptionspragmatik versteht darunter eine Struktur im Text, die für eine bestimmte Wirkung des Textes beim Leser sorgt. Der Verfasser entscheidet sich für eine Perspektive, aus der er die Dinge darstellt, die er vermitteln will und kommt damit der individuellen Wahrnehmung entgegen, die die Welt immer nur aus einer bestimmten Perspektive erfassen kann. Dadurch lenkt er die Sichtweise der Leserin. Die Leserin wird aufgefordert, sich dem entsprechenden Blickwinkel anzuschließen und sich dadurch in ein bestimmtes Verhältnis zum Text zu begeben. Aus ihm entwirft der Verfasser den Sinnhorizont. Die Vorstellung aber, der Gedankengang, die Sinnzuschreibung, die sich dabei in der Leserin entfaltet, ist von ihren Erfahrungen und ihrem Wissen geprägt. Sie bilden auch den Hintergrund, der Leserin Unbekanntes, das im Text dargestellt wird zu verarbeiten. Man kann deshalb das ***Konzept des impliziten Lesers*** auch als Übertragungsvorgang bezeichnen, durch den der Text über die Vorstellung der Leserin in ihre Erfahrung eingeht (Iser, 1994).

Der implizite Leser ist ein von mehreren Darstellungsmethoden, die dem Leser eine bestimmte Perspektive nahe legt. Diese Perspektive soll dafür sorgen, dass ***der Sinn nach den Bedingungen des Textes*** und nicht nach denen des Lesers ***konstituiert wird***. Macht sich der Leser die Darstellung des Autors – zumindest vorübergehend – zu eigen, lässt der Leser die Gedanken der Autorin in sich zu. Er macht sich eine Thematik und einen Gedankengang zu eigen, der bisher in dieser Weise in seiner Erfahrung nicht vorkam: Was üblicherweise als Subjekt-Objekt-Verhältnis erlebt wird, ereignet sich beim Lesen in der rezipierenden Person und erzeugt eine Spannung. Die Gedanken des Anderen werden nur dann zu einem die Leserin beherrschenden Thema, wenn sie auf die Orientierungen der eigenen Person bezogen bleiben.

„Fremdes, das wir noch nicht erfahren haben, im Akt der Lektüre zu denken, bedeutet daher nicht nur, dass wir es auffassen müssen; es bedeutet darüber hinaus, dass solche Auffassungsakte in dem Masse erfolgreich werden, in dem durch sie etwas in uns formuliert wird. Denn die Gedanken eines anderen lassen sich in unserem Bewusstsein nur formulieren, wenn die vom Text in uns mobilisierte Spontaneität ihrerseits Gestalt gewinnt. Da diese Formulierung geweckter Spontaneität nun zu den Bedingungen eines anderen geschieht, dessen Gedanken wir im Lesen für uns thematisch machen, formulieren wir unsere Spontaneität nicht zu den für uns geltenden Orientierungen, denn diese hätten der so geweckten Spontaneität nicht zum Licht verholfen. Die im Lesen erfolgende Sinnkonstitution besagt daher nicht nur, dass wir den in der Aspekthaftigkeit des Textes implizierten Sinnhorizont zur Erscheinung bringen; sie besagt darüber hinaus, dass in einer solche Formulierung des Unformulierten immer zugleich die Möglichkeit liegt, uns selbst zu formulieren und dadurch das zu entdecken, was unserer Bewusstheit bisher entzogen schien" (Iser 1994 S. 50 ff.).

Auf die Lektüre des Gutachtentextes übertragen heißt das, dass der Verfasser seine Mittlerfunktion nutzen kann, um die vermuteten Voreingenommenheiten oder vorgegebenen Denkstrukturen des Adressaten zu überschreiten und für ihn Neues einzuführen. Das bedeutet auch, dass der Gutachtentext prinzipiell geeignet ist, das Denken innerhalb von Fachgrenzen zu überschreiten.

Zusätzlich zur Befragung des Textes nach seinen theoretischen Konzepten werden wir als kritische Leserinnen und Leser darauf achten, ***wie der Autor***

in seinem Text Sinn konstituiert: Welche Perspektive hat er uns vorgegeben? Wo nimmt er eine andere Position ein und warum? Welche Daten werden miteinander in Bezug gesetzt? Welche Schlussfolgerungen werden uns nahe gelegt? Sollte sich zeigen, dass sich der Sinn des Gutachtentextes doch auf eine diskursive Bedeutung reduzieren lässt, heißt das nicht, dass wir falsch gelesen haben, sondern dass der Autor entgegen seiner Aufgabe mit dem Text ein anderes Ziel verfolgt: Er stellt nicht die Lebens- und Leidensgeschichte eines Menschen dar, um die gestellten Fragen zu beantworten, sondern fordert uns (unabhängig von der individuellen Situation des Exploranden) auf, seinen Überzeugungen zu folgen. Aufgabe des Gutachters aber ist es nicht nur, die gestellten Fragen zu beantworten, sondern ***den Rahmen*** dessen, was er dargestellt hat ***erkennbar werden*** *zu* ***lassen***: Die Gutachtensituation entspricht eine artifiziellen Fixierung eines Momentes, aus dem heraus Aussagen gemacht werden. Die Explorandin aber sollte danach in ihr Leben entlassen werden, ohne Schaden genommen zu haben und ohne auf diesen Augenblick verhaftet zu werden. Auch der Adressat sollte nach der Lektüreerfahrung in seine Aufgabe entlassen werden, sei es, indem er dadurch Lösungen für die Anforderungen findet, die an ihn gestellt werden; sei es, dass er mit den Dingen konfrontiert wird, für die er eine Lösung erst noch suchen muss.

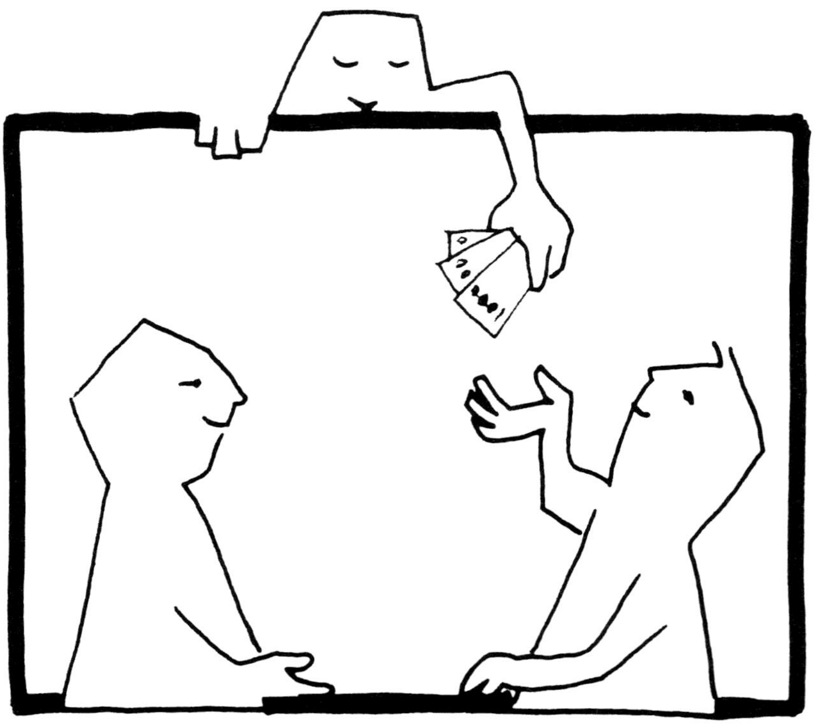

9 Anhang

9.1 Fußnoten

1. Während Begutachtungen zu alltäglichen Fragen wie Arbeitsunfähigkeit, Invalidität, Behinderung, Rente oder Entschädigung unverhältnismässig viel häufiger anfallen, werden sie leise abgehandelt. Sie treffen den oder die Einzelnen und geraten erst in die Schlagzeilen, wenn die wirtschaftliche Situation in volkswirtschaftlich relevantem mass enger wird. In Deutschland und in der Schweiz haben die Fachgesellschaften vor kurzem beschlossen, einen Fähigkeitsausweis für forensische Psychiatrie zu schaffen. Das geplante deutsche Curriculum berücksichtigt in der bisherigen Form fast ausschliesslich psychisch kranke Straftäter. In der Schweiz wird es voraussichtlich zwei verschiedene Fähigkeitsausweise geben: einen für den strafrechtlichen und einen für den sozial- und zivilrechtlichen Bereich. Davon wird der erste in absehbarer Zeit umgesetzt werden, während der zweite als Ziel formuliert ist.
2. Die Ethnomethodologie ist ein soziologischer Ansatz, der sich theoretisch und methodisch mit dem Ablauf von Alltagshandlungen, alltäglicher Interaktion und der Herstellung sozialer Wirklichkeit als Grundlage eines gemeinsamen Alltags befasst. Wichtige Publikationen sind u.a.: AV Cicourel. Methode und Messung in der Soziologie. Frankfurt, Suhrkamp 1967/1974; H Garfinkel. Studies in Ethnomethodology. Cambridge Cambridge University Press 1967/1984; Arbeitsgruppe Bielefelder Soziologen. Alltagswissen, Interaktion und gesellschaftliche Wirklichkeit. Bd. 1 und 2. Reinbek Rowohlt 1973
3. In den letzten zwanzig Jahren wird Medizin vielfach als Naturwissenschaft dargestellt. Medizin ist jedoch keine Grundlagenwissenschaft, weder im Bereich der Natur- noch der Sozial- oder Geisteswissenschaften, sondern angewandte Wissenschaft oder Handlungswissenschaft (Wieland 1975, Hoff 1978). Darauf soll(t)en sich der theoretische Bezug, Untersuchungsmethoden wie auch die klinische Tätigkeit ausrichten. Im Alltag müssen häufig komplexe Überlegungsprozesse in kurzer Zeit vollzogen werden. Die ärztliche Kunst hat zwar ihre Berechtigung, das ‚Handwerk' kommt dabei aber häufig zu kurz. Was bei der alltäglichen Diagnostik intuitiv oder ohne bewusstes Nachdenken geschieht, soll hier näher betrachtet werden.
4. Francois Ewald hat die Auswirkungen der Sozialgesetzgebung auf die Erwartungen an Unterstützung durch den Staat am Beispiel von Unfallereignissen dargestellt: Angefangen von der Bedeutungsveränderung des Unfallbegriffs über die Vorstellung, mehr oder weniger unversehrt durchs Leben zu kommen, bis hin zu Erwartungen an Entschädigungen. Albrecht Hirschmüller äußert seine Skepsis über Bemühungen um die Fassbarkeit geklagter Beschwerden nach Unfallereignissen und Traumata, so lange man sie allein als medizinisches Phänomen versteht (2003).
5. Schneider hebt hervor, dass auch im Verwaltungsverfahren Gutachten nicht parteiisch erstattet werden dürfen. „So sehr sich Verwaltung und Rechtsprechung im Verfassungsgefüge des sozialen Rechtsstaats unterscheiden, sind beide in gleicher Weise an Gesetz und Recht gebunden (Art. 20 Abs. 3 GG)." Das Verwaltungsgutachten habe die gleiche Funktion zur Sachaufklärung wie das Gerichtsgutachten. (vgl. Schneider 2003)
6. Zu den Auftraggebern unter den Sozialversicherungen gehören gesetzlichen Krankenversicherungen, Pensionsversicherungen und Unfallversicherung ASVG §§ 357–361. Ihre Bescheide können vom Versicherten innerhalb der vorgegebenen Frist angefochten werden.
7. In Deutschland besteht unter den Sachverständigen Uneinigkeit, ob Aufträge von Rechtsvertretern der Versicherten angenommen werden sollen oder nicht. Der Explorand ist in diesem Fall derjenige, der das Gutachten bezahlt. K. Foerster und U. Venzlaff verweisen darauf, dass auch dann der Gutachter verpflichtet sei, sein Gutachten unparteiisch und nach bestem Wissen und Gewissen zu erstatten. Auch könne der Fall eintreten, dass ein Privatgutachten Korrektiv eines nicht ausreichend qualifizierten Gutachtens sei, das im Auftrag einer Institution erstattet wurde. Und schließlich seien die Fälle zu bedenken, in denen Staatsanwaltschaften und Gerichte prinzipiell keine Aufträge gäben, nämlich bei Wiederaufnahmeverfahren (Venzlaff u. Foerster 2004: 12–13). In der Schweiz rechtfertigt der Umstand alleine, dass eine ärztliche Stellungnahme von einer Partei eingeholt und in das Verfahren eingebracht wurde, nicht schon Zweifel am Beweiswert. Bundesgerichtsentscheid (BGE) 125 V 353 Erw. 3b/dd. In Österreich ist der Entscheidungsträger ebenso verpflichtet, das Privatgutachten in freier Beweiswürdigung in Ergänzung zum Gutachten, das vom Entscheidungsträger in Auftrag gegeben wurde, in Erwägung zu ziehen.
8. Grundsätzlich kennt das österreichische Recht zwei Verfahrensarten. Im Verwaltungsverfahren geht der Rechtszug vom Versicherungsträger zum Landeshauptmann und gegebenenfalls zum zuständigen Bundesministerium. Beide gelten als Verwaltungsbehörden. Ist der Versicherte mit ihrer Entscheidung nicht einverstanden, steht ihm letztlich die Beschwerde an den Verwaltungsgerichtshof offen. Ganz ausnahmsweise, wenn der Versicherte die Verletzung verfassungsrechtlicher Bestimmungen einklagt, geht die Beschwerde an den Verfassungsgerichtshof. In den Verwaltungsverfahren geht es um Versicherungs- und Beitragspflichten. Hier werden ärztliche Gutachter kaum tätig. Geht es im Verwaltungsverfahren um die Wiederaufnahme, z. B. um die rückwirkende Herstellung des gesetzlichen Zustandes wegen eins Versehens, kommen ärztliche Sachverständige zum Zug. Dies sind ausserordentliche Rechtsbehelfe und somit seltene Verfahren. Die zweite

Verfahrensart ist das Leistungsverfahren. Bei Ansprüchen der Versicherten auf Geld- oder Sachleistungen geht die Klage an die Arbeits- und Sozialgerichte, im Falle der Berufung zu den Oberlandesgerichten und bei Revision zum Obersten Gerichtshof. Persönliche Mitteilung der Rechtsabteilung der AUVA.

9. Vorstellungen von Krankheit und Gesundheit gehören zum Alltagswissen. Unter dem Begriff der Krankheitsvorstellung werden eher vage Umschreibungen gefasst, während die Krankheitskonzepte Theorien erster Ordnung entsprechen. Sie decken sich grosso modo mit sozialen Repräsentationen von Krankheit. Unter Kontrollüberzeugungen wird die Gewissheit verstanden, dass die Kontrolle über die Krankheit und ihren Verlauf in der Macht der Betroffenen steht und auf welche Weise. Eine scharfe Grenze zwischen subjektiven Krankheitskonzepten und wissenschaftlichen Konzepten bzw. Repräsentationen von Krankheit gibt es nicht. Letztere sind in der Regel abstraktere, alltagsfernere Konzepte, erstere konkreter und alltagsnäher (vgl. z. B. Wagner 1995; Mutzek, Schlee, Wahl 2002; Schwarzer 1997, Flick 1998).
10. Die subjektive Krankheitsvorstellung soll nicht an die Stelle der Psychopathologie treten noch mit ihr gleichgesetzt werden, ebenso wenig kann sie klinische oder biologische Befunde ersetzen. Hier geht es um die subjektive Seite. Zu ihrer Auswertung s. die Kap. 3.4 S. 49 ff., u. Kap. 3.7 S. 63 ff.
11. Das können sekundäre, aber auch primäre Faktoren sein bzw. bereits vor Beginn der Erkrankung oder vor dem Unfallereignis existierende.
12. Der Behandelnde kann einen Bericht verfassen, das ist aber kein Gutachten. Von juristischer Seite gibt es keine klare Definition von Bericht und Gutachten, lediglich Äußerungen zur Beurteilung medizinischer Stellungnahmen im Rahmen der Beweiswürdigung. S. Anm. 25; u. Kap. 7.1 S. 108 ff. u. 7.2 S. 111 ff.; s. Kapitel 5.1, S. 84 ff. und 5.4 S. 93 ff.
13. Zu den Begriffen der Übertragung und Gegenübertragung s. Freud 1975 S. 121–132; Barbey 1980; Gabbard 1999; Laplanche u. Pontalis Bd. 1: Gegenübertragung S. 164–165; Bd. 2 Übertragung S. 550–559; vgl. auch Kap. 5.4.2, 5.4.3, 6.3, 6.6, 7.6 und 8.
14. Zum Krankheitsbegriff s. Kap. 4.1 S. 70 ff.; zur subjektiven Krankheitstheorie s. Kap. 3.4 S. 49 f. u. Kap. 3.7 S. 63 ff.; Zur Interpretation der Befunde und zur Übersetzung in juristische Termini s. Kap. 5.3 S. 86 ff.
15. Die Gleichsetzung der Exploration in der Gutachtensituation mit der Arzt-Patientin-Beziehung in der Behandlung hinkt ebenso wie die Annahme, es handele sich um eine Vernehmung. Barbey hat dargelegt, warum das gutachterliche Interview nicht mit einer Vernehmung gleichzusetzen ist (Barbey 1980).
16. Albrecht Hirschmüller hat in einem Vortrag am 4.12.2003 in Luzern über den behandelnden Arzt als Gutachter im Sozialversichungsrecht zu Beginn des 20. Jahrhunderts an Beispielen aus dem Binswanger-Archiv dargestellt, welche Fragen der historischen Aufarbeitung bedürfen: In Fragen von Krankheit bzw. Unfallfolgen und Invalidität geht es nicht um isoliert medizinische Fragen. Der Vorwurf der gezielt angestrebten Machterweiterung an die gutachtenden Psychiater in Foucaultscher Tradition verfehlt die Dynamik der Entwicklung. M. E. geht es bei der gesundheits- oder sozialpolitischen Einflussnahme um ein sekundäres Geschehen, das kritisch analysiert und beobachtet werden muss. Die Herausdifferenzierung gutachterlicher psychiatrischer Aufgaben wurde von den Folgen des ersten und zweiten Weltkriegs ebenso überholt wie von der Epidemie der Rentenanträge. Die Reaktion bestand in der intensiven Beschäftigung mit dem Simulationsverdacht und mündete in den letzten Jahren in die Konzepte von Anpassungsstörungen und Posttraumatischen Belastungsstörungen ohne Auseinandersetzung mit den sich wandelnden Vorstellungen vom Anspruch auf körperliche und psychische Gesundheit im „Vorsorgestaat" (Ewald 1993) s. auch Anm. 4.
17. In der Schweiz z. B. richtet sich das Honorar, das der Anwalt dem Klienten verrechnet, in der Regel nach dem Aufwand, nicht nach dem Streitwert. Der Kostenersatz, den die unterliegende Partei bezahlen muss, wird „ohne Rücksicht auf den Streitwert nach der Bedeutung der Streitsache und nach der Schwierigkeit des Prozesses bemessen". Art. 61 lit. g des Bundesgesetzes über den Allgemeinen Teil des Sozialversicherungsrechts (ATSG). Häufig steht hinter dem Streit mit der Sozialversicherung auch einer mit der Haftpflichtversicherung. Dort ist eine Koppelung des Honorars an den Streitwert üblich. Und es ist anzunehmen, dass die Einnahmen aus den Haftpflichtverfahren für die spezialisierten Kanzleien gewichtiger sind als die aus den Sozialversicherungsverfahren.
18. Im Original steht hier „sozialwissenschaftliche(s) Interview". Heinz Budes Erfahrungen im Rahmen seiner Interviews zu Generationen und Generationenthemen stimmen mit meinen Erfahrungen in der Explorationssituation überein. Gemeinsam ist den Interviewformen nicht zuletzt auch die Bedeutung der Biographie.
19. Die Erwartungshaltung, die sich bis zum anberaumten Untersuchungstermin aufbaut, bietet die Chance eines kathartischen Effekts durch die Exploration ähnlich einem unspezifischen Wirkfaktor bis zum Beginn einer Psychotherapie (vgl. Frank 1992)
20. Dem gegenüber bestehen klare Indikationen im strafrechtlichen Bereich. Sie betreffen in erster Linie Zweifel an der Schuldfähigkeit (D) bzw. Zurechnungsfähigkeit (A und CH) des Täters. Weitere Indikationen sind Gefährlichkeit und Prognose.
21. (vgl. Venzlaff u. Foerster 2004 S. 54) Bei bestimmten strafrechtlichen Fragestellungen ist die Zuziehung eines Sachverständigen gesetzlich vorgeschrieben (Jessnitzer 2001). Barton hat darauf

aufmerksam gemacht, dass Sachverständige in der verfahrensrechtlichen Praxis nicht dann zugezogen werden, wenn Probleme auftreten, die ausserhalb der Routine liegen, sondern bei bestimmten Indikationen, die sich eingespielt haben. Dasselbe gilt für Glaubwürdigkeitsgutachten. Auch zeige sich, dass Richter mit zunehmender eigener Sachkunde häufiger nach fremder Sachkunde fragten (Barton 1983 S. 16 ff.) Für den Sozialversicherungsbereich werden in der Literatur keine Beispiele oder Indikationen genannt (vgl. dazu auch Kap. 7.1 S. 108).

22. Otmar Niederberger und Franz Erni danke ich für diesen Hinweis.
23. Hans-Jakob Mosimann hat dazu bemerkt, dass der Grund für diese Lücke erwähnenswert sei: „Es ist die andere Optik, die vom zu entscheidenden einzelnen Fall ausgeht und in diesem jeweiligen Einzelfall taugliche Entscheidungsgrundlagen benötigt. Vom Versicherer oder Gericht wird immer dann ein Gutachten beigezogen, wenn die vorhandenen medizinischen Unterlagen als nicht ausreichend erachtet werden, z. B. weil sie unvollständig sind, weil sie bestimmte Fragen nicht beantworten, weil sie widersprüchlich sind, oder weil sie von den Parteien unterschiedlich interpretiert werden. Grundsätzlich werden Zeugnisse oder Gutachten zu folgenden Fragen herangezogen: zur Arbeitsfähigkeit – in welchem Umfang eine Person in der Lage ist, ihre angestammte Tätigkeit auszuüben, zur Erwerbsfähigkeit – in welchem Umfang welche Tätigkeiten unter welchen Bedingungen eine Person gesundheitsbedingt zumutbar ausüben kann, zur Fortsetzung der Heilbehandlung, wenn von ihr eine Verbesserung des Gesundheitszustandes zu erwarten ist, zur Frage, ob ein Gesundheitsschaden in einem natürlichen Kausalzusammenhang mit einem erlittenen Unfall steht, zur Fragen, ob einzelne Kriterien zur Prüfung des adäquaten Kausalzusammenhangs zwischen Gesundheitsschaden und Unfall erfüllt sind, zur Frage einer Abfindung, zur Frage einer Integritätseinbusse, zur Frage, ob eine medizinische Behandlung dem Leiden an sich gilt und zur Frage, ob die Kriterien für eine Hilflosenentschädigung erfüllt sind" (vgl. Mosimann 2002, Stämpfli 2002 S. 160–229). Zu den Begriffen s. auch Kap. 5.3 S. 86 ff.
24. Persönliche Mitteilung von P Janoch.
25. Zur Bedeutung der Herkunft des „Berichts" hat sich das Bundesgericht geäußert: Von den Einschätzungen der Gerichtsgutachten weicht das Gericht nicht ohne zwingende Gründe ab. Gründe können sein, dass das Gutachten widersprüchlich ist oder dass ein weiteres Gutachten zu überzeugenden anderen Schlussfolgerungen gelangt. Vom Unfallversicherer eingeholte externe Gutachten haben volle Beweiskraft, „solange nicht konkrete Indizien gegen ihre Zuverlässigkeit sprechen." Berichte und Gutachten, die in der Versicherung erstellt wurden haben Beweiskraft, „sofern sie als schlüssig erscheinen, nachvollziehbar begründet und in sich widerspruchsfrei sind und keine Indizien gegen ihre Zuverlässigkeit bestehen. An die Unparteilichkeit des Gutachters ist ein strenger Maßstab anzulegen. Bei Berichten von Hausärzten darf und soll das Gericht der Erfahrungstatsache Rechnung tragen, dass diese mitunter im Hinblick auf ihre auftragsrechtliche Vertrauensstellung in Zweifelsfällen eher zu Gunsten ihrer Patienten aussagen." BGE 125 V 352 ff. Erw. 3b. Zusammenfassung zitiert nach Mosimann 2002.
26. Der vom Gericht bestellte Gutachter muss das vorliegende Sozialversicherungsgutachten nicht beachten. Ausnahme ist die Klage gegen eine Ablehnung einer Verschlimmerungsmeldung. In diesem Fall ist das vorliegende Sozialversicherungsgutachten rechtskräftig und der bestellte Gerichtsgutachter muss es als Grundlage für seine Beurteilung heranziehen. Persönliche Mitteilung von Peter Pils.
27. Das Gericht teilt dem Gutachter mit, von welchen als erwiesen zu geltenden Fakten er bei seinem Gutachten auszugehen hat. Es ist nicht Aufgabe des Gutachters, anstelle des Gerichts oder der Versicherung einen nach Jahr und Tag unklaren Sachverhalt abzuklären. Hinweis von O. Niederberger und F. Erni.
28. Zitiert nach Arnold Erlenkämper 2004 S. 591–592. Klaus Foerster erläutert die Situation von psychiatrischer Seite: „Demnach geht es zu Lasten des Rentenbewerbers, wenn der Auftraggeber trotz sorgfältiger Ermittlung bei gebotener kritischer Würdigung Vortäuschungen der Störungen und Überwindbarkeit der Störungen oder Unerheblichkeit für die berufliche Leistungsfähigkeit nicht ausschließen kann. Ist eine eindeutige Feststellung bezüglich des Vorliegens der Störungen und der Auswirkungen auf die berufliche Leistungsfähigkeit nicht möglich, so geht dies zu Lasten des Rentenbewerbers" (Foerster 2004 S. 649).
29. Zur natürlichen Kausalität und zum adäquaten Kausalzusammenhang s. Kap. 5.3.2 S. 88 f. Eine eigentliche Beweisführungslast gibt es insofern nicht, als der Versicherer von Amtes wegen alle notwendigen Abklärungen treffen muss.
30. Wird durch den Unfall ein krankhafter Vorzustand verschlimmert oder überhaupt erst manifest, fällt der natürliche Kausalzusammenhang dahin, wenn und sobald der Gesundheitsschaden nur noch und ausschließlich auf unfallfremden Ursachen beruht. Dies trifft dann zu, wenn entweder der Gesundheitszustand, wie er unmittelbar vor dem Unfall bestanden hat (status quo ante) oder aber derjenige Zustand, wie er sich nach dem schicksalsmäßigen Verlauf eines krankhaften Vorzustandes auch ohne Unfall früher oder später eingestellt hätte (status quo sine), erreicht ist (RKUV 1992 Nr. U 142 S. 75 Erw. 4b) Das Dahinfallen jeder kausalen Bedeutung von unfallbedingten Ursachen eines Gesundheitsschadens muss mit dem im Sozialversicherungsrecht üblichen Beweisgrad der überwiegenden Wahrscheinlichkeit nachgewiesen sein (RKUV 2000 Nr. U 363 S. 45; BGE 119 V 9 Erw. 3c/aa). Da es sich hierbei um eine Anspruchsaufhebende Tatfrage

handelt, liegt aber die entsprechende Beweislast – anders als bei der Frage, ob ein Leistungsbegründender natürlicher Kausalzusammenhang gegeben ist – nicht bei der versicherten Person, sondern beim Unfallversicherer (RKUV 1994 Nr. U 206 S. 328 f. Erw. 3b, 1992 Nr. U 142 S. 76). Rückfälle und Spätfolgen schließen sich begrifflich an ein bestehendes Unfallereignis an. Entsprechend können sie eine Leistungspflicht der Unfallversicherung nur auslösen, wenn zwischen den erneut geltend gemachten Beschwerden und der seinerzeit beim versicherten Unfall erlittenen Gesundheitsschädigung ein natürlicher und adäquater Kausalzusammenhang besteht (BGE 118 V 296 Erw. 2c in fine). Zum adäquaten Kausalzusammenhang s. Kap. 5.3.2 S. 88. Detaillierte Hinweise zusammengestellt durch HJ. Mosimann.

31. KVG 2. Abschnitt: Voraussetzungen und Umfang der Kostenübernahme. Art. 32/1: Die Leistungen nach den Art. n 25–31 müssen wirksam, zweckmäßig und wirtschaftlich sein. Die Wirksamkeit muss nach wissenschaftlichen Methoden nachgewiesen sein. 32/2 Die Wirksamkeit, die Zweckmässigkeit und die Wirtschaftlichkeit der Leistungen werden periodisch überprüft.
32. So ist z. B. der Zustand der Beweislosigkeit bei den Juristen unerwünscht. Nicht selten erleben Gutachterinnen, dass sie gedrängt werden zu entscheiden, welche Argumente im Für und Wider einer Entscheidung schwerer wiegen, während die Datenlage für eine Stellungnahme nicht ausreicht. Andererseits kommen von Seiten gelegentlich gutachtender Kollegen immer wieder Fragen in Richtung finanzieller Konsequenzen von Beurteilungen, wie z. B., ob im Falle einer Teilkausalität mit Entschädigung gerechnet werden darf oder Zahlungen eingestellt werden. Finanzielle Entscheidungen aber gehören gerade nicht zu den Aufgaben medizinischer Experten.
33. Immerhin kennt die schweizerische Rechtspraxis eine formelartige Beurteilung der Stellungnahme von Behandelnden Ärztinnen und Ärzten: „In Bezug auf Berichte von Hausärzten darf und soll das Gericht der Erfahrungstatsache Rechnung tragen, dass Hausärzte mitunter im Hinblick auf ihre auftragsrechtliche Vertrauensstellung in Zweifelsfällen eher zu Gunsten ihrer Patienten aussagen“ (BGE 125 V 353 Erw. 3b/cc). Ich danke HJ. Mosimann für diesen Hinweis. Christian Zünd hat sich mit der rechtlichen Bedeutung und dem Beweiswert hausärztlicher Arbeitsunfähigkeitsschätzungen näher befasst (vgl. Zünd 2003); s. auch Kap. 5.3.3 S. 89 ff. u. Kap. 5.4, S. 93 ff.
34. Zur Gestalttheorie s. Kap. 3.5 S. 53 f.
35. Die Informationspflicht ist m. W. bisher in keinem deutschsprachigen Land vorgeschrieben. Die Deklaration der World Psychiatric Association von Madrid 1996 fordert gutachterlich Tätige jedoch auf, die Explorandin und den Exploranden über den Zweck der Untersuchung, die Verwendung der Befunde und die möglichen Auswirkungen des Gutachtens zu informieren und zu beraten. N. Nedopil vertritt die Auffassung dass die Aufklärung bei der Begutachtung folgende Punkte umfassen sollte: Die Rolle des Gutachters, den Verfahrensgang der Begutachtung, die abstrakten Konsequenzen der Begutachtung, das Fehlen von Schweigepflicht und Schweigerecht des Gutachters (im Rahmen der strafrechtlichen Begutachtung in Deutschland), Mitwirkungspflicht und Verweigerungsrecht bei der Begutachtung und die Grenzen gutachterlicher Kompetenz (Helmchen 1998, Nedopil 1999). M. E. ist es bei der psychiatrischen Begutachtung zu sozial- und zivilrechtlichen Fragen wichtig klarzustellen, welche Daten im Rahmen der Begutachtung offen gelegt werden müssen, und welche diskret behandelt werden können, weil sie für die gestellten Fragen nicht relevant sind. Ebenso wichtig ist es, Aspekte ärztlicher Beratung für den Exploranden eindeutig vom gutachterlichem Diskurs zu unterscheiden.
36. Biographieforschung und Lebenslaufforschung gehören zusammen. Beide sind neben phänomenologischen und psychologischen Seiten wesentlich soziologisch geprägt. Während erstere den Schwerpunkt zur Erforschung von Leben und Alltag auf die individuelle Seite legt und sich mehr qualitativer Methoden bedient, ist die zweite schwerpunktmässig mit der Prägung von Lebensverläufen durch die Gesellschaft, Geschichte, Politik, Wirtschaft und Institutionen beschäftigt. Sie bedient sich vor allem quantitativ empirischer Methoden. Die Gestaltung des eigenen Lebens ist für das Individuum nur bis zu einem gewissen Ausmass möglich, während die soziale Wirklichkeit einer Gesellschaft zu einem bestimmten Zeitpunkt nur in den individuellen Lebensverläufen konkret wird (vgl. Voges 1997, Sackmann u. Wingens 2001; Leisering, Müller u. Schumann 2001; Born, Krüger 2001; Kluge, Kelle, 2001).
37. Das ist unser Blick auf die Gesprächsphase, die wir nicht aktiv strukturieren: Was wir nicht selbst strukturieren ist unstrukturiert.
38. Zur Überformung durch andere Sprachschichten siehe Kap. 3.4 S. 49.
39. Die Aussagepsychologie beschäftigt sich mit der Glaubhaftigkeit von Zeugen oder besser, sie versucht, die aussagebezogene Glaubhaftigkeit von Äußerungen einzuschätzen. Die Methodik ist sehr aufwendig und auf die möglichst durch (suggestive) Fragen nicht beeinflussten Originalaussagen der betreffenden Zeugen angewiesen. In der Regel geht es dabei um die Glaubhaftigkeit von Kindern, unter Umständen auch erwachsenen Zeugen zu Sexualstraftaten. Dass bedeutet, dass das Interview, das dazu dienen soll, möglichst bald nach einem Ereignis und möglichst ohne häufige und unterschiedliche Befragung und andere Interviewer durchgeführt werden sollte. Mit Hilfe einer Persönlichkeitsdiagnostik, der Auswertung des Interviews mit einer bestimmten Technik und der Rekonstruktion der Aussageentwicklung sollen ‚wahre‘ von ‚erfundenen‘ Aussagen, vor allem aber subjektive von suggerierten und autosuggerierten Aussagen unterschieden werden (Un-

deutsch 1967, Arntzen 1970, Greuel et al. 1998). Eine übersichtliche Zusammenfassung bieten Renate Volbert und Max Steller (Venzlaff u. Foerster 2004). Auch für das in der Regel sehr viel später stattfindende psychiatrische Interview ist es wichtig, Erzählpassagen nicht durch Einfluss nehmende Fragen zu unterbrechen. Um so mehr geht es auch um den Versuch, die Aussageentwicklung zu rekonstruieren, da zum Zeitpunkt der Begutachtung sehr wahrscheinlich schon viele Interviews einschließlich einflussnehmenden Befragungen stattgefunden haben.

40. K. Leferink hat am Beispiel von Schizophrenie-Kranken untersucht, wie sie über ihre Krankheit sprechen. Er konnte zeigen, dass ein und derselbe Mensch in unterschiedlichen Zusammenhängen und gegenüber verschiedenen Personen durchaus unterschiedliche Krankheitskonzepte heranzieht, ohne dass sie zu Deckung gebracht werden, und ohne dass entstehende Konflikte aufgelöst werden müssen. Er bezeichnet dieses Sprechen über die Krankheit als symbolische Praxis und grenzt sich damit von subjektiven Krankheitstheorien, Krankheitskonzepten und Kontrollüberzeugungen ab (Leferink 1997).
41. In der Biographieforschung haben einige aus der Soziologie kommende Autoren die Besonderheiten von Generationen (in einem bestimmten Land) herausgearbeitet: Es gibt also nicht nur Lebensthemen, die generationengebunden sind, also z. B. im frühen Erwachsenenalter oder mit der Elternschaft etc. hervortreten, sondern Themen einer bestimmten Generation, die bei der nachfolgenden Generation nicht auf dieselbe Weise wiederkehren (vgl. Bude 1985; 1987: 75–85). M. Kohli gehört zu den Protagonisten der Biographie und Lebenslaufforschung. Er hat die Themen einiger Forschergenerationen in Deutschland geprägt und entscheidend zur Methodik beigetragen (Kohli 1985; 1981) H. Bude hat speziell die „Flakhelfer-Generation" und die „68er" beschrieben und dazu biographische bzw. sozialwissenschaftliche Interviews geführt (vgl. Bude 1987; 1995). In diesem Zusammenhang hat er sich für methodische Fragen zum Erzählen und zu biographischen Interviews interessiert. Zunächst handelt es sich dabei um eine Perspektive auf die Entwicklung einer Generation zu einer bestimmten Zeit und unter bestimmten historischen und politischen Lebensumständen. Die Untersuchungen machen darüber hinaus aber sichtbar, dass sich Ansprüche und Erwartungen an das eigene Leben, an Ausbildung, Beruf, Privatleben, die Gesellschaft verändern und nicht ohne weiteres auf spätere Generationen übertragen werden können. Zur Biographie von Frauen mit den Jahrgängen 1920–1930 in Deutschland haben Sibylle Meyer und Eva Schulze auf der Grundlage biographischer Interviews einen lesenswerten Band vorgelegt (Meyer u. Schulze 1985); über die Frauen in den 68er Jahren gibt es u. a. Kätzel 2002.
42. Ausführliche Untersuchungen finden sich z. B. in Fisher u. Todd 1983 und Löning, Rehbein 1993.
43. Daten sind nicht per se gut oder schlecht, z. B. weil sie exakt oder vage sind. Vielmehr kommt es darauf an, die richtigen Fragen an sie zu stellen. Die Klarheit, Genauigkeit, Exaktheit oder Unbestimmtheit ihrer Aussage hat etwas mit der Art des Datums zu tun. So ist ein Laborwert z. B. exakt, aber die Zahl muss interpretiert werden. Und der exakte Laborwert kann trotzdem nur einen ungefähren Anhaltspunkt geben, wenn er z. B. an der Grenze des definierten Normbereichs liegt. Andererseits kann die Äußerung, „es geht mir gut" nicht gemessen werden. Das ist aber auch nicht die Absicht, in der sie erfragt und mitgeteilt wird. Ihre Aussage kann zwar zwischen einer Höflichkeitsfloskel bis zur Bestätigung von vollständigem Wohlbefinden alles meinen. Kennt der Fragende jedoch den Hintergrund, bekommt sie einen konkreten Inhalt, z. B. ‚Ich bin zwar krank, aber ich komme mit meinen Beschwerden inzwischen zurecht. Ich fühle mich wohl'.
44. Zu Recht wird nicht vom Sehen oder Ansehen gesprochen, sondern von Lesen. Das folgende Beispiel zeigt, die Etappen dieses Lesens.
45. Mit Gegenstand bzw. Ding sind auch abstrakte Konzepte, Vorgänge, Wahrnehmungen etc. gemeint.
46. Die wenigen Studien über psychiatrische Gutachten und ihre Fehlerquellen beschäftigen sich u. a. damit (vgl. Kap. 3.5 S. 53 ff.). Im Besonderen hat sich S. Wolff damit befasst (Wolff 1995).
47. Herr Signer hat die psychiatrische Begutachtung abgelehnt. Sein Anwalt erklärte, Herr S. wolle nicht „psychiatrisiert" werden. Das Verb ist eindeutig negativ konnotiert. Seine Bedeutung ist nicht klar. Beispielsweise könnte damit gemeint sein, dass eine Sache in einen psychiatrischen Zusammenhang gebracht wird, der nicht gegeben ist oder fälschlich einer psychischen Störung zugeordnet wird. Bei Herrn Signer könnte man in Analogie dazu von einer ‚Chirurgisierung' seiner Beschwerden sprechen. Es trifft zu, dass jedes medizinische Fachgebiet in inkompetenter Weise vorschnell eine Diagnose in seinem Fachbereich stellen könnte. Dies ist eine medizin-immanente Gefahr. Auch und gerade deshalb ist die kritische Auseinandersetzung mit Methodologie und Methodik der Diagnostik unerlässlich.
48. (vgl. Gross u. Löffler 1997: 223 f.) Das Wissen darum, dass die weit überwiegende Mehrheit der Befunde Normalbefunde sind, sorgt dafür, nicht zu schnell krankhafte Veränderungen anzunehmen. „Die Variationsbreite der Norm (wird) gewöhnlich unterschätzt", führen Gross und Löffler aus. Auf dieselbe systematische Fehlerquelle verweisen J. Brossmann, C. Czerny und J. Freyschmidt (Freyschmidt 2001: 2) bei der Interpretation von Röntgenbildern: „Die auf visueller Empirie beruhende Abgrenzung einer anatomischen Normvariante von einem pathologischen Skelettprozess stellt an sich nicht das eigentliche Problem in der diagnostischen Radiologie von Grenzbefunden zwischen noch Normalem und beginnendem Pathologischem dar. Dieses Problem tritt erst dann

auf, wenn die klinischen Symptome des Patienten möglicherweise etwas mit der radiologischen Variante zu tun haben, oder wenn sich in einer solchen Variante selbst pathologische Veränderungen abspielen, oder aber wenn ein pathologischer Prozess eine normale anatomische Variante imitiert." Die Zahlen stammen alle aus klinischen Studien. Für die Begutachtung liegen keine Angaben vor.

49. Gross und Löffler äußern sich im Vorwort ihrer Prinzipien der Medizin 1997 folgendermaßen: „Während die Spezialisierung in immer kleinere Gebiete fortschreitet und dort Triumphe feiert, ist die Synopsis des Kranken, die Gesamtschau, zum Teil schon in der Praxis, mehr noch in der Theorie zurückgeblieben. Für die rechte Beurteilung auch eines kleinen Teils, ist jedoch eine Übersicht des ganzen Menschen erforderlich. Schipperges verlangte daher mit Recht „statt der Explosion der Spezialitäten eine Implosion der Integration" (Schipperges 1976). Dabei hat sich, „während die biomedizinische Technik ständig fortschreitet, an den klinischen Strategien kaum etwas geändert" (Elstein 1983). „Das charakterisiert die heutige Situation des Mangels an Theoretikern der Klinik, ja: des fehlenden Bedürfnisses: Man benötigt ja nur Kochrezepte. Dabei wären die Grundlagen der Klinik viel mehr einer Theorie wert als etwa die der Chemie" (Murphy 1976)." Ähnlich äußerst sich W. Wieland, versucht diesen Zustand aber mit der Tatsache zu erklären, dass die Medizin eine Handlungswissenschaft sei (Wieland 1975). Eines der wenigen Bücher zum ärztlichen Denken und Handeln aus den letzten Jahren hat H. Mannebach vorgelegt: Die Struktur des ärztlichen Denkens und Handelns (Mannebach 1997).
50. Diese Entwicklung war unter menschlichen Aspekten längst fällig, vor allem für Diabeteskranke Kinder. Für ihre Realisierung freilich bedurfte es der entsprechenden Insulinpräparate.
51. Noch problematischer scheint die Propagierung von hohen Cholesterinwerten als Risikofaktor für Herzinfarkte zu sein. Hier ist eine große Revision der Beurteilung im Gang, welche Fette gesund, und welche ungesund sind. Sie kommt interessanterweise aus den Ernährungswissenschaften, nicht aus der Medizin. Zur Kritik an den „Krankheitserfindern" s. auch Blech 2003.
52. Auch MRI- und CT-Befunde müssen interpretiert werden. Wesentlich ist zu berücksichtigen, was mit der jeweiligen bildgebenden Diagnostik ausgesagt werden kann. Die Schlussfolgerungen gehen nicht selten darüber hinaus. Die Arbeitsgruppe um Zanetti hat dies für die Röntgenprojektionen der distalen Radiusfraktur (Zanetti et al. 2001) und die MRI-Darstellungen der Ligamenta alaria bei Verdacht auf Riss der Ligamente im Vergleich mit der Normalbevölkerung gezeigt (Pfirrmann et al. 2000).
53. Für eine Krankheit charakteristisch und spezifisch.
54. (Stieglitz, Ahrens, Freyberger in Stieglitz et al. 2001: 95–106) Die Autoren haben für die Ausführungen das AMDP-System zur Erhebung des psychopathologischen Befundes ausgewählt.
55. Die Gutachtensituation entspricht nicht einem hypothetiko-deduktiven Forschungsdesign. Der Großteil medizinischer Daten muss vielmehr als sozialwissenschaftliche Daten verstanden werden. Da der Wahrscheinlichkeitsbegriff in der medizinstatistischen Literatur als gegeben vorausgesetzt wird, sei in diesem Zusammenhang auf folgende Lehrbücher verwiesen: G. Rower und U. Pötter: Methoden sozialwissenschaftlicher Datenkonstruktion und Wahrscheinlichkeit. Begriff und Rhetorik in der Sozialforschung (Rower u. Pötter beide 2002). Ich setze also medizinstatistische Fragen in ihren Grundzügen mit sozialstatistischen Fragen gleich, da die Sachverhalte wie die daraus konstruierten Daten nur im Ausnahmefall alleinige naturwissenschaftliche Daten sind. Zu den speziellen medizinischen Gegebenheiten s. auch Kahneman et al. 1982/1992.
56. Beispielsweise ist bei mangelhafter Zahnpflege die Wahrscheinlichkeit von Herzinfarkt und Schlaganfall erhöht. Der Faktor Zahnpflege ist allerdings keine Ursache, sondern ein Indikator für den Sozialstatus.
57. Damit befasst sich die Evidence Based Medicine.
58. Die aleatorische Wahrscheinlichkeit bezieht sich auf ein unter gleichen Bedingungen wiederholbares Verfahren, mit dem im Prinzip beliebig viele Sachverhalte oder Ereignisse erzeugt werden könnten. Als Zufallsgenerator geht man dabei von einer Urne aus, die mit Kugeln gefüllt ist, die sich nur durch ihre Farbe oder eine Nummer unterscheiden. Die Kugeln werden in der Urne gemischt und danach blind eine Kugel gezogen. Die Farbe oder Nummer gibt an, welches der möglichen Ereignisse eingetreten ist. Danach wird die Kugel wieder in die Urne gelegt, um für die nächste Nutzung des Zufallsgenerators gleiche Ausgangsbedingungen herzustellen. Enthält die Urne n Kugeln und haben m dieser Kugeln die Farbe F, ist die aleatorische Wahrscheinlichkeit für das Ziehen einer Kugel mit der Farbe F gleich $\frac{m}{n}$. Diese Wahrscheinlichkeitsrechnung ist exakt, soweit sie sich mit artifiziellen Zufallsgeneratoren beschäftigt. Medizinische und soziale Sachverhalte entstehen jedoch nicht in einem artifiziellen Zufallsgenerator. Selbst wenn man den Kunstgriff des „als ob" wählt und von einer aleatorischen Wahrscheinlichkeit ausgeht, müssen eine Reihe von Bedingungen erfüllt sein, damit Aussagen mit Wahrscheinlichkeit möglich werden: die Definition des Ereignisses, die Unabhängigkeit des Ereignisses, die Einführung von Zufallsvariablen, Grenzwertsätze, das Gesetz der großen Zahl (Baigger 2000).
59. Der frequentistische Wahrscheinlichkeitsbegriff ist die Interpretation von Wahrscheinlichkeit als relative Häufigkeit: Die Wahrscheinlichkeit eines Ereignisses ist die relative Häufigkeit, mit der es in einer großen Anzahl gleicher, wiederholter Experimente oder Stichproben auftritt: Ist n_x die Häufigkeit, mit der Ereignis x in n Experimenten auftritt, so ist die frequentistische Wahrschein-

lichkeit definiert als Grenzwert unendlich vieler Experimente:

$$p(x) := \lim_{n \to \infty} \frac{n_x}{n}$$

Wikipedia. Die freie Enzyklopädie [database on the Internet]. Harrisburg St. (NE). Wikimedia Foundation Inc.; © 2004 [cited 2004 August 9]. http://de.wikipedia.org/wiki/Frequentistischer Wahrscheinlichkeitsbegriff.

60. Die Frage ist, mit welcher Berechtigung bzw. unter welchen Bedingungen man empirisch ermittelbare relative Häufigkeiten als „Ausdruck" oder „Manifestationen" einer hypothetisch konstanten Variabilität deuten kann (Rohwer u. Pötter 2002).
61. So folgt beispielsweise aus der Tatsache, dass mehr Frauen unter chronischen Beschwerden nach HWS-Distorsion leiden als Männer nicht zwingend, dass dieses Phänomen mit der schwächeren Muskulatur der Frauen zu tun haben muss. Es bieten sich eine Reihe weiterer z. T. plausiblerer Erklärungen an, u. a. dass die Krankenrolle nach HWS-Distorsion in unserer Gesellschaft derzeit kaum je über längere Zeit gestattet wird und Frauen bei häufiger Mehrfachbelastung mit Beruf, Haushalt und Kindern hier eine Erholungsphase zugestanden wird. In der Gegenüberstellung der Entstehung von Wahrscheinlichkeitskonzepten und literarischer Bearbeitung wahrscheinlicher und unwahrscheinlicher Geschichten gelingt es Campe auf das Problem hinzuweisen, dass den Aussagen aufgrund von Berechnungen von Wahrscheinlichkeit „erfundene Geschichten" (bzw. herangezogene Theorien) zugrunde liegen, die ihrerseits nicht mathematisch fundiert sind (Campe 2002).
62. Mit statistischen Methoden ist es nicht möglich, Aussagen im Einzelfall zu machen. Darauf hat das International Statistical Institute hingewiesen: „Statistical data are unconcerned with individual identities. They are collected to answer questions such as „How many?" or „What proportions?" not „Who?" (Int. Statistical Institute. Declaration of Professional Ethics 1986). Es ist lediglich möglich, auf Wahrscheinlichkeitsaussagen bestimmter Studien zu verweisen. Dazu gehören Ausführungen, inwiefern, die Sachverhalte und Rahmenbedingungen im vorliegenden Fall denen der Studie entsprechen und inwiefern nicht.
63. Vgl. Ehlich 1982, Porter 1995, Bohnsack 2000, Denzin u. Lincoln 2000, Stieglitz et al. 2001.
64. Bis in die 50er und 60er Jahre waren kasuistische Arbeiten Hauptgrundlage von Habilitationen (s. z. B. Ernst 1959, Rasch 1964, Risso u. Böker 1964, Peters 1967). In diesen Arbeiten fand aber keine Methodendiskussion statt. Seither werden Krankengeschichten allenfalls als Quelle für gezielte Daten herangezogen, wenn keine andere Möglichkeit einer retrospektiven Untersuchung zur Verfügung steht.
65. Allport 1947; Angell 1945; Aich 1973; Müller 1980.
66. Mit dem Eingang von Alltagwissen in wissenschaftliches Denken und Arbeiten hat sich Alfred Schütz, und in Bezug auf ihn die Ethnomethodologie befasst (vgl. Schütz u. Luckmann 1979/1984, Cicourel 1974, Garfinkel 1967/1984). Den Eingang von Alltagsdenken in wissenschaftliche Konzeptionen hat A. Gouldner als Hintergrundannahmen bezeichnet (Gouldner 1974). Wissenschaftliche Repräsentationen sind in unterschiedlichen Fachgebieten beschrieben worden (Lynch u. Woolgar 1990, Lachmund u. Stolberg 1992, Wright u. Treacher 1982, Markman 1999, Sternberg u. Horvath 1999).
67. Die Bedeutung sozialer Repräsentationen für das Alltagswissen sind seit Moscovici (Moscovici 1961/1976) über die französische Sozialpsychologie in den Sozialwissenschaften im deutschen Sprachraum rezipiert worden (z. B. Flick 1991; 1995)
68. „Das akademische Problem eines Forschers, der sich bemüht, eine Quelle zu interpretieren, ist per definitionem universell ... Jedes Unternehmen, das auf Quellen beruht, ist empirisch, und in dieser Hinsicht gibt es nichts, was Holocaust-Projekte von anderen Forschungsvorhaben unterscheidet. Die Methode ist dieselbe, und ihre wesentlichen Punkte sind klar erkennbar. Kurz gesagt sind des die Folgenden: 1. Jede Quelle kann von Bedeutung sein. 2. Jeder Unterschied zwischen Quellen begrenzt ihre Austauschbarkeit. 3. Jede Quelle ist potentiell ein Fragment einer größeren Konfiguration ... Keine Quelle und kein Bestandteil einer Quelle sind uneingeschränkt entbehrlich. Ihre Bedeutung lässt sich nicht anhand des Umfangs ihres Inhalts ermessen, da sie allein durch den Benutzer bestimmt wird. Für einen Forscher, der die Stimmung im ‚Ghetto Lodz' einschätzen möchte, kann der Preis, der dort für Süssstoff bezahlt wurde, von Interesse sein. Für jemanden, der etwas über das Alltagsleben der Zuschauer in der weißrussischen Zivilbevölkerung wissen möchte, sind die Angaben über die Mengen an Getreide, die auf dem schwarzen Markt zum Brennen von Alkohol abgezweigt wurden, eine substantielle Entdeckung. Der zweite Grundsatz der Nutzbarkeit betrifft Ähnlichkeiten und Unterschiede zwischen den Quellen. Im Wesentlichen sind keine zwei Quellen einander exakt gleich – oder anders ausgedrückt – nicht in jeder Hinsicht identisch. Letzten Endes ist die Zuschreibung von Bedeutung bei Quellen, eine Differenzierung zwischen ihnen oder das Einpassen einzelner Teile in ein umfassenderes Gefüge ein Akt der Erkenntnis. Diese Einsichten können leicht oder schwer zu gewinnen sein, doch sie sind unmöglich, wenn das Quellenmaterial nicht zugänglich ist ..." (Hilberg 2002: 219–220, 223, 230).
69. (vgl. Rasch 1999: 37–44) Rasch beschreibt die Institutionsskepsis und die Überidentifikation mit der Justiz für Begutachtungen im Bereich des Strafrechts. Er führt aus: „Ein Psychologe oder Psychiater, der als Sachverständiger vor Gericht Verpflichtungen annimmt, hat sich dem dort geltenden Regeln anzupassen; er kann in seiner praktischen Tätigkeit auch nicht nach Axiomen

einer Theorie handeln, die den Grundlagen unseres Rechtsgedankens zuwiderlaufen ... Die Übernahme der in der Jurisprudenz geltenden Kategorien durch den Gutachter bildet sozusagen die Geschäftsgrundlage ... Das hindert ihn allerdings nicht, die einzelnen Begriffe, die durch gemeinsame Anstrengungen von Juristen, Psychologen und Psychiatern zu füllen sind, auch im Einzelfall neu auszulegen. Die Interpretation von Rechtsbegriffen durch die Rechtsprechung mit dem Ziel, Innovationen anzustossen, ist eher notwendig als Reformen durch den Gesetzgeber, weil sie den täglichen Erfordernissen mehr Rechnung tragen. Wenn der Sachverständige in seiner Gehilfen- und Beraterfunktion ernst genommen wird, kommt ihm bei der Entwicklung derartiger Innovationen eine wichtige Rolle zu. Das bedeutet auch, dass er den Einzelfall nicht nach einem Schema abhandelt, das ihm ein Lehrbuch vorschreibt. Ferner kann sich aber der Sachverständige, der im Gerichtssaal sein Gutachten systemgerecht vorträgt, außerhalb dieser Tätigkeit natürlich kritisch Gedanken machen, ob die Grundlagen unseres Rechtsdenkens nicht hier und da Korrekturen vertragen würden. Die Tätigkeit des Verhaltenswissenschaftlers vor Gericht verlangt aber noch mehr als die Übernahme der Grundlagen des Rechtsgedankens; sie verlangt von ihm, sich jemandem zu unterstellen bzw. von jemandem leiten zu lassen, dessen Autorität er nicht unbedingt anerkennt." Raschs Überlegungen gelten analog im Bereich der Sozialversicherungen, vor allem wenn gutachtende Psychiaterinnen und Psychiater überzeugt sind, dass sie dafür sorgen müssen, dass jemand ‚sein Geld kriegt' oder er ‚keine Rente verdient' hat. Rasch schließt seine Ausführungen zum Selbstverständnis des Gutachters mit folgendem Hinweis: „Im Zivilverfahren geht es in der Regel um Geld, was die Parteien zu besonders heftiger Argumentation verführt. Sachverständige sind in Gefahr, in diese Auseinandersetzung einbezogen zu werden, auch wenn sie nicht von der einen oder anderen Partei in das Verfahren eingeschleust wurden und von der eigenen Unparteilichkeit überzeugt sind. Gibt es ein gegnerisches Gutachten bzw. ein Gutachten, in dem eine andere Meinung vertreten wird, scheint tatsächlich oder vermeintlich die wissenschaftliche Reputation und das Selbstwertgefühl des ersten Sachverständigen angekratzt. In dem Maße, wie er seine Distanz zu wahren vermag, wieweit er sich aus Prozessquerelen herauszuhalten versteht, beweist der Sachverständige seine Qualifikation."

70. In der Psychoanalyse wird unter der gleichschwebenden Aufmerksamkeit die Fähigkeit des Analytikers verstanden, dem Analysanden ohne die Aufmerksamkeit lenkende Motivationen zuzuhören, gleichsam alles als bedeutungsvoll anzunehmen und so, als ob er nicht wüsste, worauf er achten muss.
71. Zur Vagheit von Daten s. Kap. 3.3 S. 40.
72. In der medizinischen Literatur wird der Begriff des Musters verwendet; vgl. auch Anm. 84. Aus der Gestaltpsychologie wurde in die Medizinsoziologie der Begriff der Gestalt und Gestaltwahrnehmung eingeführt, vgl. auch Anm. 81; bei Goffman findet sich für ein ähnliches Konzept der Begriff des Rahmens und der Rahmung; vgl. auch Anm. 82; Ryle spricht ebenfalls vom Rahmen oder auch vom Kontext; vgl. auch Kap. 3.6.
73. Mannebach spricht von der „kombinatorischen Explosion". Die Explosion der Kombinationen leuchtet schnell ein, wenn bei 30 Variablen mit 5 möglichen Ausprägungen 5 hoch 30 Kombinationsmöglichkeiten entstehen (Mannebach 1997: 54–60).
74. Diesen Hinweis verdanke ich Christian Ludwig. Nachdem sich die anfänglichen Erwartungen an die Möglichkeiten der PC basierten Diagnostik nicht bestätigt hat, sank auch die Hoffnung auf den möglichen kommerziellen Nutzen. Die weiteren Entwicklungen wurden eingestellt.
75. „... heute genügt es, den Abdruck eines gespaltenen Hufs zu sehen, um daraus zu schliessen, dass das Tier, das die Spur hinterlassen hat, ein Wiederkäuer war: und diese Schlussfolgerung ist genauso sicher, wie nur irgendeine Physik oder Ethik. Diese eine Spur reicht aus, um dem Beobachter die Form der Zähne, Kiefer, Wirbel, aller Bein-, Schenkel-, Schulter- und Beckenknochen des eben vorbeigelaufenen Tieres mitzuteilen" (Ginzburg 2002: 38).
76. „Nun fällt die Gruppe der Wissenschaften, die wir – die Medizin eingeschlossen – Indizienwissenschaften nennen, keineswegs unter die Kriterien von Wissenschaftlichkeit, die das galileische Paradigma enthält. Es sind vielmehr in hohem Grade qualitative Wissenschaften, die das Individuelle an Fällen, Situationen und Dokumenten zum Gegenstand haben, und die gerade deshalb zu Ergebnissen kommen, die einen Rest von Unsicherheit nie ganz vermeiden können. Auch wenn der Historiker sich explizit oder implizit auf eine Reihe von vergleichbaren Phänomenen beziehen muss, bleiben die Strategie seiner Erkenntnis und seine Ausdrucksweise zutiefst individualisierend. Insofern kann man den Historiker mit einem Arzt vergleichen, der die Krankheitsbeschreibungen nur benutzt, um die spezifische Krankheit des einzelnen zu analysieren. Wie die medizinische Erkenntnis ist auch die Erkenntnis der Geschichte indirekt, durch Indizien vermittelt, konjektural" (Ginzburg 2002: 23–24).
77. „Durch die Methodizität ihrer Texte tragen die Gutachter zugleich zur Aufrechterhaltung der unter professionellen wie unter juristischen Gesichtspunkten bedeutsamen Fiktion einer grundsätzlichen Auswechselbarkeit von Sachverständigen bei, und zwar ohne dadurch ihre je besondere Autorenschaft verleugnen zu müssen" (vgl. Knauth u. Wolff 1990: 229).
78. „Das gutachterliche Erkenntnismodell wäre konsequenterweise von der traditionellen Dyade Subjekt-Objekt auf eine Triade Subjekt-Objekt-

Rezipient zu erweitern. Dies wäre ein Schritt von der wissenschaftlichen über die soziale hin zu einer reflexiven Psychiatrie" (Wolff 1989).

79. Mit seiner konsequenten konservationsanalytischen Vorgehensweise ist es Wolff gelungen, wesentliche Schwachpunkte der untersuchten Gutachten hervorzuheben. Sie decken sich z. T. mit der Kritik anderer Studien (z. B. die fehlende Darstellung der Untersuchungssituation oder die Herstellung von Tatsächlichkeit). Neu ist die gezielte Auseinandersetzung mit dem Gutachter als Autor, dem Text des Gutachtens und dem Gesprächsaustausch zwischen Recht und Psychiatrie sowie weiteren Adressaten. Da sich Wolff als Soziologe der fachlichen Kritik enthält, wird nicht ersichtlich, welche Problempunkte auf Qualitätsmängel zurückzuführen sind und welche in der Natur der Sache liegen. Zur Darstellungsform bzw. Erzählform, zur Autorschaft, Subjektivität und Objektivität und zum Gesprächsaustausch s. Kap. 7 zur Textproduktion.
80. Die systematische Nutzung von Übertragung und Gegenübertragung im Begutachtungsprozess steht noch aus. S. auch Kap. 1.3.4, Kap. 5.4
81. (Fengler und Fengler 1994: 306–321) Der Arzt erfährt die einzelnen Merkmale nie als bloß simultan gegebene und beziehungslos nebeneinander stehende, autonome „Elemente", sondern er sieht die einzelnen Merkmale immer schon als eingebettet in einen Gestaltzusammenhang oder besser, als eingebettet in eine „Gestalttendenz" (Fengler u. Fengler 1980/1994). In Betracht der Dynamik wird dem Flüchtigen und Unvollständigen der je momentanen Wahrnehmung Rechnung getragen. Die Wahrnehmung wird in dem Wissen darum aufgenommen, dass sie sich erst nachträglich zu einer Einheit des Krankheitsbildes zusammensetzen wird. Dabei können aus den anfänglichen Wahrnehmungen falsche Gestalten entworfen werden, die später korrigiert werden müssen. „Der Patient ‚hat' diese oder jene Krankheit immer nur aufgrund der Wahrnehmungserfahrung, die der Arzt bisher machen konnte. Das ist mit der These von der ‚präsumptiven Existenz' dessen, was wir ‚real' nennen, gemeint. Die Möglichkeit ist immer gegeben, dass künftige Wahrnehmungserfahrungen am Patienten keine harmonische Fortführung und Aktualisierung bisher nur mitgedachter Verweisungen darstellen, sondern Dissonanzen erzeugen, die alles in Frage stellen, was bisher für gesichert gehalten wurde. Die Entdeckung inkongruenter Aspekte, die der Patient darbietet, zwingt dann rückwirkend zu mehr oder weniger tiefgreifenden ‚Realitätskorrekturen'. Im Extremfall kommt es zu einer Sinnexplosion. Dem Wahrnehmenden enthüllt sich mit einem Schlag die präsumptive Existenz dessen, was er bisher für wirklich gehalten hat, und er sieht sich gezwungen, „die Setzung des als wirklich vermeinten Wahrnehmungsdings ‚durchzustreichen'" (Gurwitsch 1975) Eine Neubestimmung dieser Art tritt nicht nur ein, wenn der Arzt im Fortgang seiner Wahrnehmungserfahrung mit einem Patienten auf unpassende und dissonante Aspekte stößt, sondern auch dann, wenn er sich aus anderen Gründen gezwungen sieht, die Wahrnehmungserfahrung, die er in der Vergangenheit mit einzelnen Aspekten gemacht hat, zu ‚überdenken'" (S. 318). Die Umwertung eines einzelnen Merkmals kann das gesamte entwickelte Diagnosegebäude zum Einsturz bringen. Der Sinn dessen, was gesehen wurde muss rekognosziert werden, damit sich das jetzt ‚richtig' gesehene Symptom „zu einer sinnvollen Einheit mit den übrigen Auffälligkeiten zusammenschließt" (S. 320).
82. Goffman spricht in ganz ähnlichen Beispielen von „Rahmenanalyse" (Goffman 1977).
83. „Kultur ist keine Instanz, der gesellschaftliche Ereignisse, Verhaltensweisen, Institutionen oder Prozesse kausal zugeordnet werden könnten. Sie ist ein Kontext, ein Rahmen, in dem sie verständlich, nämlich dicht beschreibbar sind" (Geertz 1995: 15, 21).
84. Hier hat H. Mannebach ein ausgefeiltes Modell vorgeschlagen, wie der Prozess der Mustererkennung, vor sich geht. Grundlage ist der zyklische Prozess erfahrungsgeleiteten Lernens nach Kolb und Fry (Feinstein 1983). Sie fordern für den erfolgreichen Lernprozess vier verschiedene Fähigkeiten: 1. die Fähigkeit zum vorurteilsfreien Sammeln von konkreten Beobachtungen und Erfahrungen („Concrete Experience"); 2. die Fähigkeit zur reflektierenden Betrachtung verschiedener Aspekte der Beobachtung unter verschiedenen Gesichtspunkten („Reflective Observation"); 3. die Fähigkeit zur Ableitung logisch begründeter abstrakter Schlussfolgerungen („Abstract Conceptualisation"); 4. die Fähigkeit zur aktiven Erprobung der abgeleiteten Folgerungen durch Einwirken auf die Realität („Active experimentation"). Mannebach lehnt sich an den „induktiv-deduktiven Zyklus der Problemlösung von Petkoff" (Kraus et al. 1991, Mannebach et al. 1992, Kraus et al. 1993) an, mit dem er gemeinsam folgendes Modell für ärztliches Denken und Handeln entwickelt hat:
„Der induktiv-deduktive Zyklus kann auf jeder Ebene der Abstraktion durchlaufen werden. Die Einführung mehrere Ebenen schafft eine räumliche Ordnungsstruktur, in der die Übergänge zwischen den 4 Komponenten eines induktiv-deduktiven Zyklus ergänzt werden durch die Übergänge von einer Ebene der Abstraktion zur anderen, aufwärts gerichtet im Sinne einer Generalisierung, abwärts gerichtet im Sinne einer Spezifizierung der zu verarbeitenden Information. Der gemeinsame epistemologische Nenner der so entstandenen „empirischen" Säule des Modells ist ein phänomenologischer Denkstil; die „hypothetische" Säule ist epistemologisch charakterisiert durch probabilistisches Denken. Die „theoretische" Säule findet ihren gemeinsamen epistemologischen Nenner im funktionellen Denken und der Verwendung theoretischer Terme. Wertgeleitetes und zielgerichtetes Handeln kennzeichnet

schließlich die „experimentelle" Säule des Modells. Für die Mehrzahl der Fragestellungen genügt die Berücksichtigung von drei Ebenen, die von unten nach oben mit den intuitiv verständlichen Bezeichnungen „operative Ebene", „taktische Ebene" und „strategische Ebene" benannt werden. Auf diese Weise lässt sich das Wissen eines Fachgebietes, einer Domäne, in 4 Säulen und auf 3 Ebenen wachsender Komplexität anordnen. Analoge Ebenen finden sich in der dreidimensionalen Semiotik von Peirce und Morris, die zwischen der syntaktischen Ebene des Satzbaus, der semantischen Ebene der Bedeutung und der pragmatischen Ebene des realen Sprachgebrauchs unterscheidet. Die Einführung mehrerer Abstraktionsebenen kann auch dadurch begründet werden, dass im Laufe eines Problemlösungsprozesses nicht selten Meta-Betrachtungen oder Meta-Entscheidungen erforderlich sind. Beispielsweise setzt in der Medizin die Entscheidung für eine ganz bestimmte Art der Behandlung logisch die Entscheidung, überhaupt zu intervenieren voraus. Auf der untersten, operativen Ebene von ACCORD finden die Prozeduren eines Wissensgebietes, ihre Mess- und Verfahrensvorschriften, die Bildung von Kennzahlen und Indizes ihren Platz. Auf der mittleren, taktischen Ebene sind die Gliederungen eines Wissensgebietes, sein Aufbau nach Systemen und Subsystemen anzuordnen. Die oberste, strategische Ebene schliesslich beschreibt die „Welt", den „Problemraum" des Wissensgebietes, seine Referenzbereiche und Grenzwerte, die allgemeinen Spielregeln und Werte. Trotz der augenfälligen Symmetrie des ACCORD-Modells gibt es in ihm keine bevorzugten bzw. „ausgezeichneten" Pfade für die Lösung eines Problems. Sind erst einmal das Wissen eines Fachgebietes und die zugehörigen Querverbindungen mit Hilfe der ACCORD-Methodologie in den einzelnen Komponenten der dreidimensionalen Struktur abgebildet, ist es möglich, zwischen den einzelnen Komponenten des Modells zu „springen", ohne dass man befürchten muss, den sicheren Boden der bisherigen Erkenntnisse zu verlieren. Die „Landkarte" des ACCORD-Modells ermöglicht Erkundungen und Probehandlungen der Form, „was wäre, wenn?" bzw. „gesetzt den Fall, dass". Nach jedem Sprung kann die Verträglichkeit dieser Vermutungen mit den bisher gewonnenen Erkenntnissen auf gesicherten Bahnen weiter überprüft werden" (Mannebach 1997: 28, 30).
Dieses Modell vermittelt Klarheit, Geordnetheit und Eindeutigkeit der Bezüge. Die Kontingenz von Aussagen wird darin nicht abgebildet: Zum Ersten werden in Mannebachs Modell nicht nur 3 Ebenen von einander abgegrenzt, sondern sie werden explizit als hierarchisch zueinander in Bezug gesetzt. Die hierarchische Beschreibung ist aber für verschiedene Arten von Abstraktion oder Theoretisierung nicht der geeignete Bezug. Dies gilt auch für die als Vergleich aufgeführten Ebenen der Syntaktik, Semantik und Pragmatik. Zum Zweiten werden die Säulen der Phänomenologie, Probabilistik, Theorie und Deontologie (der Werte) als in sich geschlossen dargestellt. Zugleich aber bilden die Säulen parallele Ebenen, ohne dass erkennbar wird, ob und in welcher Weise eine Verbindung, Gegenüberstellung, Gleichsetzung der Aussagen auf je derselben Ebene gegeben wäre. Mannebach spricht selbst davon, dass man zwischen den einzelnen Komponenten „springen" könne. Das lässt vermuten, dass keine Verbindungslinien eingetragen werden können. Was aber bedeutet dann die Gliederung in je 3 gleich geartete Ebenen der 4 Säulen? Das Modell kann deshalb auch nicht als „Landkarte" verstanden werden, auf der es Verbindungslinien zwischen den einzelnen Punkten gibt: wie könnte man z. B. von erhöhten Blutzuckerwerten zu einem psychopathologischen Merkmal wie depressive Verstimmung eine Verbindungslinie ziehen? Deshalb gehe ich zurück zur Beschreibung des Diagnostikprozesses als Gestaltwahrnehmung, um aufgrund der dort skizzierten Gegebenheiten das methodische Vorgehen weiter zu entwickeln.

85. Bei den nachfolgenden Ausführungen beziehe ich mich wesentlich auf folgende Arbeiten: Kelle. Empirisch begründete Theoriebildung. Weinheim Deutscher Studienverlag 1998 u. Kelle u. Kluge. Vom Typus zum Einzelfall. Opladen Leske und Budrich 1999.
86. Die qualitative Kodierung ist eine weitere Vorgehensweise zur Integration theoretischen Vorwissens. Eine dritte Vorgehensweise ist das qualitative Sampling. Das qualitative Sampling, d. h. die Auswahl der Fälle muss auf eine Weise geschehen, durch die die Träger theoretisch relevanter Merkmalskombinationen in der Stichprobe hinreichend vertreten sind. Dies entspricht der Notwendigkeit einer repräsentativen Stichprobe in quantitativen Untersuchungen. (Dort geht es um die Häufigkeit, mit der bestimmte Merkmalskombinationen auftreten, während es bei qualitativen Untersuchungen um Art und Kombination von Merkmalen geht, die auftreten können.) Dafür gibt es unterschiedliche Vorgehensweisen: die Suche nach Gegenbeispielen, das theoretical Sampling und qualitative Stichprobenpläne. Dieser im Forschungsprozess entscheidende Arbeitsschritt ist für den Prozess der Begutachtung üblicherweise nicht relevant. Er wird deshalb hier nicht weiter ausgeführt. Von Interesse wäre die Auseinandersetzung mit dem qualitativen Sampling dann, wenn die Validität einer Diagnose in der konkreten Situation zur Diskussion stünde. Dies ist z. B. bei einer problematischen Diagnose der Fall, bei der man das Sampling überprüfen müsste, das zur Diagnosenbildung herangezogen wurde. Dazu gehört beispielsweise die Diagnose der Schizoprenie in Abhängigkeit vom Geschlecht. Aktuell werden bei jungen Frauen häufig „atypische" Symptome beschrieben und bei jungen Männern „typische", weil die Stichprobe, aus der die Kriterien entwickelt wurden, aus jungen Männern bestand (vgl. Hoffmann-Richter 2001) oder

die Diagnose der Anpassungsstörungen, die sich nicht klar von depressiven und Angststörungen anderer Art unterscheiden lassen.

87. Eine der Publikationen aus dieser Zeit „Zum umstrittenen psychiatrischen Krankheitsbegriff" aus der Reihe „Standorte der Psychiatrie" wurde von R. Degkwitz und H. Siedow 1981 herausgegeben. Darin sind die Vorträge anlässlich der Jahrestagung der Deutschen Gesellschaft für Psychiatrie und Nervenheilkunde aus dem September 1978 abgedruckt. In der Einführung von R. Degkwitz, C. Faust, S.O. Hoffmann und H. Kindt heißt es: „... jeder weiß, was gemeint ist, wenn gesagt wird, der oder jener ist krank und kann deswegen nicht zur Arbeit, einer Sitzung oder zum Kongress kommen. Diese Auskunft sagt jedem etwas, obwohl es sich dabei offensichtlich nicht um eine Mitteilung über einen bestimmten medizinischen Sachverhalt handelt. Mit „krank" wird also etwas Charakteristisches aus dem Erfahrungsbereich des Menschen benannt, das allgemein bekannt ist. Das heißt natürlich nicht, dass jeder im Einzelnen genau das Gleiche darunter versteht. Was der Einzelne mit dem Wort „krank" an Vorstellungen verbindet, hängt von seiner persönlichen Erfahrung und seinem Wissensstand ab. Dennoch ist die Aussage etwas allgemein Verständliches über eine Grunderfahrung menschlichen Seins" (1981: 6–7).

88. Vgl. Degkwitz u. Siedow 1981: 8. Die Fortsetzung ihrer Ausführungen entspricht dem, was aktuell geschieht, wenn sie warnen: „Es ist, wie wir gesehen haben, nicht möglich, einen Fall von psychischer Krankheit generell und exakt von nicht psychisch krank abzugrenzen. Das mag zugespitzt und recht akademisch-theoretisch klingen. Es ist aber von weitreichender praktischer Bedeutung, wie wir in den kommenden Jahren erleben werden, wenn es darum gehen wird, die Heilkunde davor zu bewahren, für völliges physisches, psychisches und soziales Wohlbefinden zuständig zu sein. Beim Denken in Krankheitseinheiten ist die Frage der Abgrenzung scheinbar ganz einfach. Die Diagnose zu stellen, bedeutet, dass der Betreffende krank ist. Dieses Vorgehen hat sich in der Praxis aber nicht aufrechterhalten lassen. Man war genötigt, abnormen psychischen Reaktionen und Verhaltensweisen „Krankheitswert" zuzusprechen". „Das führte dazu, derartige psychische Störungen in das Diagnosenschema psychischer Krankheiten einzureihen. Die Zuordnung zu einem Krankheitsbild im Diagnoseschema konstituiert aber nicht die Beurteilung krank. Hierzu sind Außenkriterien aus dem subjektiven, sozialen, juristischen oder finanziellen etc. Raum erforderlich. Diese Kriterien decken sich offensichtlich nicht, und es ist einen Frage der Setzung, welchem Außenkriterium die entscheidende Bedeutung für die jeweilige Fragestellung zugesprochen wird". Genau jene Debatte hat begonnen, und die Ansprüche an vollständiges physisches, psychisches und soziales Wohlbefinden werden längst eingefordert. Die FAZ berichtete am 1.10.2003 über eine Tagung der Konrad-Adenauer-Stiftung in Cadenabbia, auf der es um die Zukunft des Gesundheitswesens ging: „... Im Grunde genommen aber werden die Mediziner Opfer einer großen gesellschaftlichen Entwicklung, die deutlich länger als nur zwei oder drei Legislaturperioden zurückreicht. Sie werden wie ihr Gegenüber, der Patient, zur Beute eines Systems, das krampfhaft und mehr oder weniger erfolglos die ausufernden Gesundheitsansprüche einer ökonomisch stagnierenden und familienpolitisch scheiternden Gesellschaft zu decken versucht ... Könnte man, so lautete die Ausgangsfrage, nicht dazu übergehen, die Bedürfnisse an die Gesundheit einzugrenzen statt wie bisher den Wunsch grenzenloser „Glücksfähigkeit" ... weiter zu fördern?" (FAZ NuW 1.10.2003, Nr. 228 S. N1)

89. Von juristischer Seite wird von Zeit zu Zeit die Forderung vorgebracht, es müsse nach dem Stand des Wissens geurteilt werden. Danach könne es nur einen einheitlichen, einzig möglichen Zugang zur Klärung einer Krankheit bzw. Störung geben. Genau dies trifft jedoch nicht zu (vgl. Hoff 1990) Hoff verweist auf Kraepelin, der solch eine einheitliche Klärung für die Zukunft erwartet hatte. Die erhoffte Konvergenz hat sich jedoch nicht eingestellt und kann sich aus den genannten Gründen auch in Zukunft nicht einstellen.

90. Vgl. Hoff 1990/10–11: „In der vorliegenden Arbeit soll nun versucht werden, den psychiatrischen Krankheitsbegriff unter ideengeschichtlichen Gesichtspunkten zu betrachten. Dabei sei gleich eingangs auf das Hauptproblem hingewiesen, dass ein Begriff wie der der Krankheit (oder der Gesundheit) auf dem Gebiet der Psychiatrie die im Wesen des Forschungsgegenstandes „Mensch" gelegene und somit hier relevante Spannung zwischen geistiger Freiheit auf der einen und Naturnotwendigkeit oder Kausalität im physikalischen Sinne auf der anderen Seite nicht nur aushalten, sondern geradezu verteidigen oder definieren muss ... Es soll auch begründet werden, warum gerade der transzendentale Ansatz besonders geeignet ist, die in der Natur der Sache liegenden immensen theoretischen Schwierigkeiten zu bewältigen ... „Reine" Spekulation oder „reiner" Idealismus waren nie Gegenstand der Transzendentalphilosophie, zumindest nicht nach der Auffassung der beiden Begründer, auf deren Texte sich unsere Überlegungen beziehen werden: Kant und Fichte. In der Tat ist der bedeutendste Fortschritt, den dieses Denkmodell bringt, in der methodenkritischen Besinnung auf die Möglichkeit menschlichen Erkennens und insbesondere auf dessen – prinzipielle – Grenzen zu sehen. Andererseits, ... sind grundlegende Überlegungen zur Konstitution einer Einzelwissenschaft ohne philosophische Prämissen nicht (denk-)möglich, seien diese Prämissen nun als solche bewusst oder nicht. Insbesondere ... die Annahme einer „voraussetzungslosen" oder gar „theoriefreien" empirisch-induktiven Wissenschaft ist beladen mit in der Regel unreflektierten Prämissen".

91. „Ohne diesen Themenkomplex aufgreifen zu können, sei darauf hingewiesen, dass gerade im Bereich der Psychiatrie, der „seelischen Normabweichung", diese Diskussion nie abgerissen ist, zu Zeiten sogar den wissenschaftlichen Diskurs in Form scharfer Kontroversen dominierte. Zu bedenken ist dabei die gesellschaftspolitische Relevanz – ja, Brisanz psychiatrischer Lehrmeinungen – über die Abgrenzung des (noch) seelisch Gesunden vom (bereits) seelisch Kranken" (Hoff 1990: 99, s. auch Vollmoeller 2004).
92. Kraepelin nahm unter der Voraussetzung eines stetigen wissenschaftlichen Erkenntnisfortschritts an, „dass sich psychische Krankheiten mit Notwendigkeit eindeutig klassifizieren lassen, sogar unabhängig von der jeweils angewandten Methodik: Pathologische Anatomie, ätiologische Forschung und Einteilung nach der klinischen Quer- und Längsschnittsymptomatik". Sie sollten unabhängig voneinander auf dieselben Krankheitseinheiten hin konvergieren (Hoff 1990: 105).
93. „Der reine Vernunftgebrauch mit seiner – hier im Kantischen Sinne – kategorialen Struktur kann eo ipso nichts über das konkrete empirische Einzelding aussagen. Ebenso wenig können umgekehrt aus bloß empirischen (Sinnes-)Daten Gesetzmässigkeiten entwickelt oder „erkannt" werden, ohne Denkleistungen zu erbringen, die ihrerseits gerade nicht mehr als sich vollständig im Rahmen der empirischen Ebene konstituierend zu verstehen sind" (Hoff 1990: 108).
94. „Die Suche nach distinkten und gleichsam „natürlichen" Krankheitseinheiten stammt aus der Biologie, im Besonderen aus der Botanik" (Hoff 1990: 106).
95. N. Paul spricht vom „hiatur theoreticus" zwischen naturwissenschaftlichem Wissen und klinischer Medizin (Paul 1996). Vgl. auch Kap. 3.5 S. 53.
96. Wie sehr experimentelle Bedingungen in unser Alltagsverständnis wie in unser wissenschaftliches Denken eingegangen sind, haben Rheinberger und Hagner zusammengetragen: Experimente dienen zwar der Erforschung von Veränderungen, die aus der Manipulierung der abhängigen Variablen im Versuchsaufbau resultieren. Die Ergebnisse können aber genau genommen nur Aufschluss über die Veränderung in der Experimentalsituation geben und nicht über Veränderungen und Zusammenhänge im Alltag (Rheinberger u. Hagner 1993). Kognitiv behaviorale Therapiekonzepte beziehen sich auf Ergebnisse von Experimenten, aber auch im psychoanalytischen Setting lässt sich die Idee der psychischen Experimentalsituation wiederfinden (vgl. a. Hoffmann-Richter 1994, sowie Kap. 4.3 S. 78 ff.)
97. „Er fasst Ätiologie als konstitutiv für sich selbst auf, indem er Krankheit definiert als aufgrund bestimmter Ursachen entstandene Syndrome mit je charakteristischem klinischem Erscheinungsbild, morphologischem Befund und zeitlichem Verlauf" (Hoff 1990: 105).
98. Nicht alle Diagnosen von ICD-10 und DSM-IV entsprechen Krankheiten im klassischen Sinne (vgl. Szash 1991). In den Einführungen zu beiden Werken (ICD-10 deutsch 1992, zuletzt 4. Aufl. 2000, S. 7–36 und DSM-IV, Deutsch 1996, zuletzt 2001, S. IX-XXIV und S. 3–27) wird auf die Schwierigkeit der Definition einer psychischen Störung verwiesen. Die operationalisierten Diagnosesysteme können nur auf dem Hintergrund eingehender klinischer Erfahrung und der allgemeinen Grundlagen psychiatrischer Befunderhebung sinnvoll angewendet werden. Gerade diese Voraussetzungen aber werden häufig nicht beachtet. So heißt es z. B. in DSM IV 2001, S. XX: „... Die operationalisierten Diagnosesysteme bergen die Gefahr einer Verengung der psychopathologischen Perspektive mit Konzentration auf die in den offiziellen Diagnosemanualen enthaltenen Items und einer immer gleichförmigeren Kriterienpsychopathologie. Dabei verführt die Scheinsicherheit einer operationalen Definition, die ja vielfach nichts anderes als das Resultat eines politisch determinierten Konsensusprozesses ist, dazu, den mit einem psychopathologischen Begriff gemeinten, oft komplexen Sachverhalt als Realität zu akzeptieren und nicht mehr genau zu überprüfen." Klerman karikiert den Vorgang als „Chinese-Restaurant-Menue-approach-to-Diagnosis" (1980). Und Hoff unterstreicht den kritischen Umgang im besonderen Zusammenhang der forensischen Psychiatrie: „... Den Autoren der operationalen Diagnosesysteme ist gerade das Problem der vorschnellen Verselbständigung einzelner Kategorien etwa im Hinblick auf forensische Fragestellungen durchaus bewusst. Dennoch besteht Anlass,...darauf hinzuweisen, dass gerade bei komplexen psychischen Phänomenen die gleichsam äußere Schicht der Verhaltensebene nicht ausreicht, um eine psychopathologisch fundierte Diagnose zu stellen und natürlich erst recht nicht, um eine wissenschaftlich begründete Aussage zur Schuldfähigkeit zu machen. In jedem Falle wird hier eine ausführliche Biographische Anamnese und das Forschen nach entsprechenden ‚Gestalten' in der Vorgeschichte erforderlich sein." (1992, S. 249). Zur aktuellen Diskussion s. z. B. Maj et al. 2002.
99. Indem von einem nicht fassbaren Agens auf allgemein ungreifbar wirksame Krankheitsfaktoren geschlossen wird in Analogie zu elektromagnetischen Wellen, Dämpfen u. a. Zum metaphysischen Krankheitsbegriff s. Hoff 1990; Abschnitt zum Krankheitsbegriff Kap. 4.1.
100. A. Strauss hat solche Entwicklungen als „Verlaufskurven kumulativen Schlamassels" bezeichnet. Vgl. auch Brucks In: C Dettmers et al. 2002.
101. „Die Diagnose ist also längst als Faktor in die Interaktion zwischen Patient und Arzt eingegangen. Nicht übersehen darf man freilich, dass sie nicht nur für den Arzt, sondern auch für den Patienten ein Eigenleben zu entfalten vermag. Der Patient kann sich mitunter so stark an eine einmal gestellte Diagnose fixieren, dass er am Ende kaum mehr an seinen Beschwerden, sondern an seiner Diagnose leidet. So sehr die Diagnose manchmal

dem Patienten helfen kann, sich von seinem Leiden zu distanzieren, so sehr kann die einmal gestellte Diagnose selbst der eigentliche Gegenstand des subjektiven Leidens werden. Der Patient kann lernen, mit seiner Diagnose zu leben und sie gar noch zu pflegen. Daher muss der Arzt auch immer mit der Möglichkeit rechnen, dass durch eine an sich richtige Diagnose ein abnormer Zustand auch stabilisiert werden kann. Entsprechende Probleme können insbesondere im Bereich der Psychiatrie auftauchen. All diese Möglichkeiten zeigen indes auf ihre Weise, wie Fakten und ihre Deutungen ein Geflecht bilden, das auf der Ebene des gewöhnlichen und unreflektierten Bewusstseins nicht aufgelöst werden kann" (Wieland 1975).

102. „Übersetzen ist ein Reflektieren über Sprache als Bewegung, das sich von der philosophischen Reflexion darin unterscheidet, dass die Bewegung zweier Sprachen im Auge behalten werden muss, aufeinander zu oder voneinander weg" (Reichert 2003).

103. Die Problematik wird an den Beispielen des Schleudertraumas, der Brustimplantate aus Silikon und den Folgen der Reaktor-Katastrophe in Tschernobyl exemplarisch erkennbar. In allen diesen Fällen geht es nicht darum, geklagte Beschwerden in Zweifel zu ziehen, sondern sich mit ihrer Bedeutung auseinanderzusetzen: Die Tatsache, dass Menschen nach einem Auffahrunfall mit HWS-Distorsion unter chronischen, die Arbeitsfähigkeit wesentlich beeinträchtigenden Folgen leiden, ist sehr wahrscheinlich nur am Rande ein medizinisches Problem (s. dazu Malleson 2003). In der Auseinandersetzung um die Beschwerden nach Brustimplantaten aus Silikon war es schließlich nicht die wissenschaftliche Erkenntnis, die den Ausschlag für das Urteil gab. Das hat M. Angell eindrücklich beschrieben (Angell 1997). Nach der Reaktor-Katastrophe in Tschernobyl gab es neben der medizinischen noch eine soziale Katastrophe, denen die Menschen zu begegnen suchten, indem sie für die medizinische Anerkennung ihrer Beschwerden kämpften (Petryna 2002). Auf andere Weise kommt das Problem auch in der Auseinandersetzung mit den Begriffen von Simulation, Aggravation und Versicherungsbetrug zur Sprache. Weder Simulation noch Aggravation sind jedoch als Synonyme für die o.g. Phänomene zu verstehen (Halligan et al. 2003); s. auch Kap. 5.4.

104. Auch hier bestehen in allen drei Ländern deutliche Unterschiede zum Krankheitsbegriff im Strafrecht. Dort ist von krankhafter seelischer Störung, Schwachsinn, tiefgreifender Bewusstseinsstörung und schwerer anderer seelischer Abartigkeit (D) die Rede, von Geisteskrankheit, Schwachsinn oder schwerer Störung des Bewusstsein (CH) bzw. von Geisteskrankheit, Schwachsinn, tiefgreifender Bewusstseinsstörung und anderer schwerer gleichwertiger Störung (A). Dieselben Begriffe meinen dabei nicht genau das Gleiche. Zur Zuordnung der juristischen Eingangskriterien aufgrund einer psychiatrischen Diagnose sei auf die entsprechenden Kapitel in Venzlaff u. Foerster 2004 verwiesen: Schreiber u. Rosenau. Strafrecht – Die Begutachtung der Schuldfähigkeit. Rechtliche Grundlagen S. 53–123; zu den psychiatrischen Grundlagen s. Rasch 1999. Zu den Besonderheiten in der Schweiz: V Dittmann. Forensische Psychiatrie in der Schweiz. S. 801–816. Zu den Besonderheiten in Österreich: C Frank, G Harrer. Forensische Psychiatrie in Österreich. S. 769–800. s. auch Kap. 5.3.5.

105. Darunter werden geistige und seelische Erkrankungen verstanden einschließlich aller psychischer Störungen und Abhängigkeitserkrankungen. Sie dürfen aber aus eigener Kraft nicht überwindbar sein, sondern so eingeschliffen und fixiert, dass sie sich einer Steuerung durch den Willen entziehen BSGE 21, 189; BSG SozR RVO § 1246 Nr. 76.

106. In der gesetzlichen Krankenversicherung (GKV) gilt der regelwidrige Körper- oder Geisteszustand nur dann als Krankheit, wenn er behandlungsbedürftig ist oder Arbeitsunfähigkeit begründet. Ausnahmen sind u.a. Krankheitsverdacht und Massnahmen zur Verhütung oder Früherkennung von Krankheiten. In der gesetzlichen Rentenversicherung (GRV) sind nur solche krankhaften Zustände relevant, die die Erwerbsfähigkeit erheblich und dauerhaft mindern oder gefährden. Im Rahmen der Rehabilitation gehören dazu auch Defektzustände ohne aktuellen Krankheitswert unabhängig davon, ob sie auf Krankheit, Unfall oder altersentsprechenden Veränderungen beruhen. Die gesetzliche Unfallversicherung gewährt nur Renten für dauerhafte körperliche, geistige und seelische Folgezustände von Arbeitsunfällen und Berufskrankheiten. Behandlungsbedürftigkeit und Arbeitsunfähigkeit lösen nur Ansprüche auf Heilbehandlung oder Verletztengeld aus. (Weitere Definitionen s. Erlenkämper 2004 S. 582–583).

107. § 120 ASVG definiert Krankheit als „regelwidriger Körper- oder Geisteszustand, der Krankenbehandlung notwendig macht". Die Krankenbehandlung ist notwendig, „wenn sie die Gesundheit, die Arbeitsfähigkeit oder die Fähigkeit, für lebenswichtige persönliche Bedürfnisse zu sorgen ..., voraussichtlich wiederherzustellen, zu festigen oder zu bessern vermag. Sie muss daher nicht die endgültige und vollständige Heilung des Patienten zum Ziel haben; es genügt vielmehr, wenn sie die Besserung des Leidens oder die Verhütung von Verschlimmerungen bezweckt". OLG Wien 15 R 4/67, 15 R 26/67, 15 R 28/68, 15 R 224/70, 18 R 89/71, 15 R 51/71. (Tomandl 2003 S. 200–203)

108. „Gesundheit ist ein soziales Konzept, Krankheit ist ein biologisches Konzept. Ärzte sind grundsätzlich mit beidem befasst. Sie haben nicht und hatten nie alleine mit rein biologischen Problemen zu tun; noch viel weniger in der Psychiatrie zum gegenwärtigen Stand des Wissens als in anderen Bereichen der Medizin" (Wing 1991 S. 19–20).

109. Folgende Beispiele sprechen dafür, dass medizinische Experten und Juristen nicht von derselben Sache sprechen: Die Auswertung juristischer Entscheide über den fürsorglichen Freiheitsentzug seit der Revision des kantonalen Gesetzes in Basel-Stadt bei psychisch Kranken zeigte, dass die Kommission sich gegen den Antrag der Behandelnden aussprach, wenn die Betreffenden in den wenigen Minuten der Anhörung ihre Forderung nach Entlassung geordnet vortragen konnten. Wenig Beachtung fand dem gegenüber, was in den Tagen und Wochen zuvor geschehen war und unter welcher Medikation die Patienten geordnet wirkten. Persönliche Mitteilung von Asmus Finzen und Martin Eichhorn. Das Eidgenössische Versicherungsgericht hat in den letzten 10 Jahren in einer Reihe von Urteilen den Umgang mit dem sogenannten Schleudertrauma geregelt. Dabei bestand aufgrund der ärztlichen Gutachten Uneinigkeit oder Ratlosigkeit, wie fortdauernde und invalidisierende Beschwerden erklärbar wären. Die Erklärungslücke wurde mit der Aufstellung einer Symptomreihe gefüllt, der Annahme einer organischen Ursache, die noch nicht erforscht sei und mit der Beschreibung eines Verlaufs, so dass von juristischer Seite das Problem auf medizinischer Ebene festgeschrieben wurde (Hoffmann-Richter in Vorbereitung).

110. Das österreichische Sozialversicherungsrecht grenzt sich von der WHO-Definition von Gesundheit als Zustand „vollkommenen körperlichen, geistigen und sozialen Wohlbefindens" klar ab, wenn es betont, dass die soziale Komponente „...allerdings für den überkommenen und der Rechtsordnung entsprechenden Krankheitsbegriff unmaßgeblich" sei (Tomandl 2003 S.200 Anm.2) In analoger Weise anerkennt das EVG soziale Faktoren nicht als Krankheitsursache bzw. als Grundlage für das Zusprechen von Leistungen: Art.4 Abs.1 IVG (seit 1.1.2003 in Verbindung mir Art.8 ATSG) versichert zu Erwerbsunfähigkeit führende Gesundheitsschäden, worunter soziokulturelle Umstände nicht zu begreifen sind. Es braucht in jedem Fall zur Annahme einer Invalidität ein medizinisches Substrat, das (fach)ärztlich schlüssig festgestellt wird und nachgewiesenermassen die Arbeits- und Erwerbsfähigkeit wesentlich beeinträchtigt. Je stärker psychosoziale oder soziokulturelle Faktoren im Einzelfall in den Vordergrund treten und das Beschwerdebild mitbestimmen, desto ausgeprägter muss eine fachärztlich gestellte psychische Störung mit Krankheitswert vorhanden sein. Das bedeutet, dass das klinische Beschwerdebild nicht einzig in Beeinträchtigungen, welche von den belastenden soziokulturellen Faktoren herrühren, bestehen darf, sondern davon psychiatrisch zu unterscheidende Befunde zu umfassen hat, zum Beispiel eine von depressiven Verstimmungszuständen klar unterscheidbare andauernde Depression im fachmedizinischen Sinne oder einen damit vergleichbaren psychischen Leidenszustand. Solche von soziokulturellen Belastungssituationen zu unterscheidende und in diesem Sinne verselbständigte psychische Störungen mit Auswirkungen auf die Arbeits- und Erwerbsfähigkeit sind unabdingbar, damit überhaupt von Invalidität gesprochen werden kann. Wo die begutachtende Person dagegen im Wesentlichen nur Befunde erhebt, welche in den psychosozialen und soziokulturellen Umständen ihre hinreichen Erklärung finden, gleichsam in ihnen aufgehen, ist kein invalidisierender psychischer Gesundheitsschaden gegeben (vgl. BGE 127 V 299 Erw. 5a). Hinweis von HJ. Mosimann.

111. Die Ausführungen zum Krankheitsbegriff haben gezeigt, dass die Definition im einzelnen Land und für den jeweiligen Rechtsbereich, für den das Gutachten erstattet wird, bekannt sein muss. Weder die Erläuterungen zum Krankheitsbegriff noch zu den nachfolgenden Begriffen dürfen als ausreichende Grundlage betrachtet werden, um unerfahrenen Gutachterinnen und Gutachtern zur Beantwortung ihrer Fragen zu dienen. Sie können lediglich einen Eindruck von der Bedeutung des rechtlichen Rahmens für die psychiatrische Beurteilung geben.

112. Die verschiedenen Kausalitätslehren benutzen z.T. denselben Wortlaut. Die Begriffe stimmen aber inhaltlich nicht überein. Unterschieden werden muss vor allem zwischen der zivilrechtlichen Adäquanzlehre, der privaten Unfallversicherung, der sozialrechtlichen Kausalitätslehre und der gesetzlichen Unfallversicherung. Ausführlich bei Erlenkämper 2003.

113. Beim inneren Zusammenhang geht es um die Frage, ob das schadenbringende Ereignis der geschützten Tätigkeit zuzurechnen ist. Ermittelt werden soll, ob die schadenbringende Handlung innerhalb der Grenze liegt, bis zu welcher der Versicherungs- bzw. Versorgungsschutz reicht. Dabei geht es um eine Wertung. Deshalb ist die Zuordnung Aufgabe des Leistungsträgers oder des Gerichts.

114. Sie betrifft den ursächlichen Zusammenhang zwischen der versicherten bzw. sonst wie geschützten Tätigkeit und der schädigenden Einwirkung.

115. Sie betrifft den weiterhin erforderlichen Kausalzusammenhang zwischen der schädigenden Einwirkung und dem dadurch bewirkten Gesundheitsschaden.

116. A. Erlenkämper hat zur Erleichterung des Vorgehens für die wichtigen Rechtsbereiche Schemata entwickelt. Sie finden sich in Erlenkämper 2004 S.597–599.

117. Für die Feststellung natürlicher Kausalzusammenhänge im Bereich der Medizin sind Verwaltung und Richter auf die Angaben ärztlicher Experten angewiesen. BGE 111 V 375.

118. Ursachen im Sinne des natürlichen Kausalzusammenhangs sind alle Umstände, ohne deren Vorhandensein der eingetretene Erfolg nicht als eingetreten oder nicht als in der gleichen Weise, beziehungsweise nicht zur gleichen Zeit eingetreten gedacht werden kann. Entsprechend dieser Um-

schreibung ist für die Bejahung des natürlichen Kausalzusammenhangs nicht erforderlich, dass ein Unfall die alleinige oder unmittelbare Ursache gesundheitlicher Störungen ist; es genügt, dass das schädigende Ereignis zusammen mit anderen Bedingungen die körperliche oder geistige Integrität der versicherten Person beeinträchtig hat, der Unfall mit anderen Worten nicht weggedacht werden kann, ohne dass auch die eingetretene gesundheitliche Störung entfiele (BGE 123 V 45 Erw. 2b, 119 V 337 Erw. 1, 118 V 289 Erw. 1b). Ob zwischen einem schädigenden Ereignis und einer gesundheitlichen Störung ein natürlicher Kausalzusammenhang besteht, ist eine Tatfrage, worüber die Verwaltung beziehungsweise im Beschwerdefall das Gericht im Rahmen der ihm obliegenden Beweiswürdigung nach dem im Sozialversicherungsrecht üblichen Beweisgrad der überwiegenden Wahrscheinlichkeit zu befinden hat. Die bloße Möglichkeit eines Zusammenhangs genügt für die Begründung eines Leistungsanspruches nicht (BGE 119 V 338 Erw. 1, 118 V 289 Erw. 1b).

119. Nach der Rechtsprechung hat ein Ereignis dann als adäquate Ursache eines Erfolges zu gelten, wenn es nach dem gewöhnlichen Lauf der Dinge und nach der allgemeinen Lebenserfahrung an sich geeignet ist, einen Erfolg von der Art des eingetretenen herbeizuführen, der Eintritt dieses Erfolges also durch das Ereignis allgemein als begünstigt erscheint. BGE 125 V 461 Erw. 5a. Zusammenfassende Darstellung nach Mosimann 2002 S. 193–195.

120. Ein Doppelanspruch wird aber ausgeschlossen, da der Anspruch auf Unfallheilbehandlung mit einer Subsidiaritätsklausel versehen ist. Die Frage der Verursachung spielt in der KV dann eine Rolle, wenn es um die Beurteilung der Verwirkung eines Leistungsanspruchs geht. So wird z. B. der Krankengeldanspruch verneint, wenn die Arbeitsunfähigkeit auf ein körperliches Gebrechen und nicht auf eine Krankheit im Sinne des Sozialversicherungsrechts zurückgeht. Während in der UV die Theorie der wesentlichen Bedingung zum Zug kommt, weil die betriebliche Sphäre von der privat-eigenwirtschaftlichen Sphäre zu trennen ist, geht es in der KV um die „tatsächliche Situation". Lediglich die Abgrenzung zwischen behandlungsbedürftigem Leiden und körperlichen Gebrechen oder altersbedingten Schwächezuständen steht zur Diskussion (Tomandl 2003 S. 189–191).

121. Da in der UV das Alles-oder-Nichts-Prinzip gilt, muss jeweils entschieden werden, ob die volle Leistung zu erbringen ist oder nicht. In Abgrenzung zum Schadenersatzrecht genügt es deshalb nicht, mitwirkende Verursachung anzunehmen. Die Rechtsprechung prüft deshalb, ob eine Mitursache aus dem Schutzbereich der UV „wesentlich" an der Verletzung beteiligt ist (Tomandl 2003 S. 309).

122. „Da die Unfallversicherung für die mit der Ausübung der geschützten Tätigkeit verbundenen Gefahren einzustehen hat, muss bei der Zurechnung der Folgen menschlichen Verhaltens geprüft werden, ob die Verletzung sich nicht nur äußerlich als mit der geschützten Tätigkeit verknüpft erweist, sondern ob auch eine innere, sinnhafte Verknüpfung besteht. Sie wird durch die Finalität des Handelns konkretisiert" (Tomandl 2003 S. 305).

123. Die Qualifikation einer Ursache als wesentlich wäre nicht sinnvoll, wenn sie als logische Äußerung verstanden würde. Es geht vielmehr um eine rechtliche Bewertung (Tomandl 2003 S. 306)

124. Nach dem neuen Gesetz sind Versicherte teilweise erwerbsgemindert, wenn sie wegen Krankheit oder Behinderung auf nicht absehbare Zeit ausserstande sind, unter den üblichen Bedingungen des allgemeinen Arbeitsmarktes mindestens 6 Stunden täglich erwerbstätig zu sein. § 43 Abs. 1 Satz 2 SGB VI n. F. Voll erwerbsgemindert sind Versicherte, wenn sie wegen Krankheit oder Behinderung auf nicht absehbare Zeit ausserstande sind, mindestens 3 Stunden täglich erwerbstätig zu sein. § 43 Abs. 1 Satz 2 SGB VI n. F.

125. Berufsunfähig i. S. des § 240 SGB VI sind ... Versicherte, deren Erwerbsfähigkeit wegen Krankheit oder Behinderung im Vergleich zur Erwerbsfähigkeit von körperlich, geistig und seelisch gesunden Versicherten mit ähnlicher Ausbildung und gleichwertigen Kenntnissen und Fähigkeiten auf weniger als 6 Stunden gesunken ist.

126. Bundesministerium für Arbeit und Sozialordnung (Hg.). Anhaltspunkte für die ärztliche Gutachtertätigkeit im sozialen Entschädigungsrecht und nach dem Schwerbehindertengesetz. 1996

127. In der GUV werden auch Nachteile berücksichtig, die der Versicherte dadurch erleidet, dass er bestimmte berufliche Kenntnisse und Erfahrungen durch den Versicherungsfall nicht mehr oder nur noch in vermindertem Umfang nutzen kann § 56 Abs. 2 Satz 3 SGBVII. Das sozEntschR billigt nach den Mindestsätzen für bestimmte erhebliche äußere Körperschäden in der VV nr. 5 zu § 30 BVG für zahlreiche Gesundheitsschäden höhere MdE-Sätze zu als die GUV (Erlenkämper 2004 S. 586–587).

128. Entschädigt wird also nach dem Grad der Versehrtheit der anatomischen, funktionellen oder psychischen Integrität und nicht nach der Einbuße an Erwerbsfähigkeit.

129. Hat ein Unfall mehrere in sich selbständige Gesundheitsstörungen zur Folge (GUV) oder sind mehrere Gesundheitsschäden aus verschiedenen schädigenden Ereignissen zu bewerten (sozEntschR) muss eine Gesamt-MdE gebildet werden, die nicht einfach einer Addition entspricht (Erlenkämper 2004 S. 587).

130. „Nicht erwerbstätige Minderjährige gelten als invalide, wenn die Beeinträchtigung ihrer körperlichen oder geistigen Gesundheit voraussichtlich eine ganze oder teilweise Erwerbsunfähigkeit zur Folge haben wird. Volljährige, die vor der Beeinträchtigung ihrer körperlichen oder geistigen Gesundheit nicht erwerbstätig waren und denen eine Erwerbstätigkeit nicht zugemutet werden kann, gelten als invalide, wenn eine Unmöglich-

keit vorliegt, sich im bisherigen Aufgabenbereich zu betätigen."

131. Die Invalidenversicherung spricht seit 1.1.2004 ab einem Invaliditätsgrad von 40% eine Viertelsrente, ab einem Grad von 50% eine halbe, ab 60% eine dreiviertel und ab 70% eine ganze Rente. Der Gutachter hat sich nicht zur Invalidität zu äussern, sondern nur zur Leistungsfähigkeit (in %) in einer möglichst leistungsangepassten Tätigkeit. Letztere soll er spezifizieren. Der Invaliditätsgrad wird von der Versicherung bzw. dem Gericht aufgrund des Einkommens, das in zumutbarer Weise erzielt werden kann, im Vergleich zum Einkommen ohne Gesundheitsschaden ermittelt. Wenn der Invaliditätsgrad der einen Versicherung nicht offensichtlich nicht nachvollziehbar bzw. falsch ist und keine unfallfremden Faktoren mitspielen, sieht das EVG eine Leitfunktion im zuerst ermittelten Invaliditätsgrad.

132. Ähnlich der MdE wird der Integritätsschaden abstrakt geschätzt, also unabhängig von Beruf oder besonderen individuellen Gegebenheiten. Zur Schätzung der Höhe des jeweiligen Schadens ist der Rahmen durch den Anhang 3 der UVV vorgegeben. Ergänzend hat die Suva in den letzten Jahren ein Tabellarium vorgelegt. Danach sind die Schätzungen nicht zwingend, werden aber als bindend erachtet und im Sinne der Rechtsgleichheit weit überwiegend auch von Privatversicherern so angewandt. Die Integritätsentschädigung selbst ist gegenüber den Leistungen wie Taggelder, Heilkosten und Renten ein sehr geringer Betrag. Sie erhält aber dadurch Gewicht, dass sich an ihr Leistungen der Haftpflichtversicherungen und der Opferentschädigung ausrichten.

133. Als dienstunfähig gilt ein Versicherter, „der infolge seines körperlichen oder geistigen Zustandes weder imstande ist, die von ihm bisher verrichtete Tätigkeit noch andere im wesentlichen gleichartige und nicht erheblich geringer entlohnte Tätigkeiten von Personen mit ähnlicher Ausbildung bei gleichwertigen Kenntnissen und Fähigkeiten auszuüben. Die knappschaftliche Dienstunfähigkeit ist damit an mildere Voraussetzungen gebunden als die Berufsunfähigkeit. Sie kommt dem Pensionsrecht im öffentlichen Dienst sehr nahe. Der wesentliche Unterschied zur Berufsunfähigkeit liegt darin, dass diese erst eintrifft, wenn die Arbeitsfähigkeit des Versicherten auf weniger als die Hälfte derjenigen einer körperlich und geistig gesunden Vergleichsperson herabgesunken ist, während Dienstunfähigkeit schon gegeben ist, wenn der Versicherte nicht imstande ist seine bisher verrichtete Tätigkeit oder andere im wesentliche gleichartige und nicht erheblich geringer entlohnte Tätigkeiten entsprechender Vergleichspersonen auszuüben" (Tomandl 2003 S. 378).

134. Die Berufsunfähigkeit bei Angestellten und Notaren meint nicht dasselbe. Angestellte gelten als berufsunfähig, wenn ihre Arbeitsfähigkeit infolge ihres körperlichen oder geistigen Zustandes auf weniger als die Hälfte derjenigen eines körperlich und geistig gesunden Versicherten von ähnlichern Ausbildung und gleichwertigen Kenntnissen und Fähigkeiten herabgesunken ist. OGH 10 Ob S 44/87. Die Notarversicherung ist dem gegenüber als absolute Berufsversicherung konzipiert: „Wenn der Versicherte ... zwar nicht mehr in der Lage ist, das Notarenamt auszuüben, wohl aber einen anderen juristischen Beruf, ist er berufsunfähig" (Tomandl 2003 S. 376).

135. Die Erwerbsunfähigkeit nach dem GSVG beinhaltet zwei Begriffsbedeutungen, die vom Lebensalter des Versicherten und vom Umfang seines Betriebs abhängen. Die Voraussetzungen sind hier strenger als im ASVG. Es gibt keinen Berufsschutz. Die gänzliche Unfähigkeit, einem regelmässigen Erwerb nachzugehen, muss nachgewiesen werden. Details s. Tomandl 2003 S. 379.

136. In erlernten Berufen gilt als invalide, wenn die Arbeitsfähigkeit des Versicherten „infolge seines körperlichen oder geistigen Zustandes auf weniger als die Hälfte derjenigen eines körperlich und geistig gesunden Versicherten von ähnlicher Ausbildung und gleichwertigen Kenntnissen und Fähigkeiten in jedem dieser Berufe herabgesunken ist" (Tomandl 2003 S. 369).

137. Die Feststellung des Grades der MdE gehört zur rechtlichen Beurteilung. Sie stützt sich jedoch auf ein medizinisches und ein ökonomisches Kalkül. „In der Praxis kommt dem medizinischen Gutachten die überragende Bedeutung zu. Vom medizinischen Gutachter wird allerdings Unmögliches verlangt. Er soll einschätzen, wie sich die Unfallfolgen „auf dem allgemeinen Arbeitsmarkt" auswirken; seinem Gutachten sollte einen Analyse des heutigen Arbeitsmarktes und der modernen Anforderungen an die Arbeitskraft bzw. Leistungsfähigkeit des Menschen zugrunde liegen, dagegen darf er nicht die Auswirkungen des Unfalles im Hinblick auf eine ganz bestimmte Tätigkeit untersuchen. Überdies soll er nicht schematisch verfahren, sondern individuell begutachten". Tomandl merkt an, dass sich die ärztliche Begutachtung auf Erfahrungssätze stütze. Zu ihnen gehörten auch die Knochen- oder Gliedertaxen. Sie orientierten sich nur an der Bewertung des Ausfalles bestimmter Körper- und Geistesfunktionen für den Menschen an sich, nicht aber an den Verhältnissen auf dem Arbeitsmarkt. Im ärztlichen Gutachten komme nur der Grad der Versehrtheit, nicht aber der Grad der verbliebenen Erwerbsfähigkeit zum Ausdruck (Tomandl 2003 S. 330–335).

138. Üblicherweise genügt die Festlegung der MdE. Nur wenn es um die Frage geht, ob dem Versicherten eine berufliche Umstellung ganz erheblich schwer fallen würde und die finanziellen Nachteile beträchtlich wären – für die in Österreich nicht die Sozialversicherungen aufkommen – stellt das Gericht dem Gutachter die Frage der Zumutbarkeit. Die Einzelfälle sind so selten, dass es dafür keine allgemein benennbaren Kriterien gibt. Üblicherweise gibt es für den Dienstgeber nur die Möglichkeit, einen Dienstnehmer für denselben Lohn weiter zu beschäftigen, obwohl er weniger

Leistung erbringt, oder ihn zu kündigen. Ich danke Ferdinand Bohuslavek für diesen Hinweis.

139. Zu den rechtlichen Grundlagen der Schuldfähigkeitsbeurteilung und zur Kompetenzverteilung zwischen Richter und Sachverständigem (in D) s. HL Schreiber, H Rosenau. Die Begutachtung der Schuldfähigkeit. Rechtliche Grundlagen der psychiatrischen Begutachtung. In: Venzlaff u. Foerster 2004: 59–86.

140. Zur Definition der „Eingangsmerkmale" – der Begriffe in den §§ 20 und 21 im deutschen Strafrecht vgl. Nedopil 2000: 19–23. Nedopil weist darauf hin, dass die Begriffe weder eindeutig medizinisch-psychiatrisch noch eindeutig juristisch seien. Die Nomenklatur sei eigentlich nur noch historisch verständlich und bedürfe sowohl von der Terminologie her wie auch von den dahinter stehenden Konzepten einer Revision.

141. Zur Zuordnung der Begriffe und zum Vergleich der Bedeutungen in D und A s. Frank und Harrer 2004.

142. Zur Definition der Begriffe und zur Zuordnung psychischer Störungen zu den Rechtsbegriffen s. z. B. Dittmann 2004.

143. Zum Rechtsbegriff der Zurechnungsfähigkeit vgl. z. B. Koriath 1994; zur interdisziplinären Diskussion um den Begriff der Zurechnungsfähigkeit vgl. z. B. Niehaus u. Schmidt-Hannisa 1998. Der Bezug zur Schuldfähigkeit im Strafrecht zeigt sich z. B. in der Diskussion um die Beihilfe zum Suizid. So wurde 1996 von J. Baumann u. a. ein Alternativentwurf eines Gesetztes über Sterbehilfe vorgelegt, in dem es heißt: „1. Wer es unterlässt, die Selbsttötung eines anderen zu verhindern, handelt nicht rechtswidrig, wenn die Selbsttötung auf einer frei verantwortlichen, ausdrücklich erklärten oder aus den Umständen erkennbaren ernstlichen Entscheidung beruht. 2. Von einer solchen Entscheidung darf insbesondere nicht ausgegangen werden wenn der andere noch nicht 18 Jahre alt ist oder wenn seine freie Willensbestimmung entsprechend der §§ 20, 21 StGB beeinträchtigt ist". Thieme Stuttgart 1996. U. Venzlaff wird noch deutlicher: „Rechtlich ist die Gleichsetzung der Freiverantwortlichkeit mit Schuldfähigkeit und Geschäftsfähigkeit bei aller Praktikabilität nicht ganz unproblematisch, dennoch bleiben Schuldfähigkeit und Geschäftsfähigkeit brauchbare Kriterien zur Einschätzung einer freiverantwortlichen Suizidhandlung. Am besten geeignet für eine Beurteilung erscheint jedoch der zivilrechtliche Begriff der Geschäftsfähigkeit, da nach § 104 Abs. 2 BGB nur der Ausschluss der freien Willensbestimmung durch eine krankhafte Störung des Geistestätigkeit auch eine freiverantwortliche Entscheidung des Betroffenen ausschliesst" (Venzlaff 2004 S. 742). Für die Schweiz hat E. Murer dargelegt, wie der Begriff der Urteilsfähigkeit aus dem Begriff der Zurechnungsfähigkeit im Strafrecht (§§ 10, 11) und der Urteilsfähigkeit im Zivilrecht (Art. 16 ZGB) hervorgegangen ist (Murer 2001).

144. Der Streit zwischen Verfechtern einer universellen Krankheitsthese des Suizids gegenüber der Möglichkeit einer freiverantwortlichen Suizidhandlung ist beigelegt. Grundsätzlich herrscht zwar Übereinstimmung, dass Suizid nicht einfach als Symptom einer Krankheit betrachtet werden kann. Andererseits geht man davon aus, dass das präsuizidale Syndrom nach Ringel in schwer depressiven Zuständen häufig vorkommt und auch bei akuten schizophrenen Psychosen und in Lebenskrisen wie affektiven Ausnahmezuständen nicht selten ist (Finzen 1997). Diskussionswürdig ist weiterhin die Frage, ob die freie Willensbestimmung in solchen Zuständen in der Regel eingeschränkt oder – in der fraglichen Situation und im Hinblick auf den Suizid – aufgehoben, denn um diese Frage geht es bei der Begutachtung. Die Suizidforschung der letzten Jahre zeigt überdies, dass der Einfluss ökonomischer, gesellschaftlicher, soziokultureller und situativer Faktoren auf die Suizidhandlung erheblich ist und bisher in ihrer Bedeutung zu wenig untersucht wurde.

145. In der Regel gilt ein Suizidversuch als selbstverschuldet. In diesem Fall sind keine Lohnfortzahlungen oder Krankenkassenleistungen zu entrichten. War der Arbeitnehmer aber nicht schuldfähig oder zumindest die freie Willensbestimmung im Zustand der krankhaften Störung der Geistestätigkeit erheblich beeinträchtigt, gilt die Suizidhandlung als nicht selbstverschuldet. Während bei Ansprüchen an die Lebensversicherung und im Sozialrecht nur die Möglichkeit einer gegebenen oder aufgehobenen freien Willensbestimmung (bei Psychosen oder schweren hirnorganischen Erkrankungen) besteht, genügt es bei Krankenkassenleistungen und Lohnfortzahlungen, dass die Suizidentin nicht fähig war, ihre Lage richtig einzuschätzen und auch bei der Wahrnehmung zumutbarer Sorgfalt das Geschehen nicht frei beeinflussen konnte BAG 5 Azr. 611/77/1979.

146. Entscheidend ist nicht, ob die Urteilsfähigkeit eingeschränkt war, sondern lediglich, ob sie vollständig aufgehoben war. Art. 37 UVG hält fest: „Hat der Versicherte den Gesundheitsschaden oder den Tod absichtlich herbeigeführt, so besteht kein Anspruch auf Versicherungsleistungen, mit Ausnahme der Bestattungskosten" Und Art. 48 der UV Verordnung erläutert: „ Wollte sich der Versicherte nachweislich das Leben nehmen oder sich selbst verstümmeln, so findet Art. 37 Abs. 1 des Gesetztes keine Anwendung, wenn der Versicherte Zur Zeit der Tat ohne Verschulden gänzlich unfähig war, vernunftgemäss zu handeln oder wenn die Selbsttötung, der Selbsttötungsversuch oder die Selbstverstümmelung die eindeutige Folge eines versicherten Unfalls war." Als Bedingung dafür muss eine Geisteskrankheit oder schwere Störung des Bewusstseins vorgelegen haben. E. Murer hebt hervor, dass der Gesetzgeber von einem seltenen Ausnahmefall ausgeht. Die Rechtsprechung des Eidgenössischen Bundesgerichts seit dem ersten Urteil 1937 zeigt aber ei-

ne schwankende Praxis. So beschreibt A. Maurer, dass das EVG wiederholt Suizide auch bei eingeschränkter Urteilsfähigkeit als Unfälle anerkannt hat. Rumo-Jungo verweist auf die umstrittene vollständige Aufhebung der Urteilsfähigkeit als Bedingung. Bestehen bleiben die Annahme des Gesetzgebers des seltenen Ereignisses einerseits und die Betonung des EVG andererseits, dass an die Beweisanforderungen keine strengen Maßstäbe angelegt werden dürften (Maurer 1989 S. 194–200, Murer 2001, Rumo-Jungo 2003 S. 189–198).

147. Die Bedingungen dafür sind nicht näher definiert. Letztlich obliegt es dem ärztlichen Sachverständigen, ob er von einem solchen Zustand ausgeht. Ich danke Ferdinand Bohuslavek für diesen Hinweis.

148. Wann ein Dolmetscher oder eine Dolmetscherin zugezogen werden soll, ist nicht allgemein bestimmbar. Manche Kollegen schätzen den direkten Kontakt mehr als die wortwörtliche Verständigung. Andere betonen, dass die wörtliche Übersetzung und bei Bedarf die ergänzenden kulturellen Erläuterungen die Störung der Interaktion durch die Gegenwart der dritten Person überwiegen. In bestimmten Situationen ist die dritte Person sogar hilfreich, beispielsweise für die Thematisierung intimer, vor allem sexueller Fragen, wenn Gutachterin und Explorand nicht gleichgeschlechtlich sind und die Kultur des Exploranden das Gespräch über Intimitäten nicht zulassen würde. Wachsende Erfahrung mit Dolmetschen in der Exploration eröffnet darüber hinaus noch Entwicklungsmöglichkeiten der Interaktion zu dritt, insbesondere dann, wenn alle Zwischenfragen für alle Beteiligten übersetzt werden. Dann kann eine Rückfrage über kulturelle Gepflogenheiten auch Anlass für eine probeweise therapeutische Intervention werden Anm. 154.

149. Halligan, Bass und Oakley haben 2003 einen lesenswerten Sammelband zu Simulation, dem Vortäuschen von Krankheiten und Betrug herausgegeben (Halligan et al. 2003). Daraus geht u. a. Folgendes hervor: Simulation darf nicht ohne weiteres mit Betrug gleichgesetzt werden. Medizinische, soziologische und juristische Konzepte, die als Grundlage der Feststellung von Simulation oder Vortäuschen von Krankheiten herangezogen werden, werden uneinheitlich verwendet und vermischt. Vorhandene Studien sind problematisch. Die Datenlage ist spärlich. Es gibt keine klare Differenzierung zwischen der Entwicklung von Krankheitsverhalten als allgemeinem sozialem Phänomen und Simulation als medizinischem und als juristischem Begriff.

150. Dies geschieht z. B. durch die Visualisierung subjektiver Schmerzwahrnehmung auf einer Analogskala oder durch den Vergleich des Tinnitus mit der Lautstärke eines generierten Tons, der in Dezibel angegeben wird.

151. Die Psychiatrie hat wie andere medizinische Fächer die Tendenz, subjektive Beschwerden und Symptome zu objektivieren und sie nur dann gelten zu lassen, wenn sie in irgendeiner Form objektivierbar sind. L. Wittgenstein hat am Beispiel von Schmerzen ausgeführt, dass der Versuch, Schmerzen in glaubhafte und nicht glaubhafte, also für das Gegenüber nachvollziehbare zu differenzieren sinnlos ist (vgl. Wittgenstein 1984). J. Klosterkötter hat gezeigt, dass die Diagnostik der Schizophrenie ohne die subjektiven Angaben der Erkrankten nicht möglich ist (Klosterkötter 1996). U. Baumann und Rolf-Dieter Stieglitz haben darauf aufmerksam gemacht, dass Selbst- und Fremdbeobachtungen nicht ohne weiteres trennbar sind (Baumann u. Stieglitz 2001 S. 3–20).

152. Das Konzept der Glaubwürdigkeit ist klärungsbedürftig: In der Regel wird darunter verstanden, dass der Untersuchende oder Behandelnde geäußerte Beschwerden für wahr hält. Das heißt, er glaubt sie in Ermangelung von Wissen oder gar wider Wissen. In der Interaktion zwischen Arzt und Patient ist aber eine Opposition von Glauben und Wissen nicht sinnvoll. Positive Gefühle, die positiv wahrgenommene Begegnung darf nicht mit der Wahrheit einer Aussage gleichgesetzt werden. Nützlich könnte die Trennung zwischen einer Aussage zur Person des Exploranden und dessen Äußerung sein. Nach der Aussage zur Person stellt sich die Frage, wie eine bestimmte Äußerung zu verstehen sei, auch und gerade wenn sie nicht durch objektivierende Befunde belegt werden kann. Jetzt wird klar, dass es neben den Eindrücken von der Person bzw. vom Übertragungs- und Gegenübertragungsgeschehen um die Bedeutung subjektiver Beschwerden geht.

153. Außer der Notierung von konkreten Fragen kann es nützlich sein, bei der Aktenlektüre neben den Auszügen Platz für Bemerkungen über Beobachtungen, Gedanken, Ideen und Assoziationen einzuräumen. Sie können später als Spuren für wichtige Lücken, Bezüge, Gegenübertragungsphänomene u. a. herangezogen werden. Diese Methode der Aktennotizen stammt von M. Klaber, der ich für diesen Hinweis danke. Eine weitere Technik ist die Erstellung einer Tabelle mit drei Spalten zu Daten, Vermutungen und Fragen. Eine dritte besteht in der Erstellung einer Synopse, in der ausser einer Spalte zur Chronologie, Spalten zu biographischen Daten (eventuell getrennt in privat und beruflich), Krankheitsdaten (getrennt nach Symptomen und Therapie; evtl. auch getrennt nach somatischen und psychischen Angaben) und einer Spalte für Bemerkungen nebeneinander gestellt werden, so dass zeitgleiche Ereignisse getrennt betrachtet werden können.

154. Die Sprachkenntnisse der Explorandin müssen vor dem Untersuchungstermin in Erfahrung gebracht werden. Im Zweifelsfall sollte eine Dolmetscherin zugezogen werden. Meines Erachtens ist für die psychiatrische Exploration die wörtliche Übersetzung der Mediation vorzuziehen. Im Einzelfall kann die Dolmetscherin um ergänzende Erläuterungen gebeten werden. Gerade auch Neben- oder Zwischenfragen sollten für die dritte Person übersetzt werden. Häufig ergeben sich

daraus wichtige Anknüpfungspunkte. Familienangehörige oder Freunde sollten nicht zur Übersetzung zugelassen werden. Eingespielte Familieninteraktionen können so außer Kraft gesetzt werden. Die ungewohnte Situation bietet der Explorandin die Möglichkeit, ihre sprachliche Kompetenz zu erfahren. Die Dolmetscherin kann sich aber z. B. darauf beschränken die Äußerungen der Explorandin zu übersetzen, während ihre passiven Sprachkenntnisse ausreichen mögen, den Interviewer zu verstehen. Bei ausreichenden Sprachkenntnissen der je anderen Sprache kann auch jeder in seiner Sprache sprechen, und die Dolmetscherin steht für Details zur Verfügung. Mit wachsender Erfahrung eröffnen sich noch weitere Varianten. Hinter dem hartnäckigen Wunsch, nicht ohne Dolmetscher (dolmetschende Angehörige) zu erscheinen kann sich jedoch auch Widerstand gegen die Exploration verbergen. In diesem Fall dienen die Verständigungsschwierigkeiten als Vorhang, der nicht gelüftet werden soll (s. auch Anm. 148).

155. So sprach Frau Kyra spontan nicht über die Vernichtung ihrer Familie im Konzentrationslager und mied die Assoziation des erlebten Attentats mit der Ermordung ihrer Angehörigen, um später bei der Schilderung eines Details von sich aus darauf zurückzukommen (s. Kap. 2.4).

156. Manche Kollegen empfehlen ein Tonband mitlaufen zu lassen. Das ist im Einverständnis mit dem Exploranden möglich. Der Auszug mit wichtigen Angaben, Zusammenhängen und Originalzitaten muss danach aber trotzdem erstellt werden. Möglicherweise ist die Tonaufzeichnung eine Hilfe für ungeübte Gutachterinnen und Gutachter, bis sie sich eine Notiertechnik angeeignet haben, die für die Begutachtung detailliert genug ist.

157. Eine Einführung in die Medline-Suche bietet z. B. Katcher 1999. Eine Einführung in die Nutzung und Auswertung medizinischer Publikationen wurde von der Evidence-Based Medicine Working Group publiziert (Guyatt u. Rennie 2002). Aktuelle Texte sind zu finden über: www.ama-assn.org.

158. Über die Grundzüge der Gliederung besteht Einigkeit: Auftrag, Anlass der Begutachtung und Fragestellung bilden die Einleitung. Es folgt der Aktenauszug, Anamnese bzw. Exploration, Untersuchungsbefunde einschließlich Zusatzuntersuchungen und Beurteilung. Bei den strafrechtlichen Gutachten ist die Tatschilderung ein wichtiger eigener Teil der Anamnese. Zumeist wird die Beurteilung mit einer Zusammenfassung eingeleitet oder das Gutachten beendet. Zu den Varianten vgl. Rasch 1999, Nedopil u. Krupinski 2001, Venzlaff u. Foerster 2004. Zur Gliederung für den Bereich der Sozialversicherungen vgl. Schneider et al. 2001, Hausotter 2002 und Schweiz. Ges. f. Vers. psychiat. u. a. 2004.

159. Was hier nach Banalität klingt, ist leider nicht selbstverständlich, wie die verschiedenen Gutachtenanalysen gezeigt haben (s. Kap. 3.5.1).

160. Die wichtigsten Hinweise zum Aktenauszug finden sich in Kapitel 3.3 und Kap. 6.1.

161. (s. auch Kap. 2.4). Wichtig ist bei der Fassung des Gutachtens die Art, wie die subjektive Krankheitstheorie (wie weiterer Vorstellungen, Konzepte, Perspektiven etc.) dargestellt wird. Sie sollte von der Gutachterin nicht mehr abstrahiert werden, als die Schilderung oder Erzählung – in die sie eingebettet ist – es zulässt. Die Vorstellungen können sehr konkret und alltagsnah sein. Mit der Abstraktion verlieren sie ihre Bedeutung(en) oder gewinnen eine Vieldeutigkeit, die so nicht gemeint war. Idealerweise sollte deshalb die Originalformulierung zitiert werden und gegebenenfalls der Dialog, aus dem die Äußerung stammt, nicht nur das isolierte Zitat.

162. Der Theorie und der praktischen Relevanz der Diagnose ist Kapitel 4 gewidmet. Der weitere Aufbau der Beurteilung ist in Kapitel 5 dargestellt.

163. Ethnographisches Schreiben wurde im Zitat durch psychiatrische Begutachtung ersetzt.

164. Diese Äußerungen des Bundesgerichts sind zwar Stellungnahmen zur Frage der Textstruktur psychiatrischer Gutachten. Das heißt jedoch nicht, dass sie im Hinblick auf die Frage publiziert wurden, was von bundesgerichtlicher Seite zur Textstruktur zu sagen sei. Ihr Entstehungskontext ist vielmehr einer, der nach der Qualifizierung des Dokumentes im Hinblick auf die Rechte der Parteien fragt. Ich bedanke mich für die Hinweise von O Niederberger und HJ Mosimann.

165. Die Textlinguistik ist ein noch junger Zweig der Linguistik. Zu den Standardwerken gehören van Dijk 1980, de Beaugrande u. Dressler 1981. Sie vertreten einen vorwiegend kognitiven Zugang, während folgende Autoren einen handlungstheoretischen, kommunikationsorientierten Zugang bevorzugen: Viehweger 1987, Heinemann u. Viehweger 1991, Brinker 2000, Hartung 2000, Heinemann u. Heinemann 2002.

166. Vgl. Kap. 3.3 u. Kapitel 8.

167. Wie wendet man sich an wen (an den Kollegen, den Exploranden bzw. Patienten, den Juristen)? Was möchte man wem mitteilen; was muss man erklären; was kann man als Wissen voraussetzen etc.

168. Z. B. Erzählen, Berichten etc. und was in welchen Teil des Gutachtens gehört; z. B. wie sieht ein Arztbrief aus, ein Behandlungsbericht, ein Gutachten, formaler Aufbau, und was das jeweilige Dokument aussagt; darüber hinaus, was bestimmte Formulierungen aussagen; welche Teile des Gutachtens formalisiert sind, welche nicht. Vgl. auch Kapitel 3.3.

169. Z. B. wie ein Tageslauf aussieht und wie er dargestellt wird, wie eine Biographie oder wie Beschwerden vorgetragen werden (s. auch Kap. 3.3 und 3.4). Nicht das Alltägliche, sondern das Besondere wird dokumentiert.

170. Dadurch kann die Leserin, die Entdeckungen des Gutachters, das Zusammentragen der Puzzleteile und seine Neuinterpretationen mitverfolgen und überprüfen, ob sie seine Schlussfolgerungen teilt oder nicht (s. auch Kap. 3.3 u. Kap. 7.4).

171. Im psychiatrischen Gutachten ist es z.B. notwendig, die Kriterien des Diagnosesystems zu zitieren, auf das Bezug genommen wird. Ihm werden im nächsten Schritt die Symptome gegenübergestellt, die die Gutachterin beim Exploranden gefunden hat. Die einleitenden Erläuterungen zur jeweiligen Diagnose bzw. zu den diskutierten Diagnosen können samt den Kriterien aus der ICD-10 oder dem DSM-IV zitiert werden. Oder Ausschnitte aus wichtigen Übersichten und Studien können zitiert werden. Nicht zulässig dagegen ist es, aus der Beurteilung eines einzelnen Gutachtens die Begründungen in der Beurteilung in ein anderes Gutachten als Textbaustein zu übernehmen.
172. (s. Kap. 3.3.3 u. 6.1) Mit den Zitaten benennt der Gutachter, worauf er Bezug nimmt, aber noch nicht wie er die Passagen verstanden hat. Dazu müsste er dann in der Beurteilung Stellung nehmen. Nicht sinnvoll ist eine Form des Verweises, die zu keinem (neuen) Ergebnis führt: Eine lange Liste von Dokumenten oder das chronologisch rückwärtige Exzerpieren. Der Aktenauszug sollte chronologisch oder systematisch sein. Dann wird durch den Gutachtenauszug nicht nur zum x-ten Mal wiederholt, was in den Akten steht, sondern neue Erkenntnisse gewonnen. Warum das so ist, erläutert W. Iser in seinem „Akt des Lesens" 1994: IV–V: „Der ... Text entspringt der Weltzuwendung eines Autors und gewinnt insofern den Charakter des Geschehens, als er eine Perspektive auf die vorhandene Welt bringt, die in ihr nicht enthalten ist. Selbst wenn ein ... Text vorhandene Welt nur abbilden würde, so wäre deren Wiederholung im Text schon deshalb eine Veränderung, weil wiederholte Realität von einer Absicht überragt ist. In der Regel jedoch durchbricht die im Text sichtbar werdende Weltzuwendung des Autors die in der Lebenswelt herrschenden Weltbilder ... Jeder ... Text verhält sich daher selektiv zu der gegebenen Welt, innerhalb derer er entsteht und die seine jeweilige Bezugsrealität bildet. Wenn aus dieser bestimmte Elemente genommen und in den Text eingekapselt werden, erfahren sie dadurch eine Veränderung ihrer Bedeutung. In diesem Sinne hat die Selektion ... Ereignischarakter, weil er durch seine Eingriffe in eine bestimmte Organisation deren Referenz ausser Kurs setzt".
173. S. Wolff hat demgegenüber die Bedeutung der Texterstellung bei der Begutachtung und die Autorschaft des Gutachters ins Zentrum seiner konversationsanalytischen Untersuchung gestellt. Er hat gezeigt, dass Gutachten die Zeitlichkeit fehlt, die Entwicklung im Verlauf des Begutachtungsprozesses; die Lernerfahrung des Gutachters; das Aufkommen von Zweifeln und die Schwierigkeiten in der Gutachter-Klienten-Beziehung. Dadurch werden die Aussagen im Gutachten unzuverlässig und die Schlussfolgerungen werden in ihrer Aussagefähigkeit noch weiter eingeschränkt (vgl. Kapitel 3.5.1 u. in diesem Kap.). S. Wolffs soziologische Studie wurde in der Psychiatrie bisher fast ausschließlich im Bereich strafrechtlicher Begutachtung rezipiert.
174. Guze 1992. Dem gegenüber sind die sprachwissenschaftlichen Beiträge zur Kommunikation zwischen Arzt und Patient in der Psychiatrie wie in der Medizin allgemein kaum rezipiert worden s. auch Lalouschek 1995, Eisenmann 1995.
175. Texte, wie fremde Bräuche, werden über kulturelle Kodierungen verständlich. Sie entstehen aus einer langen Kette von Übersetzungsprozessen, bei denen die Bräuche mit Symbolen und Bildern beladen werden, so dass sich Bedeutungsschichten aufeinander häufen. Texte sind nicht nur Objekte der Interpretation, sondern auch selbst Deutungsinstanzen. Der Zugang zu diesen Übersetzungs- und Interpretationsschritten eröffnet sich nicht über die verborgenen Bedeutungen, sondern über die Hinweise auf die Bedeutungskonstituierung an sozialen Prozessen. Die Suche richtet sich nicht auf die Absichten des Autors, sondern auf den objektivierenden Sinnhorizont des Textes.
176. Es gibt sie, aber sie ist sehr früh als Literatur aufgetreten und hat sich bis heute dort gehalten, ohne in die Psychiatrie zurückzukehren. Dazu gehört in erster Linie das Werk A. Schnitzlers. Speziell zur literarischen Bearbeitung psychischer Probleme s. Worbs 1983. Zur Trennung zwischen Literatur und Wissenschaft. Zum Auswandern wissenschaftlich nicht im main-stream liegender Themen in die Literatur s. auch Lepenies 1978, von Matt 2002: „Die Literatur, dieses Überbleibsel aus der vorwissenschaftlichen Welterklärung, hat deshalb überlebt, weil sie der wissenschaftlichen Welterklärung unverfroren die Grenzen ihrer trennscharfen Wahrheiten vor Augen rückt ..." In der klinischen Psychiatrie wenig wahrgenommene Entwicklungen sind z.B. auch die Psychopathographie und die „Narrative based Medicine" (Hunter 1991, Greenhalgh u. Hurwitz 1998).
177. „Wörtlich verstanden ist die teilnehmende Beobachtung eine paradoxe, irreführende Formel. Aber sie kann ernst genommen werden, wenn man sie mittels hermeneutischer Begriffe als eine Dialektik von Erfahrung und Interpretation neu formuliert. Erfahrung und Interpretation erfuhren jedoch eine unterschiedliche Gewichtung, sobald sie Anspruch auf wissenschaftliche Autorität erhoben. In jüngster Zeit kam es zu einer merklichen Verschiebung der Betonung von der Ersteren zur Letzteren" (Clifford 1993 S. 126).
178. Bourdieu benennt all die Aspekte, die wir als Jasperscher Vorurteile, als Hintergrundannahmen und Interpretationsfallen einschliesslich der Übertragungs- und Gegenübertragungsphänomene bereits bedacht haben (s. Kap. 5.4.2, 5.4.3, 6.3, 6.6). Besonders wichtig ist ihm die Auseinandersetzung mit dem intellektuellen Zeitgeist und die persönlichen Forschungs- und Lebensumstände des Autors.
179. „Man sieht dann, dass die Übereinstimmung der objektiven Strukturen mit den verinnerlichten, einverleibten Strukturen, welche die Illusion des sofortigen Verständnisses erzeugt, ein besonderer Fall im Universum der möglichen Beziehun-

gen zur Welt darstellt, nämlich der indigenen Erfahrung" (Barthes 1993 S. 367).

180. „Der Objektivitätsanspruch, den die fachwissenschaftlichen Prozeduren der historischen Erkenntnis tragen, wird oft so angesehen, als habe er etwas Todesähnliches an sich. Viele Historiker denken, dass ihr Dienst an der Wahrheit nur dann verwirklicht werden könne, wenn sie ihre Repräsentation der Vergangenheit gegenüber den Lebenskämpfen ihrer Zeit neutralisieren. Diese Neutralität ist aber ein Unding. Keine historische Erzählung ist möglich ohne eine Perspektive und die dieser Perspektive entsprechenden Sinnkriterien. Diese Kriterien stammen aus der lebendigen und wirksamen kulturellen Orientierung des praktischen Lebens" (Rüsen 1997 S. 325–326).

181. Campe (2002) entwickelt die Geschichten, die unwahrscheinliche Wahrscheinlichkeit, auf deren Grundlage statistische Berechnungen vorgenommen werden. Die statistischen Formeln beruhen also auf einem konstruierten Bezug, der seinerseits nicht mathematisch fundiert ist. Vgl. auch Kap. 3.2.6.

182. (vgl. Pratt 1986 S. 31 f.). „Selbst wenn jemand keine Autobiographie geschrieben hat, ist die persönliche Erzählung ein gängiger Bestandteil von Ethnographien. Sie erscheint fast stereotyp in Einführungen oder ersten Kapiteln, in denen die eröffnende Erzählung üblicherweise die Ankunft des Schreibenden im Feld, zum Beispiel den ersten Empfang durch die Bewohner schildert, den langsamen, quälenden Prozess die Sprache zu lernen und Zurückweisung zu erfahren, die Ängste und den Verlust beim Aufbruch. Obwohl sie nur am Rande formaler ethnographischer Beschreibungen auftauchen, sind die Eingangserzählungen nicht trivial. Sie entscheiden über die Verankerung der Beschreibung durch die intensive und autoritative persönliche Erfahrung im Feld. Sie erweisen sich oft als die Teile ethnographischer Arbeit, die durch ihren symbolischen und ideologischen Reichtum am besten in Erinnerung bleiben ... Sie sind immer verantwortlich für die initiale Positionierung des Subjekts im ethnographischen Text: des Ethnographen, des Eingeborenen und des Lesers." (Übersetzung U. Hoffmann-Richter)

183. „Für einen Laien wie mich ist der offensichtlichste Hinweis auf ein Problem die einfache Tatsache dass ethnographisches Schreiben dazu tendiert, überraschend langweilig zu sein. Man fragt sich ständig, wie solch interessante Menschen, die solch interessante Dinge tun, solch fade Bücher produzieren. Was müssen sie sich selbst antun? Die persönliche Erzählung vermittelt in diesem Widerspruch zwischen Engagement für die Feldarbeit und der Selbstenthaltung bei der formalen ethnographischen Beschreibung. Zumindest mildert die Erzählung etwas von der Qual, indem sie in den ethnographischen Text die Autorität der persönlichen Erfahrung hinzufügt, aus der Ethnographie entsteht. Die persönliche Erzählung rettet auf diese Weise ein paar Fetzen von dem, was durch die Umwandlung von teilnehmender Beobachtung in objektivierte Wissenschaft ausgetrieben worden ist. Das ist der Grund, warum solche Erzählungen durch die Wissenschaft nicht vernichtet worden sind und warum es sich lohnt, sie anzusehen. Dies gilt besonders für diejenigen, denen es ein Anliegen ist, der Tendenz zur Entfremdung und Entpersönlichung in vielen konventionellen ethnographischen Beschreibungen zu begegnen" (Pratt 1986 S. 27–50 Übers. U. H.-R.).

184. „Ich denke, es ist klar, dass die persönliche Erzählung neben der objektivierenden Darstellung im ethnographischen Schreiben fortbesteht, weil sie eine Mittlerfunktion in der Disziplin einnimmt, in dem Widerspruch zwischen persönlicher und wissenschaftlicher Autorität, ein Widerspruch, der seit dem Beginn der Feldforschung als methodischer Norm besonders brisant geworden ist. James Clifford spricht von ihm als „dem unmöglichen Versuch der Disziplin, objektive und subjektive Praktiken zu verbinden" (s. S. 109 in Clifford/Marcus). Feldforschung bringt eine Autorität hervor/lässt eine Autorität wachsen, die sich zu einem großen Teil aus subjektiv empfundenen Erfahrungen rekrutiert. Sie erlebt das indigene Umfeld und Lebensformen (-möglichkeiten) für sie selbst, sieht mit ihren eigenen Augen, spielt selbst Rollen ... im Alltag der Gemeinschaft. Aber vom professionellen Text, der daraus entsteht, wird erwartet, dass er den Normen eines wissenschaftlichen Diskurses entspricht, dessen Autorität auf dem absoluten Verschwinden des sprechenden und erfahrenden Subjekts beruht" (Pratt 1986 S. 32 Übers. U. H.-R.).

185. Diese Reflexionsschritte sind für den Adressaten bisher nicht nachvollziehbar, und möglicherweise sind sie auch den Gutachtenden nicht immer bewusst.

186. Vgl. Simon u. Shuhan 2002. Die zeitliche Position gegenüber dem Dargestellten sollte auch bei der Beurteilung berücksichtig werden.

187. Die Darstellungsform wir hier an Stelle der Erzählsituation nach Stanzel gesetzt; der Darstellungsrhythmus an Stelle der Erzählrhythmus, um nicht irrtümlicherweise eine Gleichsetzung des Gutachtens mit der Erzählung zu provozieren (Stanzel 2001).

188. „Ein Text ist hier nicht als Dokument für etwas verstanden, das es – in welcher Form auch immer – gibt, sondern als eine Umformulierung bereits formulierter Realität, durch die etwas in die Welt kommt, was vorher nicht in ihrer war" (Iser 1994 S. 8).

189. „Lesen heißt Kritisieren – Kritisieren heißt Lesen. Ich jedenfalls meine, man muss seinen Gegenstand, bevor man ihn abfertigt, auch darstellen, was meist wesentlich schwieriger ist als das Formulieren von Urteilen. Also in den gravitätischen Worten des alten Goethe: man soll erst einmal sagen und zeigen, was ein Autor sich ‚vorgenommen' hat, dann überlegen, ob das ‚einsichtig' und ‚vernünftig' war, und erst drittens dann entscheiden ob er das Intendierte erreicht hat. Immer

noch, für mich, die allerbündigste Anweisung für das kritische Geschäft" (Baumgart. Das Zitat ist einem Artikel der FAZ vom 4.7.2003 entnommen, der anlässlich seines Todes erschien).

190. „Wenn es sich die Interpretation lange Zeit zur Aufgabe gemacht hat, die Bedeutung eines ... Textes zu ermitteln, so setzt dies voraus, dass der Text seine Bedeutung nicht formuliert ... Der Vorgang, in dessen Verlauf eine solche Bedeutung zum Vorschein kommt, liegt daher allen diesen Bemühungen voraus. Folglich sollte die Konstitution von Sinn und nicht ein bestimmter, durch Interpretation ermittelter Sinn von vorrangigem Interesse sein. Rückt dieser Sachverhalt in den Blick, dann kann sich die Interpretation nicht mehr darin erschöpfen, ihren Lesern zu sagen, welchen Inhalts der Sinn des Textes sei; vielmehr muss sie dann die Bedingungen der Sinnkonstitution selbst zu ihrem Gegenstand machen. Sie hört dann auf, ein Werk zu erklären, und legt stattdessen die Bedingung seiner möglichen Wirkung frei. Verdeutlicht sie das Wirkungspotential eines Textes, so verschwindet die fatale Konkurrenz, in die sie dadurch geraten ist, dass sie dem Leser die von ihr ermittelte Bedeutung als die richtigere oder bessere aufzudrängen versuchte ... Sinnvoll wäre zunächst eine Aufklärung darüber, was eigentlich im Lesen geschieht" (Iser 1994 S. 36).

9.2 Literatur

Ackerknecht EH. Kurze Geschichte der Psychiatrie. 3. Aufl. Stuttgart: Enke; 1985.
Aich P. Da weitere Verwahrlosung droht. Fürsorgeerziehung und Verwaltung. Zehn Sozialbiographien aus Behördenakten. Reinbek: Rowohlt; 1973.
Allport GW. The use of personal documents in psychological science. Prepared for the committee on appraisal of research. New York: 1947.
American Psychiatric Association. Diagnostic and Statistical Manual of Mental Disorders. 4th ed. Washington DC: American Psychiatric Association; 1994. Deutsche Bearbeitung und Einführung: Sass H, Wittchen H-U, Zaudig M. Diagnostisches und Statistisches Manual Psychischer Störungen DSM-IV. 3. Aufl. Göttingen: Hogrefe Verlag für Psychologie; 2001.
Angell M. Science on Trial. The Clash of Medical Evidence and the Law in the Breast Implant Case. London, New York: WW Norton & Company; 1996.
Angell R. A critical review of the development of the personal document method in sociology 1920–1940. In: Gottschalk L, Kluckhorn C, Angell R. The use of personal documents in history, anthropology and sociology. New York: 1945: 177–232.
Arbeitsgruppe Bielefelder Soziologen. Alltagswissen, Interaktion und gesellschaftliche Wirklichkeit. Bd. 1 u. 2. Reinbek: Rowohlt; 1973.
Arbeitskreis OPD, Hg. Operationalisierte Psychodynamische Diagnostik. 2. Aufl. Bern: Huber; 1998.
Arntzen F. Psychologie der Zeugenaussage. System der Glaubwürdigkeitsmerkmale. München: Beck; 1970/1993.
Bachmann-Medick D. Kultur als Text. Frankfurt: Fischer; 1996.
Baigger G. Kann Statistik Ungewissheit beseitigen? Eine kurze Darstellung von Wahrscheinlichkeitstheorie, Statistik, ihren Möglichkeiten und Grenzen in der Medizin. Die Psychotherapeutin. 2000; 13: 69–81.
Balint E. Die „Flash"-Technik-Voraussetzungen und Möglichkeiten. In: Balint E, Norell JS. Fünf Minuten pro Patient. Eine Studie über die Interaktionen in der ärztlichen Allgemeinpraxis. Frankfurt: Suhrkamp; 1977: 58–66; Orig.: Six Minutes for the Patient: interactions in general practice consultation. London; 1973.
Balint M. Der Arzt, sein Patient und die Krankheit. Stuttgart: Ernst Klett; 1976; Orig.: The Doctor, his Patient and the Illness. London: 1964.
Barbey I. Das forensisch-psychiatrische Interview: Untersuchung zur Problematik psychiatrischer Begutachtung. Berlin: Dietrich Reimer; 1980.
Barton S. Der psychowissenschaftliche Sachverständige im Strafverfahren. Heidelberg: Kriminalistik; 1983.
Bauer J. Differential Diagnosis of Internal Diseases. New York: Grune and Stratton; 1967.
Baumann U, Stieglitz RD. Psychodiagnostik psychischer Störungen: Allgemeine Grundlagen. In: Stieglitz RD, Baumann U, Freyberger HJ. Psychodiagnostik in klinischer Psychologie, Psychiatrie, Psychotherapie. 2. Aufl. Stuttgart: Thieme; 2001.
de Beaugrande RA, Dressler U. Einführung in die Textlinguistik. Tübingen: Niemeyer; 1981.
Beck-Mannagetta H, Böhle A. Die Beziehung zwischen Sachverständigem und Begutachtetem als Kriterium für die Gültigkeit psychiatrischer Erkenntnis. In: Psychiatrische Begutachtung im Strafverfahren unter besonderer Berücksichtigung der Psychodynamik. Neuwied/Frankfurt: Alfred Metzler; 1989: 251–266.
Benedetti G. Ausgewählte Aufsätze zur Schizophrenielehre. Göttingen: Vandenhoeck & Ruprecht; 1975.
Blech J. Die Krankheitserfinder. Frankfurt: S. Fischer; 2003.
Bohnsack R. Rekonstruktive Sozialforschung. Einführung in Methodologie und Praxis qualitativer Forschung. 4. Aufl. Opladen: Leske und Budrich; 2000.
Born C, Krüger H, Hrsg. Individualisierung und Verflechtung. Geschlecht und Generation im deutschen Lebenslaufregime. Weinheim: Juventa; 2001.
Böttger A, Kuznik R, Meissner S. Probleme der Schuldfähigkeitsbeurteilungs-Fragestellungen und Konzeption eines Forschungsprojekts. In: Kury H, Hg. Interdisziplinäre Beiträge zur kriminologischen Forschung, Bd. 14. Ausgewählte Fragen und Probleme forensischer Begutachtung. Köln: Carl Heymanns; 1987.
Bourdieu P. Narzisstische Reflexivität und wissenschaftliche Reflexivität. In: Berg E, Fuchs M. Kultur, soziale Praxis, Text. Die Krise der ethnographischen Repräsentation. 1993.
Brian S, Katcher S. Medline. A guide to effective searching. San Francisco: The Asbury Press; 1999.
Brinker K. Textfunktionale Analyse. In: Brinker K, Antos G, Heinemann W, Sager W, Sven F, eds. Text- und Gesprächslinguistik, HSK-Bd. 16.1. Berlin: 2000: 175–186.
Brossmann J, Czerny C, Freyschmidt J. In: Freyschmidt's „Köhler/Zimmer". Grenzen des Normalen und Anfänge des Pathologischen in der Radiologie des kindlichen und erwachsenen Skeletts. 2. Aufl. Stuttgart: Thieme 2001.
Brucks U. Migration als Chance und Risiko – Psychologische Aspekte von Aus- und Zuwanderung. In: Dettmers Ch, Albrecht NJ, Weiller C, Hrsg. Gesundheit, Migration, Krankheit. Sozialmedizinische Probleme und Aufgaben in der Nervenheilkunde. Bad Honnef: Hippocampus; 2002;37–49.
Bude H. Das Altern einer Generation. Frankfurt: Suhrkamp; 1995.
Bude H. Lebenskonstruktion – Ein Begriff zur Erfassung persönlichen Sinns. In: Bude H. Deutsche Karrieren. Lebenskonstruktion sozialer Aufsteiger aus der Flakhelfer-Generation. Frankfurt: Suhrkamp; 1987.
Bude H. Lebenskonstruktionen haben ihre Zeit. Neue Sammlung. 1985;25:207–213.
Campe R. Spiel der Wahrscheinlichkeit. Literatur und Berechnung zwischen Pascal und Kleist. Göttingen: Wallstein; 2002.
Cicourel AV. Methode und Messung in der Soziologie. Frankfurt: Suhrkamp; 1967/1974.

Cicourel AV. The social organization of juvenile justice. New York: 1968.
Clifford J. Partial Truth. In: Clifford J, Marcus GE. Writing Culture. The Poetics and Politics of Ethnography. Berkeley: University of California Press; 1986: 1–26.
Clifford J. Über ethnographische Autorität. In: Berg E, Fuchs M. Kultur, soziale Praxis, Text. Die Krise der ethnographischen Repräsentation. 1993: 109–157.
Degkwitz R, Siedow H. Standorte der Psychiatrie. Zum umstrittenen psychiatrischen Krankheitsbegriff. 1981
Denzin NK, Lincoln YS, eds. Handbook of Qualitative Research. 2nd ed. London: Sage; 2000.
Dittmann V. Forensische Psychiatrie in der Schweiz. In: Venzlaff U, Foerster K. Psychiatrische Begutachtung. München: Elsevier; 2004: 801–816.
Eddy D, Clanton C. The art of diagnosis. Solving the clinicopathological exercise. New Engl J Med. 1982; 306: 1263–1268.
Ehlich K. „Quantitativ" oder „Qualitativ"? Bemerkungen zur Methodologiediskussion in der Diskursanalyse. In: Köhle K, Raspe HH, Hrsg. Das Gespräch während der ärztlichen Visite. München: Urban und Schwarzenberg; 1982.
Eisenmann B. Erzählen in der Therapie- Eine Untersuchung aus handlungs-theoretischer und psychoanalytischer Perspektive. Opladen: Westdeutscher; 1995.
Elstein AS. Analytical Methods and Medical Education. Med. Dec. Mak. 1983; 3: 279.
Erlenkämper A. Arzt und Sozialrecht. Darmstadt: Steinkopff; 2003
Erlenkämper A. Rechtliche Grundlagen der Begutachtung im Sozialrecht. In: Venzlaff U, Foerster K. Psychiatrische Begutachtung. München: Elsevier; 2004; 582–641.
Ernst K. Die Prognose der Neurosen. Berlin: Springer; 1959.
Ewald F. Der Vorsorgestaat. Frankfurt: Suhrkamp; 1993; Orig. L'Etat Providence. Editions Gresset & Fasquelle 1986.
Faulstich H. Von der Irrenfürsorge zur „Euthanasie". Freiburg: Lambertus; 1993.
Feinstein A. An additional basic science for clinical medicine: III. The challenges of comparison and measurement. Ann Intern Med. 1983; 99:705–712.
Feinstein A. Clinical Judgement. Baltimore: Williams & Wilkins; 1967.
Fengler C, Fengler T. Alltag in der Anstalt.1980 Reprint: Bonn: Edition Das Narrenschiff im Psychiatrie Verlag; 1994.
Fiedler P. Dissoziative Störungen und Konversion. Weinheim: Beltz Psychologie Verlags Union; 1999.
Finzen A. Das Pinelsche Pendel. Bonn: Psychiatrie; 1998.
Finzen A. Suizidprophylaxe bei psychischen Störungen. Bonn/Stuttgart: Psychiatrie/Thieme; 1997.
Fischer-Homberger E. Die traumatische Neurose. Bern: Huber; 1975; Neuauflage Psychiatrie der Gegenwart 1. Aufl. Bd. III. Soziale und angewandte Psychiatrie. Frankfurt: Psychosozial; 2003.
Fisher S, Todd AD. The Social Organization of Doctor-Patient-Communication. Washington DC: The Center for Applied Linguistics; 1983.
Flick U, Hg. Alltagswissen über Gesundheit und Krankheit: subjektive Theorien und soziale Repräsentationen. Heidelberg: Asanger; 1991.
Flick U, von Kardorff E, Keupp H, von Rosenstiel, Wolff S, Hrsg. Qualitative Sozialforschung. Ein Handbuch. München: PVU; 1991.
Flick U, Hg. Wann fühlen wir uns gesund? Subjektive Vorstellungen von Gesundheit und Krankheit. Weinheim: Juventa; 1998.
Flick U. Psychologie des Sozialen. Repräsentationen in Wissen und Sprache. Reinbek: Rowohlt; 1995.
Foerster K. Begutachtung bei Sozial- und versicherungsmedizinischen Fragen. In: Venzlaff U, Foerster K. Psychiatrische Begutachtung. München: Elsevier; 2004: 643–669.
Foerster K. Zur Beurteilung der „zumutbaren Willensanspannung" bei der sozialrechtlichen Begutachtung. In: Gaebel W, Falkai B, Hrsg. Zwischen Spezialisierung und Integration – Perspektiven der Psychiatrie und Psychotherapie. Wien: Springer; 1998.
Frank C, Harrer G. Forensische Psychiatrie in Österreich. In: Venzlaff U, Foerster K. Psychiatrische Begutachtung. München: Elsevier; 2004: 773–783.
Frank JD. Die Heiler. Wirkungsweisen psychotherapeutischer Beeinflussung. Vom Schamanismus bis zu den modernen Therapien. Stuttgart: Klett-Cotta; 1992.
Freud S. Die zukünftigen Chancen der Psychoanalytischen Therapie. Studienausgabe Ergänzungsband. Schriften zur Behandlungstechnik. 1910. Frankfurt: S. Fischer; 1975: 121–132.
Gabbard GO, ed. Countertransference Issues in Psychiatric Treatment. Washington DC: American Psychiatric Press; 1999.
Gadamer HG, Boehm G, Hrsg. Seminar: Die Hermeneutik und die Wissenschaften. Frankfurt: Suhrkamp; 1978.
Garfinkel H. Studies in Ethnomethodology. Cambridge: Cambridge University Press; 1967/1984.
Garfinkel H. Das Alltagswissen über soziale und innerhalb sozialer Strukturen. In: Arbeitsgruppe Bielefelder Soziologen (Hg.). Alltagswissen, Interaktion und gesellschaftliche Wirklichkeit. Reinbek: Rowohlt; 1973: 189–210.
Geertz C. „Aus der Perspektive des Eingeborenen". Zum Problem des ethnologischen Verstehens. In: Dichte Beschreibung. Frankfurt: Suhrkamp; 1987.
Geertz C. Dichte Beschreibung. Beiträge zum Verstehen kultureller Systeme. Bemerkungen zu einer deutenden Theorie von Kultur. Englisch erstmals 1973, deutsch erstmals 1983. 4. Aufl. Frankfurt: Suhrkamp; 1995.
Geertz C. The Anthropologist as Author. Standford: University Press; 1988.
Genette G. Stimme. In: Wagner K, Hg. Moderne Erzähltheorie. Wien: Facultas/WUV; 2002: 213–269.
Gerhardt U. Lebensweise und Gesundheitsorientierungen: Methodologische Probleme. In: Soziale Konstruktionen von Gesundheit. Wissenschaftliche und alltagspraktische Gesundheitskonzepte. Ulm: Universitätsverlag; 1993: 73–85.
Gigerenzer G. Reckoning with Risk. London: Penguin; 2002.

Ginzburg C. Spurensicherung. Die Wissenschaft auf der Suche nach sich selbst. Erstmals 1973 erschienen unter dem Titel: „Spie. Radici di un paradigma indiziaro". Deutsch erstmals 1983, aktuell Berlin: Wagenbach 2002.
Glaser B, Strauss A. The Discovery of Grounded Theory. Chicago: Aldine Publishing Co.; 1967. Deutsch: Strauss A. Grundlagen qualitativer Sozialforschung. München: Wilhelm Fink; 1994.
Goffman E. Rahmenanalyse. Ein Versuch über die Organisation von Alltagserfahrungen. Frankfurt: Suhrkamp; 1974/1977.
Gouldner AW. Die westliche Soziologie in der Krise. Reinbek: Rowohlt; 1974.
Grande G. Gesundheitsmessungen. Unterschiedliche Gültigkeitsbereiche von Arzt- und Patientenangaben. Heidelberg: Asanger 1998.
Greenhalgh T, Hurwitz B. Narrative based medicine: Dialogue and discourse in clinical practice. London: BMJ Books; 1998.
Greuel L, Offe S, Fabian A, Wetzels P, Fabian T, Offe H, Stadler, Hrsg. Glaubhaftigkeit der Zeugenaussage. Weinheim: PVU; 1998.
Gross R, Löffler M. Prinzipien der Medizin. Eine Übersicht ihrer Grundlagen und Methoden. Berlin: Springer; 1997.
Gurwitsch A. Das Bewusstseinsfeld. Berlin/New York: 1975.
Guyatt G, Rennie D, eds. User's Guide to the Medical Literature. Chicago: AMA Press; 2002.
Guze SB. Why Psychiatry is a Branch of Medicine. New York Oxford: Oxford University Press; 1992.
Häfner H. Das Rätsel der Schizophrenie. Eine Krankheit wird entschlüsselt. München: CH Beck; 2000.
Häfner H. Was ist Schizophrenie? Stuttgart: Gustav Fischer; 1995.
Hagner M. Der Geist bei der Arbeit. In: Borck C, Hg. Anatomien medizinischen Wissens. Frankfurt: S. Fischer; 1996; 259–286.
Hagner M. Homo cerebralis. Der Wandel vom Seelenorgan zum Gehirn. Berlin: Berlin; 1997.
Halligan PW, Bass C, Marshall JC, eds. Contemporary approaches to the study of hysteria. Clinical and theoretical perspectives. Oxford: Oxford Universitiy Press; 2001.
Halligan PW, Bass C, Oakley DA. Malingering and Illness Deception. Oxford: Oxford University Press; 2003.
Hartung WD. Kommunikationsorientierte und handlungstheoretische ausgerichtete Ansätze. In: Brinker K, Antos G, Heinemann W, Sager W, Sven F, Hrsg. Text- und Gesprächslinguistik. Handbücher zur Sprach- und Kommunikationswissenschaft. Bd. 16.1. Berlin: de Gruyter; 2000: 83–46.
Hausotter W. Begutachtung somatoformer und funktioneller Störungen. München: Urban und Fischer; 2002.
Heim N. Psychiatrisch-psychologische Begutachtung. Definitionen, Beurteilungskriterien und Gutachtenbeispiele im Straf-, Zivil- und Sozialrecht. Köln: Carl Heymanns; 1986.
Heinemann M, Heinemann W. Grundlagen der Textlinguistik. Tübingen: Niemeyer; 2002.
Heinemann W, Viehweger D. Textlinguistik. Eine Einführung. Tübingen: Niemeyer; 1991.
Heinz G. Fehlerquellen forensisch-psychiatrischer Gutachten: Eine Untersuchung anhand von Wiederaufnahmeverfahren. Heidelberg: Kriminalistik;1982.
Helmchen H. Die Deklaration von Madrid. Nervenarzt. 1998;69:454–455.
Herberg HJ, Hg. Spätschäden nach Extrembelastungen. Referate der II. Internationalen medizinisch-juristischen Konferenz in Düsseldorf 1969. Herford: Nicolaische Verlagsbuchhandlung; 1971.
Hilberg R. Die Quellen des Holocaust entschlüsseln und interpretieren. Frankfurt: S. Fischer; 2002.
Hirschmüller A. Vortrag zum behandelnden Arzt als Gutachter im Sozialversicherungsrecht. Luzern 4.12.2003.
Hirschmüller A. Freuds Begegnung mit der Psychiatrie. Von der Hirnmythologie zur Neurosenlehre. Tübingen: Edition Diskord; 1991.
Hirschmüller A. Trauma und seelische Erkrankung aus historischer Sicht. Med. Sach. 2003; 99: 137–141.
Höfler M. Statistik in der Epidemiologie psychischer Störungen. Berlin: Springer; 2004.
Hoff P. Der Begriff der psychischen Krankheit in transzendentalphilosophischer Sicht. Frankfurt: Campus; 1990.
Hoff P. Emil Kraepelin und die Psychiatrie als klinische Wissenschaft. Ein Beitrag zum Selbstverständnis psychiatrischer Forschung. Berlin: Springer; 1994.
Hoff P. Neuere psychiatrische Klassifikationssysteme und ihre Bedeutung für die forensische Psychiatrie. Gesundheitswesen 54; 1992: 244–250
Hoffmann-Richter U, Finzen A. Die Krankengeschichte als Quelle. Bios. 1998; 11: 280–296.
Hoffmann-Richter U. Freuds Seelenapparat. Bonn: Edition Das Narrenschiff im Psychiatrie Verlag; 1994.
Hoffmann-Richter U. Sind Frauen anders schizophren? In: Schizophrenie. Mitteilungsorgan der gfts. 2001; 16: 47–53.
Hopf C. Norm und Interpretation. Einige methodische und theoretische Probleme der Erhebung und Analyse subjektiver Interpretation in qualitativen Untersuchungen. Zeitschrift für Soziologie 1982; 11: 307–329.
Hunter K. Doctor's stories: The narrative structure of medical knowledge. Princeton: University Press; 1991.
Huonker T. Anstaltseinweisungen, Kindswegnahmen, Eheverbote, Sterilisationen, Kastrationen. Fürsorge, Zwangsmaßnahmen, „Eugenik" und Psychiatrie in Zürich zwischen 1890 und 1970. Sozialdepartement der Stadt Zürich: Edition Sozialpolitik Nr. 7; 1996.
International Statistical Institute. Declaration of Professional Ethics. International Statistical Review. 1986; 54: 227–242.
Iser W. Der Akt des Lesens. 4. Aufl. München: Wilhelm Fink; 1994.
Jaspers K. Allgemeine Psychopathologie. Berlin: Springer; 1973.
Jessnitzer K. Der gerichtliche Sachverständige. Ein Handbuch für die Praxis. 11. Aufl. Köln: Heymanns; 2001.

Kahneman D, Slovic P, Tversky A, Hrsg. Judgment under Uncertainty: Heuristics and Biases. Cambridge: Cambridge University Press; 1992.

Käser R. Arzt, Text und Tod. München: Wilhelm Fink; 1998.

Kassirer J, Kopelman R. Cognitive errors in diagnosis: Instantiation, classification and consequences. Am J Med. 1989; 86: 433–441.

Kätzel U. Die 68erinnern. Porträt einer rebellischen Frauengeneration. Berlin: Rowohlt; 2002.

Kelle U, Kluge S. Vom Typus zum Einzelfall. Opladen: Leske und Budrich; 1999.

Kelle U. Empirisch begründete Theoriebildung. Weinheim: Deutscher Studienverlag; 1998.

Kendell RE. Die Diagnose in der Psychiatrie. Stuttgart: Enke; 1978. Erstmals: Blackwell. The Role of Diagnosis in Psychiatry. Oxford: 1973.

Kienitz S. Sexualität, Macht und Moral. Sexualität und Geschlechterbeziehungen Anfang des 19. Jahrhunderts in Württemberg. Berlin: Akademie; 1995.

Klosterkötter J. Organische und funktionelle psychische Störungen: Konzepte und Entwicklungen. In: Förstl H, Hg. Klinische Neuro-Psychiatrie. Neurologie psychischer Störungen und Psychiatrie neurologischer Erkrankungen. Stuttgart: Thieme; 2000; 1–22.

Klosterkötter J. Zur Bedeutung der Selbstwahrnehmung für die Datenerhebung in der Psychiatrie. In: Sass H, Hg. Psychopathologische Methoden und psychiatrische Forschung. Stuttgart: Gustav Fischer; 1996: 29–45.

Kluge S, Kelle U, Hrsg. Methodeninnovation in der Lebenslaufforschung. Integration qualitativer und quantitativer Verfahren in der Lebenslauf- und Biographieforschung. Weinheim: Juventa; 2001.

Knauth B, Wolff S. Realität für alle praktischen Zwecke: Die Sicherstellung von Tatsächlichkeit in psychiatrischen Gerichtsgutachten. Zeitschrift für Rechtssoziologie. 1990; 11: 211–233.

Kohli M. Die Instutionalisierung des Lebenslaufs. Historische Befunde und theoretische Argumente. Kölner Z. f. Soziologie und Sozialpsychologie. 1985; 37: 1–29.

Kohli M. Zur Theorie der biographischen Selbst- und Fremdthematisierung. In: Matthes J, Hg. Lebenswelt und soziale Probleme. Verhandlungen des deutschen Soziologentags Bremen 1980. Frankfurt: 1981: 502–520.

Konrad N. Der so genannte Schulenstreit: Beurteilungsmodelle in der Forensischen Psychiatrie. Bonn: Psychiatrie; 1995.

Koriath H. Grundlagen strafrechtlicher Zurechnung. Berlin: Duncker und Humblot; 1994.

Kraus D, Petkoff B, Mannebach H, Kirkby S. Reconstructing medical problem solving competence. MACCORD. Meth Inform Med. 1993; 32: 326–338.

Kraus D, Petkoff B, Mannebach H. Reconstructing medical problem solving competence. MACCORD. In: Stefanelli M, Hasman A, Fieschi M, Talmon J, eds. Proceedings of the third conference on artificial intelligence in medicine (AIME), Maastricht. Heidelberg: Springer; 1991.

Kruse-Jarres JD. Labormedizin 2000 – Versuch einer Prognose. Lab. Med. 1994; 18: 213.

Lachmund J, Stollberg G, Hrsg. The Social Construction of Illness. Stuttgart: 1992.

Lachmund J, Stollberg G. Patientenwelten. Opladen: Leske und Budrich; 1992.

Lalouschek J. Ärztliche Gesprächsausbildung. Eine diskursanalytische Studie zu Formen des ärztlichen Gesprächs. Opladen: Westdeutscher; 1995.

Lamnek S. Qualitative Sozialforschung. Bd. 1 u. 2. Weinheim: Beltz/PVU; 1993.

Laplanche J, Pontalis JB. Das Vokabular der Psychoanalyse. Bd. 1 u. 2. Frankfurt: Suhrkamp; 1972.

Lauda E. Die interne Diagnostik und ihre Geschichte. Entwicklung aus ihren Anfängen bis in die Gegenwart. Medizinische Klinik. 1958;53:1157.

Lautenbacher S, Gauggel S. Neuropsychologie psychischer Störungen. Berlin: Springer; 2003.

Leferink K. Die Person und ihre Krankheit. „Mangelnde Einsicht" als Identitätsstrategie bei Menschen mit chronischer Schizophrenie. In: Angermeyer AC, Zaumseil M. Verrückte Entwürfe. Kulturelle und individuelle Verarbeitung psychischen Krankseins. Bonn: Edition Das Narrenschiff im Psychiatrie Verlag; 1997: 206–261.

Leisering L, Müller R, Schumann KF, Hrsg. Institutionen und Lebensläufe im Wandel. Institutionelle Regulierungen von Lebensläufen. Weinheim: Juventa; 2001.

Lepenies W. Der Wissenschaftler als Autor. Über konservierende Funktionen der Literatur. Akzente. 1978; 129–147.

Lewis AJ. Health as a social concept. British Journal of Sociology. 1953; 4: 109–124.

Leys R. Trauma. A Genealogy. Chicago/London: The University of Chicago Press; 2000.

Löning P, Rehbein J, Hg. Arzt-Patienten-Kommunikation. Berlin: de Gruyter; 1993.

Luhrman TM. Of Two Minds. The Growing Disorder in American Psychiatry. New York: Alfred A Knopf; 2000.

Lynch M, Woolgar S, eds. Representation in scientific practice. Cambridge/Massachusetts: MIT Press; 1990.

Maj M, Gaebel W, Lopez-Ibor JJ, Sartorius N, eds. Psychiatric Diagnosis and Classification. Chichester: Wiley; 2002.

Malinowski B. Argonauts of the Western Pacific 1922. New York: EP Dutton; 1961.

Malleson A. Whiplash and other useful disorders. London: McGill-Queen's University Press; 2003.

Mancuso C, Rose D. A model for physician's therapeutic decision making. Arch Int. Med. 1987; 147: 1281–1285.

Mannebach H, Kraus D, Petkoff B. MACCORD. Towards an understanding of the structure of medical expertise. In: Kahn M, Smith J, Buchanan B, Musen M, Szolovits P, eds. AAAI spring symposium series. Stanford: University; 1992.

Mannebach H. Die Struktur des ärztlichen Denkens und Handelns. Weinheim: Chapman & Hall; 1997.

Markman AB. Knowledge Representations. London: Erlbaum; 1999.

von Matt P. Wir sind viel älter, als wir denken. Über das „Ineinanderweben der Zeiten" in der Literatur. NZZ Nr. 26; 1./2. 2. 2003: 77.

Matussek P. Die Konzentrationslagerhaft und ihre Folgen. Berlin: Springer; 1971.

Maurer A. Schweizerisches Unfallversicherungsrecht. 2. Aufl. Bern: Stämpfli; 1989.

Mayring P. Einführung in die qualitative Sozialforschung. 2. Aufl. Weinheim: Beltz, 1993.

Mechler A. Subjektivität und Objektivität von Gutachten. In: Kury H, Hg. Interdisziplinäre Beiträge zur kriminologischen Forschung, Bd. 14. Ausgewählte Fragen und Probleme forensischer Begutachtung. Köln: Carl Heymanns; 1987: 231–245.

Mentzos S, Hg. Psychose und Konflikt. Theorie und Praxis der analytischen Psychotherapie psychiatrischer Störungen. Göttingen: Vandenhoeck & Ruprecht; 1992.

Meyer S, Schulze E. Von Liebe sprach damals keiner. München: CH Beck; 1985.

Moscovici S. Le psychoanalyse, son image et son public. Paris: Presse Universitaire Française; 1961/1976.

Mosimann HJ. Rechtsprechung, externe (medizinische) Beurteilung und Adäquanz. Freiburger Sozialrechtstag 2002. Bern: Stämpfli; 2002: 160–229.

Müller S. Aktenanalyse in der Sozialarbeitsforschung. 2. Aufl. Weinheim: Beltz; 1980.

Murer E, Stauffer HU, Rumo-Jungo A. Rechtssprechung des Bundesgerichts zum Sozialversicherungsrecht. Bundesgesetz über die Unfallversicherung. 3. Aufl. Basel: Schultheiss; 2003.

Murer E. Urteilsfähigkeit aus der Perspektive des Unfallversicherungsrechts. Unveröffentlichter Vortrag anlässlich der Jahrestagung der Schweiz. Gesellschaft für Krisenintervention und Suizidprophylaxe. Luzern: 2001.

Murphy EA. The Logic of Medicine. Baltimore: Johns Hopkins University Press; 1976.

Mutzek W, Schlee J, Wahl D, Hg. Psychologie der Veränderung. Subjektive Theorien als Zentrum nachhaltiger Modifikationsprozesse. Weinheim: Beltz; 2002.

Nedopil N, Krupinski M. Beispiel-Gutachten aus der Forensischen Psychiatrie. Stuttgart: Thieme; 2001.

Nedopil N. Begutachtungen bei speziellen Syndromen. In: ders. a. a. O 2000; 229–238

Nedopil N. Ethische Grundsätze und Schwierigkeiten bei der psychiatrischen Begutachtung. Voitsberger Manuskripte; 1999: 44–47.

Niederland WG. Folgen der Verfolgung: Das Überlebenden-Syndrom. Seelenmord. Frankfurt: Suhrkamp; 1980.

Niehaus M, Schmidt-Hannisa HW, Hrsg. Unzurechnungsfähigkeiten. Diskursivierungen unfreier Bewusstseinszustände seit dem 18. Jahrhundert. Frankfurt: Peter Lang; 1998.

Paul H, Herberg HJ, Hrsg. Psychische Spätschäden nach politischer Verfolgung. 2. Aufl. Basel: Karger 1967.

Paul N. Der hiatus theoreticus der naturwissenschaftlichen Medizin. Vom schwierigen Umgang mit Wissen in der Humanmedizin der Moderne. In: Borck C, Hg. Anatomien medizinischen Wissens. Frankfurt: S. Fischer; 1996; 171–200.

Peters UH. Das exogen paranoid halluzinatorische Syndrom. Basel: Karger; 1967.

Petryna A. Life exposed. Biological Citizens after Chernobyl. Princeton: Princeton University Press; 2002.

Pfäfflin F. Mängel strafrechtlicher Gutachten. Brauchen wir Standards? In: Fegert JM, Hassler F, Hg. Qualität forensischer Begutachtung. Herbolzheim: Centaurus; 2000; 45–65.

Pfäfflin F. Vorurteilsstruktur und Ideologie psychiatrischer Gutachten über Sexualstraftäter. Stuttgart: Enke; 1978.

Pfirrmann CW, Binkert CA, Zanetti M, Boos N, Hodler J. Functional MR imaging of the craniocervical junction. Correlation with alarligament and occipitoaxial joint morphology: a study in 50 asymptomatic subjects. Schweiz. Med. Wochenschr. 2000; 13: 645–651.

Pfisterer M. Intertextualität. In: Borchmeyer D, Zmegac V, Hrsg. Moderne Literatur in Grundbegriffen. Frankfurt: 1987; 197–200.

Plog U. „Und Vertrauen ist das Kernstück... der seelischen Gesundheit". Die therapeutische Funktion der Kommission zur Untersuchung des Missbrauchs der Psychiatrie durch die Staatssicherheit. Die Psychotherapeutin. 1998; 9.

Porter R, ed. Patients and Practitioners. Lay perceptions of medicine in pre-industrial society. Cambridge: Cambridge University Press; 1995.

Pratt ML. Field work in common places. In: Clifford J, Marcus GE. Writing Culture; 1986; 27–50.

Pull CB, Cloos JM, Pull-Erpelding MC. Clinical Assessment Instruments in Psychiatry. In: Maj M, Gaebel W, Lopez-Ibor JJ, Sartorius N. Psychiatry Diagnosis and Classification. Wiley; 2002; 177–217.

Rasch W. Forensische Psychiatrie. 2. Aufl. Stuttgart: Kohlhammer; 1999.

Rasch W. Tötung des Intimpartners. Bonn: Edition Das Narrenschiff im Psychiatrie-Verlag; 1994; Reprint der Originalausgabe. Stuttgart: Enke; 1964.

Reichert K. Die unendliche Aufgabe. Zum Übersetzen. München: Hanser; 2003.

Rheinberger H-J, Hagner M, Hrsg. Die Experimentalisierung des Lebens. Experimentalsysteme in den biologischen Wissenschaften 1850/1950. Berlin: Akademie; 1993.

Risso M, Böker W. Verhexungswahn. Ein Beitrag zum Verständnis von Wahnerkrankungen süditalienischer Arbeiter in der Schweiz. Basel: Karger; 1964.

Ritchie K, Richards M. Neropsychological Research in Psychiatriy. In: Lopez-Ibor JJ, May N, Sartorius N, eds. Psychiatry as a Neuroscience. Chichester: Wiley; 2002; 181–196.

Ritter von Bayer W, Häfner H, Kisker KP. Psychiatrie der Verfolgten. Berlin: Springer; 1964.

Rohde-Dachser C. Das Borderline-Syndrom. Bern: Hans Huber; 1979.

Rower G, Pötter U. Methoden sozialwissenschaftlicher Datenkonstruktion. München: Juventa; 2002.

Rower G, Pötter U. Wahrscheinlichkeit. Begriff und Rhetorik in der Sozialforschung. München: Juventa; 2002.

Rüsen J. Narrativität und Objektivität in der Geschichtswissenschaft. In: Stückrath J, Zbinden J, Hrsg. Meta-

geschichte. Hayden White und Paul Ricoeur. Baden-Baden: Nomos; 1997; 303–326.
Sackmann R, Wingens M, Hrsg. Strukturen des Lebenslaufs. Übergang – Sequenz – Verlauf. Weinheim: Juventa; 2001.
Scadding JG. Essentialism and nominalism in medicine: Logic of diagnosis in disease terminology. Lancet. 1996; 384: 594–596.
Scadding JG. The semantics of medical diagnosis. Biomedical Computing. 1972; 3: 83–40.
Scharfetter C. Allgemeine Psychopathologie. Stuttgart: Thieme; 1976. Akt. Aufl.
Schipperges H. Die Medizin in der Welt von morgen. Düsseldorf: Econ; 1976.
Schneider M. Rechtliche Rahmenbedingungen der Begutachtung. In: Verband Deutscher Rentenversicherungsträger. Sozialmedizinische Begutachtung für die gesetzliche Rentenversicherung. 6. Aufl. Berlin: Springer; 2003; 29–48.
Schneider W, Henningsen P, Rüger U. Sozialmedizinische Begutachtung in Psychosomatik und Psychotherapie. Autorisierte Leitlinien, Quellentexte und Kommentar. Bern: Hans Huber; 2001.
Schnyder U. Die psychosozialen Folgen schwerer Unfälle. Darmstadt: Steinkopff; 2000.
Schreiber HL, Rosenau H. Die Begutachtung der Schuldfähigkeit. Rechtliche Grundlagen der psychiatrischen Begutachtung. In: Venzlaff U, Foerster K. Psychiatrische Begutachtung. München: Elsevier; 2004; 53–123.
Schulze W, Hg. Egon-Dokumente. Annäherungen an den Menschen in der Geschichte. Berlin: Akademie; 1996.
Schütz A, Luckmann T. Strukturen der Lebenswelt. Bd. 1–2. Frankfurt: Suhrkamp; 1979–1984.
Schütz A. Gesammelte Aufsätze. Bd. 1–3. Den Haag: 1971–1972.
Schwarzer R, Hg. Gesundheitspsychologie. Ein Lehrbuch. 2. Aufl. Göttingen: Hogrefe; 1997.
Schweizerische Gesellschaft für Versicherungspsychiatrie u. a. Leitlinien der Schweiz. Gesellschaft für Versicherungspsychiatrie für die Begutachtung psychischer Störungen. Schweiz. Ärztezeitung. 2004; 85: 1048–1051.
Shorter E. A History of Psychiatry. From the Era of the Asylum to the Age of Prozac. Chichester: Wiley; 1997.
Simon RI, Shuhan DW, eds. Retrospective Assessment of Mental states in Litigation. Predicting the Past. Washington DC: American Psychiatric Publishing; 2002.
Stanzel FK. Theorie des Erzählens. 7. Aufl. Göttingen: Vandenhoeck & Ruprecht; 2001.
Sternberg RJ, Horvath JA. Tacit Knowledge in Professional Practice. London: L Erlbaum; 1999.
Stieglitz RD, Baumann U, Freyberger HJ. Psychodiagnostik in klinischer Psychologie, Psychiatrie, Psychotherapie. 2. Aufl. Stuttgart: Thieme; 2001.
Süss S. Politisch missbraucht? Psychiatrie und Staatssicherheit in der DDR. Berlin: Ch. Links; 1998.
Tarter RE, Butters M, Beers SR; Hrsg. Medical Neuropsychology. Second Edition. New York, Kluwer Academic/Plenum Publishers 2001.
Tomandl T. Das System des österreichischen Sozialversicherungsrechts. Aktualisierte Aufl. Wien: Manz'sche Verlags- und Universitätsbuchhandlung; 2003.
Tyrer P, Casey P, eds. Social Function in Psychiatry. The Hidden Axis of Classification Exposed. Petersfield (UK), Bristol (PA; USA): Wrightson Biomedical Publishing Ltd; 1993.
Undeutsch U. Beurteilung der Glaubhaftigkeit von Zeugenaussagen. In: Undeutsch U, Hg. Handbuch der Psychologie Bd. 11 Forensische Psychologie. Göttingen: Hogrefe; 1967: 26–181.
Unschuld PU. Was ist Medizin? Westliche und östliche Wege der Heilkunst. München: CH Beck; 2003.
Van Dijk TA. Textwissenschaft. Eine interdisziplinäre Einführung. Tübingen: Niemeyer; 1980.
Venzlaff U, Foerster K, Hrsg. Psychiatrische Begutachtung. Ein praktisches Handbuch für Ärzte und Juristen. 4. Aufl. München: Elsevier; 2004.
Venzlaff U. Stellung und Funktion des Sachverständigen aus der Perspektive der Psychiatrie. In: Kury H, Hg. Interdisziplinäre Beiträge zur kriminologischen Forschung. Bd. 14. Ausgewählte Fragen und Probleme forensischer Begutachtung. Köln: Carl Heymanns; 1987; 75–95.
Venzlaff U. Psychiatrische Begutachtung von Suizidhandlungen. In: Venzlaff U, Foerster K 2004; 729–746.
Viehweger D. Grundpositionen dynamischer Textmodelle. In: Fleischer W, Hg. Textlinguisitk und Stilistik. Berlin: 1987: 1–17.
Vogel M, Wingert L, Hrsg. Wissen zwischen Entdeckung und Konstruktion. Frankfurt: Suhrkamp; 2003.
Voges W, Hg. Methoden der Biographie- und Lebenslaufforschung. Opladen: Leske und Budrich; 1997.
Volbert R, Steller M. Die Begutachtung der Glaubhaftigkeit. In: Venzlaff U, Foerster K, Hrsg. Psychiatrische Begutachtung. Ein praktisches Handbuch für Ärzte und Juristen. 4. Aufl. München: Elsevier; 2004; 693–728.
Vollmoeller. Grenzwertige psychische Störungen. Stuttgart: Thieme; 2004.
Wagner K, Hg. Moderne Erzähltheorie. Wien: Facultas/WUV; 2002.
Wagner RF. Kontrollüberzeugungen bei chronischer Pankreatitis. Das Forschungsprogramm subjektiver Theorien und klassische Fragebogenforschung im Vergleich. Münster: Aschendorff; 1995.
Wancata J. Screening für psychische Krankheiten. Psychiatrische Praxis; 2004; 31: 43–47.
World Health Organisation, ed. International Classification of Impairments, Disabilities and Handicaps (ICIDH). 1980. Deutsch: ICIDH. Berlin: Ullstein Mosby; 1995. Überarbeitete Fassung: World Health Organisation ed. International Classification of Functioning and Disability (ICF). Bern: Huber; 2002. Deutsche Übersetzung in Vorbereitung.
World Health Organisation. Internationale Klassifikation psychiatrischer Störungen. Klinisch-diagnostische Leitlinien. 1992. Deutsch: Dilling H, Mambour W, Schmidt MH, Hrsg. 4. Aufl. Bern: Huber; 2000.
Wieland W. Diagnose. Überlegungen zur Medizintheorie. Berlin: de Gruyter; 1975.

Wing JK. Social Psychiatry. In: Bebbington PE, Hg. Social Psychiatry, Theory, Methodology and Practice. New Brunswick/London: Transaction Publishers; 1991: 3–22.
Wittgenstein L. Philosophische Untersuchungen Teil I. Werkausgabe Bd. 1. Frankfurt: Suhrkamp; 1984.
Wolff S. Der Gutachter als Autor – die textliche Konstruktion psychiatrischer Tatbestände. Das öffentliche Gesundheitswesen. 1989; 51: 522–528.
Wolff S. Text und Schuld. Die Rhetorik psychiatrischer Gerichtsgutachten. Berlin: de Gruyter; 1995.
Wolff S. Wie qualitative Forschung gemacht wird – paradigmatische Forschungsstile: Clifford Geertz. In: Flick U, von Kardorff E, Steinke I, Hrsg. Qualitative Forschung. Ein Handbuch. Reinbeck: Rowohlt; 2000; 84–96.
Worbs M. Nervenkunst. Literatur und Psychoanalyse im Wien der Jahrhundertwende. Frankfurt: EVA; 1983.
Wright P, Treacher A, eds. The Premise of Medical Knowledge. Edinburgh: 1982.
Young A. The Harmony of Illusions. Inventing Post-Traumatic Stress Disorder. Princeton: Princeton University Press; 1995.
Yudofsky SC, Hales RE, eds. The American Psychiatric Publishing Textbook of Neuropsychiatry and Clinical Neurosciences. 4th ed. Washington DC/London: American Psychiatric Publishing Inc.; 2002.
Zakzanis KK, Leach L, Kaplan E. Neuropsychological Differential Diagnosis. Swets and Zeitlinger Publishers; 1999.
Zanetti M, Gillula LA, Jacob HAC, Hodler J. Palmar tilt od the Distal Radius: Influence of Off-Lateral-Projection – Initial Observations. Radiology; Sept. 2001.
Zünd CH. Über die rechtliche Bedeutung und den Beweiswert. In: Schaffhauser R, Schlauri F, Hrsg. Schmerz und Arbeitsunfähigkeit. St. Gallen: Schriftenreihe des Inst. F. Rechtswissenschaften und -praxis an der Uni St. Gallen; 2003; 279–306.

9.3 Sachverzeichnis

A

B

D

E

F

G

H

I

K

L

M

N

O

P

Q

R

S

T

U

V

W

Z